Taylor
Alzheimer und Ich

Verlag Hans Huber
Programmbereich Pflege

Beirat Wissenschaft:
Angelika Abt-Zegelin, Dortmund
Silvia Käppeli, Zürich
Doris Schaeffer, Bielefeld

Beirat Ausbildung und Praxis:
Jürgen Osterbrink, Salzburg
Christine Sowinski, Köln
Franz Wagner, Berlin

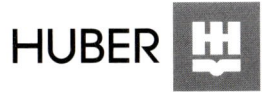

Bücher aus verwandten Sachgebieten

Ratgeber zum Thema Demenz

Bowlby Sifton
Das Demenz-Buch
Ein «Wegbegleiter» für Angehörige, Pflegende und Aktivierungstherapeuten 2008. ISBN 978-3-456-84416-9

Mace/Rabins
Der 36-Stunden-Tag
Die Pflege des verwirrten älteren Menschen, speziell des Alzheimer-Kranken 2008.[5] ISBN 978-3-456-83486-3

Klessmann
Wenn Eltern Kinder werden und doch die Eltern bleiben
Die Doppelbotschaft der Altersdemenz
2006.[6] ISBN 978-3-456-84364-3

Altenpflege/Gerontologische Pflege/Langzeitpflege

Bölicke et al.
Ressourcen erhalten
Reihe: Gemeinsam für ein besseres Leben mit Demenz
2007. ISBN 978-3-456-84394-0

Bredenkamp et al.
Die Krankheit frühzeitig auffangen
Reihe: Gemeinsam für ein besseres Leben mit Demenz
2007. ISBN 978-3-456-84399-5

Brooker
Person-zentriert pflegen
Das VIPS-Modell zur Pflege und Betreuung von Menschen mit einer Demenz
2008. ISBN 978-3-456-84500-5

Buchholz/Schürenberg
Lebensbegleitung alter Menschen
Basale Stimulation in der Pflege alter Menschen
2., vollst. überarb. und erw. Auflage
2005. ISBN 978-3-456-84111-3

Hafner/Meier
Geriatrische Krankheitslehre
Teil I: Psychiatrische und neurologische Syndrome
4., vollst. überarb. u. erw. Auflage
2005. ISBN 978-3-456-84204-2

Hayder/Müller/Kuno
Kontinenz – Inkontinenz – Kontinenzförderung
Praxishandbuch für Pflegende
2008. ISBN 978-3-456-84544-9

Hülshoff
Das Gehirn
Funktionen und Funktionseinbußen
3., überarb. u. erw. Auflage
2008. ISBN 978-3-456-84587-6

Heeg et al.
Technische Unterstützung bei Demenz
Reihe: Gemeinsam für ein besseres Leben mit Demenz
2007. ISBN 978-3-456-84396-4

Innes (Hrsg.)
Die Dementia Care Mapping Methode (DCM)
2007. ISBN 978-3-456-84040-6

Kitwood
Demenz
Der person-zentrierte Ansatz im Umgang mit verwirrten Menschen
5., erg. Auflage
2008. ISBN 978-3-456-84568-5

Kostrzewa
Palliative Pflege von Menschen mit Demenz
2008. ISBN 978-3-456-84459-6

Lind
Demenzkranke Menschen pflegen
2., korr. u. erg. Auflage
2007. ISBN 978-3-456-84457-2

Martin/Schelling (Hrsg.)
Demenz in Schlüsselbegriffen
2005. ISBN 978-3-456-84191-5

Petzold et al.
Ethik und Recht
Reihe: Gemeinsam für ein besseres Leben mit Demenz
2007. ISBN 978-3-456-84398-8

Plemper et al.
Gemeinsam betreuen
Reihe: Gemeinsam für ein besseres Leben mit Demenz
2007. ISBN 978-3-456-84393-3

Robert Bosch Stiftung (Hrsg.)
Gemeinsam für ein besseres Leben mit Demenz – Gesamtausgabe
Reihe: Gemeinsam für ein besseres Leben mit Demenz
2007. ISBN 978-3-456-84413-8

Rückert et al.
Ernährung bei Demenz
Reihe: Gemeinsam für ein besseres Leben mit Demenz
2007. ISBN 978-3-456-84397-1

Sachweh
Spurenlesen im Sprachdschungel
Kommunikation und Verständigung mit demenzkranken Menschen
2008. ISBN 978-3-456-84546-3

Schwerdt
Eine Ethik für die Altenpflege
1998. ISBN 978-3-456-82841-1

Sitzmann
Hygiene daheim
Professionelle Hygiene in der stationären und häuslichen Alten- und Langzeitpflege
2007. ISBN 978-3-456-84315-5

Sulser
Ausdrucksmalen für Menschen mit Demenz
2007. ISBN 978-3-456-84378-0

van der Kooij
«Ein Lächeln im Vorübergehen»
Erlebensorientierte Altenpflege mit Hilfe der Mäeutik
2007. ISBN 978-3-456-84379-7

Wißmann et al.
Demenzkranken begegnen
Reihe: Gemeinsam für ein besseres Leben mit Demenz
2007. ISBN 978-3-456-84395-7

Weitere Informationen über unsere Neuerscheinungen finden Sie im Internet unter: www.verlag-hanshuber.com oder per E-Mail an: verlag@hanshuber.com.

Richard Taylor

Alzheimer und Ich

Leben mit Dr. Alzheimer im Kopf

Aus dem Amerikanischen von Elisabeth Brock

Deutschsprachige Ausgabe herausgegeben von Christian Müller-Hergl
Deutschsprachige Ausgabe bearbeitet von Elke Steudter

Mit eine Geleitwort von
Christine Sowinski – Kuratorium Deutsche Altershilfe (KDA, Köln)

Mit einem Geleitwort von
Sabine Jansen – Deutsche Alzheimer-Gesellschaft

Verlag Hans Huber

Richard Taylor, PhD, Psychologe, Demenzbetroffener, Aktivist, Cypress, Texas
E-Mail: richardtaylorphd@gmail.com

Lektorat: Jürgen Georg, Silke Scholze
Bearbeitung: Elke Steudter, Zürich
Herstellung: Debora Lüthi
Gestaltung: Peter E. Wüthrich
Titelillustration: pinx. Design-Büro, Wiesbaden
Umschlag: Atelier Mühlberg, Basel
Druckvorstufe: Claudia Wild, Stuttgart
Druck und buchbinderische Verarbeitung: AZ Druck und Datentechnik, Kempten
Printed in Germany

Bibliographische Information der Deutschen Bibliothek
Die Deutsche Bibliothek verzeichnet diese Publikation in der Deutschen Nationalbibliografie; detaillierte bibliografische Angaben sind im Internet unter http://dnb.d-nb.de abrufbar.

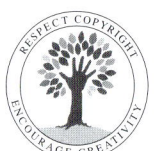

Dieses Werk, einschließlich aller seiner Teile, ist urheberrechtlich geschützt. Jede Verwertung außerhalb der engen Grenzen des Urheberrechtes ist ohne schriftliche Zustimmung des Verlages unzulässig und strafbar. Das gilt insbesondere für Kopien und Vervielfältigungen zu Lehr- und Unterrichtszwecken, Übersetzungen, Mikroverfilmungen sowie die Einspeicherung und Verarbeitung in elektronischen Systemen.
Die Verfasser haben größte Mühe darauf verwandt, dass die therapeutischen Angaben insbesondere von Medikamenten, ihre Dosierungen und Applikationen dem jeweiligen Wissensstand bei der Fertigstellung des Werkes entsprechen.
Da jedoch die Pflege und Medizin als Wissenschaft ständig im Fluss sind, da menschliche Irrtümer und Druckfehler nie völlig auszuschließen sind, übernimmt der Verlag für derartige Angaben keine Gewähr. Jeder Anwender ist daher dringend aufgefordert, alle Angaben in eigener Verantwortung auf ihre Richtigkeit zu überprüfen.
Die Wiedergabe von Gebrauchsnamen, Handelsnamen oder Warenbezeichnungen in diesem Werk berechtigt auch ohne besondere Kennzeichnung nicht zu der Annahme, dass solche Namen im Sinne der Warenzeichen-Markenschutz-Gesetzgebung als frei zu betrachten wären und daher von jedermann benutzt werden dürfen.

Anregungen und Zuschriften bitte an:
Verlag Hans Huber
Lektorat: Pflege
Jürgen Georg
Länggass-Strasse 76
CH-3000 Bern 9
Tel: 0041 (0)31 300 4500
Fax: 0041 (0)31 300 4593
juergen.georg@hanshuber.com
www.verlag-hanshuber.com

Das vorliegende Buch ist eine Übersetzung aus dem Amerikanischen. Der Originaltitel lautet «Alzheimer's from the inside out» von Richard Taylor.
© 2007. Health Professions Press, Baltimore.

1. Auflage 2008
© 2008 der deutschsprachigen Ausgabe by Verlag Hans Huber, Hogrefe AG, Bern
ISBN 978-3-456-84643-9

Inhaltsverzeichnis

Geleitwort des deutschen Herausgebers 9

Geleitwort der Deutschen Alzheimer Gesellschaft e. V. 13

Geleitwort des Kuratorium Deutsche Altershilfe (KDA) 15

Reaktionen auf Richard Taylors «Alzheimer und Ich» 17

Über den Autor 21

Vorwort – Schreibsachen 23

Vorwort von Linda Taylor 27

Bildergalerie 30

1. Mit der Alzheimer-Krankheit leben: Wie geht das? 33

1.1 Jesus, Albert, die Alzheimer-Krankheit und Richard 34
1.2 Die Alzheimer-Krankheit gibt es überhaupt nicht! 36
1.3 Wie lebt es sich im Fegefeuer? 42
1.4 Mit der Alzheimer-Krankheit leben: Wie geht das? 44
1.5 Sie sind froh, dass die Sache frühzeitig erkannt wurde. Ich auch? 46
1.6 Ende des ersten Akts. Es folgt eine Pause unbestimmter Länge. 48
1.7 Cogito, ergo sum 51
1.8 Meine letzten sechs Worte 52
1.9 Zurück in die Zukunft 54
1.10 FAQs und FGAs 54
1.11 Alzheimer-Krankheit, Selbsttötung und Tod 58
1.12 Mit der Alzheimer-Krankheit leben: Wie geht das?
     Drei Jahre später 60
1.13 Ohne Schummeln! 61
1.14 «Wir haben ein Medikament. Die Alzheimer-Krankheit kann
     behandelt werden!» 64
1.15 Träume, Medikamente, die Alzheimer-Krankheit und ich 68
1.16 Ach, wär' ich eine Nacktmaus! 70

1.17	«Bei mir wurde die Alzheimer-Krankheit diagnostiziert.»	72
1.18	Rom brennt ... Ein Gleichnis	73
1.19	Wie soll ich mir das erklären?	74
1.20	Zwischenmeldung aus der Pause ... Mit der Alzheimer-Krankheit leben: Wie geht das?	77
1.21	Vulkane, Ängste und die Alzheimer-Krankheit	78
1.22	Hemingway, Alzheimer und Taylor	80
1.23	Warten auf ...	83
1.24	Behindernde Helfer	84
1.25	«Ach, das ist mir auch schon oft passiert!»	86

2. From the Inside Out – Innenansichten   89

2.1	Die Jagd nach dem Gestern	89
2.2	Hat die Alzheimer-Krankheit auch Vorteile? Wenn ja, welche?	90
2.3	Hochmut kommt vor dem Fall	92
2.4	Gesund und wohlbehalten ... oder lieber nicht?	94
2.5	Ich bin ein Verb	95
2.6.	Wo ist nur die Hoffnung geblieben?	98
2.7	Übergangszeit: Wann bestimmt der erkrankte Verstand mein Leben?	100
2.8	Und der Name des Riesenelefanten ist «Angst»	101
2.9	Es liegt mir auf der Zunge	105
2.10	«Ich kann lesen!» – «Ich nicht.»	106
2.11	Wir singen mit Alois und Richard	108
2.12	Mein Hemd ist eben kaputt	109
2.13	Bin ich halb leer oder halb voll?	111
2.14	Das Fleisch ist schwach (schwächer), doch mein Geist ist (noch) stark	114
2.15	Der echte Dr. Alzheimer, bitte erheben Sie sich!	116
2.16	«Alzheimer. Alzheimer. Alzheimer!»	118
2.17	Bin ich mein Gehirn? Oder umgekehrt?	121
2.18	Gute Gewohnheiten und eingefahrene Muster	123
2.19	«Hast du tatsächlich Alzheimer? So wie du redest ...!» (The Great Pretender)	124
2.20	«Klopf, klopf»	127
2.21	Was werde ich heute tun?	129
2.22	Weniger Kopf, dafür mehr Herz	130
2.23	Fallen, stürzen	132
2.24	Werde ich den wahren Richard Taylor jemals kennen?	133

3.	**From the Outside In – Außenansichten**	141
3.1	Wir verstehen uns nicht … Wer ist schuld?	141
3.2	Wenn es spricht wie ein Es und sich verliert wie ein Es, ist es dann ein Es?	145
3.3	Ein Fremder in der Fremde	147
3.4	Hallo? Ich bin noch da!	148
3.5	Christina, Frau Nilpferd und ich	150
3.6	Harmlose Pfützen?	151
3.7	Eine spitzfindige Unterscheidung	153
3.8	«Spiel's noch mal, Pfleger»	155
3.9	Mein Champion oder meine Heldin?	156
3.10	Schon wieder: Meine Kinder halten sich für klüger als ich.	159
3.11	Sex, Nebenwirkungen, Alzheimer und Intimität	161
3.12	Moment, es liegt mir auf der Zunge	164
3.13	Ein stummes einseitiges Gespräch mit meinen Betreuungspersonen	165
3.14	Religion, Spiritualität, Alzheimer und Richard	166
3.15	Zimmerpflanzen als Haustiere	169
3.16	Gib mir dein Geld, dein Auto und …	170
3.17	«Oh Gott! Wo ist Richard?»	172
3.18	Was tun mit meinem kleinen Licht?	174
3.19	Bin ich meiner Ehefrau Sohn?	176
3.20	Okay? Okay! *und* Okay.	178
3.21	Kennen Sie solche Gespräche?	180
3.22	«Alzheimer lässt grüßen» oder: Darf man sich über diese Krankheit lustig machen?	182
3.23	Hier! Nimm das!	184
3.24	Ohne die Alzheimer-Krankheit leben: Wie geht das?	186
3.25	Mit Papa stimmt etwas nicht (und es wird schlimmer)	188
3.26	Schluss mit dem Sauberkeitsfimmel!	191
3.27	«Mach' dir keine Sorgen. Wir kümmern uns darum.»	193
3.28	Sollen wir Gleiches mit Gleichem vergelten?	196
3.29	Wenn fast alles gesagt ist, bleibt noch fast alles zu tun	198
4.	**Lieber Arzt … liebe Ärztin …**	201
4.1	Wenn ich ein Dr. med. wäre …	201
4.2	Ehrlich gesagt … lieber Hausarzt, hör' mir bitte zu!	204
4.3	Füge keinen Schaden zu	209

Anhang – Was Sie tun können 215

Adressenliste 221

Linkliste 227

Literatur-Liste 229

Sachwortverzeichnis 239

Geleitwort
des deutschen Herausgebers

Eigentlich sollte das Geleitwort für dieses Buch von einem deutschsprachigen Menschen mit Demenz geschrieben werden, der sich in ähnlicher Weise mit sich und seiner Verfassung Demenz auseinandersetzt, wie Richard Taylor dies tut. Im deutschen Sprachraum gilt in ganz besonderer Weise, dass das Thema Demenz von Experten, insbesondere von Medizinern, besetzt wird. Dabei sind es Menschen mit Demenz selbst, die in eigener Sache sprechen und Expertentum in Anspruch nehmen könnten: vielleicht ermutigt dieses Buch Personen, ihr eigenes Thema «Demenz» denkend in die Hand zu nehmen und Bücher wie dieses herauszugeben oder zu schreiben.

Richard Taylor setzt sich auseinander: mit sich, den Rollen, die man als «Demenzkranker» zu spielen hat, dem Fegefeuer der Untersuchungen, der zuweilen komisch-tragischen Rolle aller Helfenden und dabei insbesondere der Mediziner. Nicht als Opfer, eher als ironistischer Kommentator (siehe Richard Rorty) seiner selbst, seiner Situation und der Situation all derer, die damit zu tun haben, setzt Taylor sich und andere in Szene: das Leiden an der Verfassung Demenz hindert ihn nicht, in bunter Reihenfolge Bilder, Gleichnisse, Figuren auf seine Bühne zu bringen und die so entstehenden Geschichten und Analogien zum Thema Demenz zu Wort kommen zu lassen. So erfährt man einiges über Vulkane, Nacktmäuse, einen Bürger im brennenden Rom sowie über einen erhellenden Vergleich zwischen Bridge und neuropsychiatrischen Testbatterien.

Da merkt man auch den Spaß des Autors mit sich und anderen, Denkgewohnheiten zu irritieren und (es!) dem nicht-dementen Publikum zu zeigen, dass Menschen mit Demenz denken, philosophieren, ironisieren können und müssen: Schaut in den Spiegel und erkennt, dass wir in einem Boot sitzen. Das – hoffentlich gemeinsame – Gelächter verkennt nicht den Ernst der Lage: Das Nachdenken hat auch den Zweck, sich die Angst vom Leibe zu halten, Verantwortung für sich zu übernehmen, oder in den Worten des Autors: Ich will die Krankheit so lange beherrschen, bis sie über mich herrscht. Zwar sei dies sinnlos, aber auch kein Grund, das Denken sein zu lassen.

Das Nachdenken löst die Denkschablonen auf und lässt den konkreten Menschen erscheinen, der nicht nur Träger von Verlusten und Symptomen ist, sondern sich existenziell auseinandersetzt: wie Krankheit und Medikamente das Träumen verändern, wie man der Rolle, einen angepassten Demenzkranken zu schauspielern («spiele dein ‹Prä-Alzheimer-Ich› solange, wie du kannst»), überdrüssig wird, wie das ununterbrochene Bewusstsein seiner selbst als «Demenzkranker» wohlinformierte Furcht vor dem nächsten Akt auslöst: wann wird der Ofen (wegen Selbstabschaltung) nicht mehr funktionieren, wann die Schlüssel nicht mehr passen, wann das Auto abgeschafft werden? Die Grenzen der Vorstellbarkeit seiner selbst werden erkundet: bin ich «später» in meiner Demenz noch derselbe, der ich jetzt bin? Betrügt mich die Demenz um die Möglichkeit, mein Sterben bewusst zu erleben – und ist das gut für mich oder nicht? In der Auseinadersetzung mit diesen Themen wird das Fegefeuer der Untersuchungen, die eher bemitleidenswerten Versuche der Ärzte, erbärmliche Verzögerungstaktiken als Erfolge zu verkaufen, das validationsgestärkte Höflichkeitsstigma der Pflegenden als Nebenschauplätze der Auseinadersetzung mal bissig, mal humorvoll kommentiert.

Das Denken als Nachweis, Selbstvergewisserung, Selbstbehauptung der eigenen Subjektivität: diese scharfe Klinge lässt erkennen, wie sich Literaturen von Experten zunächst an andere Experten und dann an Angehörige wenden, also, pardon, den «eigentlichen Subjekten». Experten beantworten Fragen von Experten und von Angehörigen, nicht die der Menschen, die sich mit der Demenz auseinandersetzen müssen. Auch darin ein indirekter Hinweis auf das, welchen Stellenwert Menschen mit Demenz für den medizinisch-industriellen Komplex samt der dazugehörigen Beratungs- und Begleitungsindustrie einnehmen. Die bisherigen Erfolge und Perspektiven in der Behandlung trösten eher Angehörige und Experten. Richard Taylor setzt dem ein manchmal trauriges, manchmal dröhnendes Gelächter entgegen, immer mit einer gehörigen Prise Ironie.

Was lässt die Ironie zurück bzw. schält sie heraus? Einen denkenden Menschen mit den komplexen Fähigkeiten, Fertigkeiten, Stärken und Wünschen, der als Person anerkannt, ernstgenommen werden will; der in dieser realen Welt lebt (und nicht in der Vergangenheit) und Begegnung wünscht, ehrliche Antworten erwartet und nicht in einer gepuderten, künstlichen, auf Demenz getrimmten «Scheinwelt» stereotype Versorgungspakete (die Euphemismen der Ärzte, Wissenschaftler, Dienstleistungsanbieter, Therapeuten) entgegennehmen möchte. Es gilt, sich nicht so sehr mit der Erkrankung/den Erkrankungen, sondern mit den konkreten Menschen und ihrem Schicksal auseinander zu setzen.

Völlig neu ist dies nicht: von Kitwood bis Whitehouse sind die Forderungen nach einem Wandel der Perspektiven, Kulturen, Forschungsprogramme, Ziele wohlbekannt. Neu an dem Buch von Taylor ist die Wucht der denkenden Durchdringung der Verfassung Demenz von einem Menschen, der damit/dadurch/dafür/daraus zu leben hat.

Christian Müller-Hergl
Dialogzentrum Demenz, Institut für Pflegewissenschaft, Universität Witten-Herdecke,
In Via Akademie, Meinwerk-Institut
E-Mail: Christian.Mueller-Hergl@uni-wh.de

Literatur

Kitwood, T. (2008): Demenz – Der person-zentrierte Ansatz im Umgang mit verwirrten Menschen, 5. Aufl., Huber, Bern.

Whitehouse, P. J. (2008): The Myths of Alzheimer's. Waht you aren't being told about today's most dreaded diagnosis. St. Martin's Press, New York. (dt. Ausgabe: Mythos Alzheimer, Huber, Bern 2009)

Geleitwort der Deutschen Alzheimer Gesellschaft e.V. Selbsthilfe Demenz

Erst seit kurzem wenden sich Alzheimer-Kranke selbst an die Öffentlichkeit. Das ist insofern gut, weil nur die Kranken selbst sagen können, wie es ihnen geht. Auch verändern sie damit das Bild, das in der Gesellschaft existiert. Denn noch sehen viele in einem Alzheimer-Kranken das Bild eines verwirrten Menschen, der sich, seine Erinnerungen und seine Persönlichkeit verloren hat.

«Alzheimer und ich» gehört zu den wenigen Büchern, in denen ein Demenzkranker selbst über sein Leben und Erleben schreibt: «Dies ist mein Versuch einen Beleg zu hinterlassen für das, was sich in meinem Kopf abspielt.» Mit diesen Worten lässt uns Richard Taylor teilhaben an seiner Traurigkeit, seiner Angst und an seiner bewundernswerten Art, das Leben mit einer Demenz zu meistern. Auch uns Anderen – nicht von einer Demenz betroffenen Menschen – kann er etwas beibringen, wenn er von seinem «Dankbarkeitstagebuch der einfachen Freuden» schreibt. Neben allem Verlust, der da ist und den man auch nicht schön reden und schreiben kann, entdeckt er kleine Freuden. Diese Fähigkeit, Positives im Alltag zu finden, fehlt vielen Menschen manches Mal im Alltag. Prioritäten verschieben sich, nicht mehr der Ausgang des Spiels der Lieblingsmannschaft ist wichtig, sondern die Kommunikation mit der Enkeltochter. Wir können von Alzheimer-Kranken lernen!

«Alzheimer and you» – so der Name des Jugendwettbewerbs, den die Deutsche Alzheimer Gesellschaft am Welt-Alzheimertag 2007 ausgerufen hat. Junge Menschen im Alter zwischen 14 und 21 Jahren sollten ermutigt werden, Kontakt zu Menschen mit einer Demenz und deren Angehörigen aufzunehmen, diese Aktivitäten zu dokumentieren und einzureichen. Bücher wie «Alzheimer und Ich» können helfen, das Bild der Alzheimer-Kranken, das gerade bei der Jugend eher in Zusammenhang mit Witzen präsent ist, zu ändern. Menschen, die an einer Alzheimer-Krankheit leiden, bleiben Persönlichkeiten. Sie haben uns etwas zu sagen, sie können kreativ sein, sie verändern sich und irgendwann brauchen sie Hilfe.

Auch das beschreibt das Buch von Richard Taylor eindrucksvoll: Hilfe zu geben, aber auch Hilfe anzunehmen ist ein Prozess. Rollen verändern sich und fordern beide Parteien: sowohl die Kranken als auch ihre Angehörigen. Auch im

Leben von Richard Taylor spielen seine Angehörigen eine bedeutsame Rolle. Insbesondere seine Frau Linda gibt ihm Halt und Kontinuität. Ihre Rolle ist nicht Hauptgegenstand des Buches, aber es wird auch klar, welche Belastungen die Krankheit für Linda Taylor bedeutet. Sie ist viele Jahre an der Seite ihres Mannes und erlebt mit, wie die Alzheimer-Krankheit seine Fähigkeiten zu einem selbstständigen Leben nach und nach verringert. Dabei ist er, der als Dozent arbeitete und schon mit 58 Jahren die Diagnose erhielt, eine Ausnahmepersönlichkeit. Nicht vielen Kranken ist es möglich, so klar und mit so viel Scharfsinn die Krankheit mit all ihren Facetten wahrzunehmen und zu beschreiben.

Er zeigt uns auch: Menschen mit einer Demenz können selbst etwas tun, um dem Krankheitsprozess zu begegnen, Defizite zu kompensieren, Prioritäten anders zu setzen. Denn wie Martina P. – eine junge 42-jährige Frau, ebenfalls mit der Alzheimer-Krankheit diagnostiziert – auf einem Kongress der Deutschen Alzheimer Gesellschaft berichtete, gibt es Strategien, mit der Krankheit umzugehen. Sie formulierte: «Außerdem fordere ich Sie auf, umzudenken, uns Demenzkranke ernst zu nehmen, uns sprechen zu lassen, nicht aus der Gesellschaft auszugrenzen und wie Aussätzige zu behandeln.» Und weiter sagt sie: «Ach übrigens, ich bin nicht doof… nur vergesslich…»

Das Buch von Richard Taylor, das nun in deutscher Übersetzung vorliegt, wird helfen, das Bild in der Gesellschaft zu verändern und Demenzkranke ernst zu nehmen. Es ist praktisch und berührend, es gibt Einblicke und regt zum Nachdenken an. Ein wichtiges Buch: Denn nur die Betroffenen selbst können uns diese Einblicke geben und sagen, wie es sich anfühlt, mit einer Demenz zu leben.

Betroffene, Angehörige und in der Begleitung, Pflege und Behandlung von Demenzkranken Tätige finden darin zwar nicht eine allgemein gültige Antwort auf die vom Autor formulierte Frage «Mit der Alzheimer-Krankheit leben: Wie geht das?», denn diese gibt es nicht. Aber zu einem besseren Verständnis für Menschen mit einer Demenz und ihrer Lebenssituation kann das Buch beitragen; so seien dem Buch von Richard Taylor viele Leserinnen und Leser gewünscht.

Sabine Jansen
Deutsche Alzheimer Gesellschaft e. V.
Selbsthilfe Demenz
E-Mail: sabine.jansen@deutsche-alzheimer.de

Literatur:

Peters, M. (2007): Ich habe Alzheimer… in: Demenz – eine Herausforderung für das 21. Jahrhundert. 100 Jahre Alzheimer-Krankheit. Deutsche Alzheimer Gesellschaft (Hrsg.), Berlin.

Geleitwort des Kuratorium Deutsche Altershilfe (KDA)

Richard Taylor ist ein mutiger Mann. Er bricht ein Tabu, weil er offen über eine Diagnose spricht, die Angst und Entsetzen auslöst, insbesondere weil er noch so jung war, als der Verdacht aufkam, er könnte an einer Demenz vom Alzheimer-Typ leiden. Richard Taylor beschreibt in seinen Essays anschaulich und eindringlich, was ihn beschäftigt und mit was er sich auseinandersetzen muss. Obwohl es eine furchtbare Diagnose ist, schreibt er darüber so eingängig und leicht zu lesen. Es ist, als führte er ein Gespräch mit uns.

Ohne ehrliche Schilderungen, wie es einem Menschen mit der Diagnose Demenz geht, können wir uns in sie nicht einfühlen. Für die Begleitung demenziell erkrankter Menschen brauchen wir aber genau dieses Einfühlungsvermögen. Bei vielen anderen Erkrankungen können wir uns vorstellen, wie sie sich anfühlen. Kopfschmerzen, Magen-Darm-Verstimmungen, Atemnot, Mobilitätsprobleme, selbst existenzielle Erfahrungen wie nackte Panik, Todesangst und überschäumende Freude sind uns nicht fremd. Aber wie fühlt es sich an, wenn man so vergesslich wird, dass man befürchtet, seine Identität zu verlieren?

Manch einer behilft sich damit, sich an den Zustand zwischen Schlafen und Wachwerden zu erinnern: Morgens beim Wachwerden weiß man manchmal nicht, wo man ist, ob es Sonntag oder Alltag ist und was man gestern gemacht hat. Dies passiert zwar nur sehr selten, aber es hilft, sich in jemanden hinein zu versetzen, der so ein Gefühl immer öfter oder auch ständig hat.

Aus meiner eigenen Anschauung kann ich Richard Taylors Ansichten teilen. Er schreibt z. B., Menschen haben Krankheiten wie Erkältung und Masern, aber die Alzheimer-Krankheit hat den Menschen. Er beklagt mit Recht, dass der Diagnose zu viel und dem Menschen dahinter zu wenig Gewicht beigemessen wird. Er stellt die Frage, ob eine frühe Diagnose überhaupt gut ist.

Zwei Jahre vor seinem Tod erkrankte mein Vater an Demenz. Da er als Wissenschaftler immer geistig rege war, habe ich alles befürchtet, aber auf keinen Fall eine Demenz, denn er trainierte sein Gehirn ständig. Es wäre grausam gewesen, ihn mit dieser Diagnose zu konfrontieren, obwohl er es selbst ahnte. Gut war für ihn und für uns die Haltung «unser Vater hat heute einen schlechten Tag». Er blieb bis zuletzt, trotz der Krankheit das, was er immer war, genau wie Richard Taylor es beschrieben hat.

Eine Krankheit kann einen Menschen nicht auslöschen, dafür aber die Meinung des sozialen Umfeldes «Derjenige ist nicht mehr er selbst, mit ihm ist nichts mehr los, er ist nur noch eine Hülle.» Diese Haltung macht beide krank, den Menschen, der mit dem Etikett Demenz leben muss und der Angehörige, der darauf reagiert.

Besser ist es, die Gleichzeitigkeit von Persönlichkeit und Krankheit auszuhalten. Es war eine richtige Befreiung in der Begleitung von Menschen mit Demenz, dass Tom Kitwood und Cora van der Kooij sich leidenschaftlich dafür einsetzten, dass die Persönlichkeit eben nicht durch die Krankheit verschwindet. Vielmehr gilt es Wege, zur Persönlichkeit zu finden. Das Kuratorium Deutsche Altershilfe (KDA) spricht davon, Türöffner zum Menschen mit Demenz zu finden. Bei meinem Vater war es all das, was ihm immer Freude gemacht hat. Er konnte es nicht leiden, auf seine Krankheit angesprochen zu werden.

Diese neuen Ansätze, so wie wir sie im KDA auch in der Landesinitiative Demenz-Service Nordrhein-Westfalen weitergeben, machen die Situation für die Betroffenen und ihre Angehörigen erträglicher. Auch Menschen mit Demenz können über sich nachdenken und sich trotz Krankheit wohlfühlen. Richard Taylor lehrt uns neue Einsichten.

Danke, Richard Taylor.

Christine Sowinski
Kuratorium Deutsche Altershilfe
im Juli 2008

(Informationen zur Landesinitiative Demenz-Service Nordrhein-Westfalen unter www.demenz-service-nrw.de)

Literatur

Brooker, D. (2008): Person-zentriert pflegen. Das VIPS-Modell zur Pflege und Betreuung von Menschen mit einer Demenz. Huber, Bern.
Innes, A. (2004): Die Dementia Care Mapping Methode (DCM). Anwendung und Erfahrungen mit Kitwoods person-zentriertem Ansatz. Huber, Bern.
Kitwood, T. (2005): Der person-zentrierte Ansatz im Umgang mit verwirrten Menschen. Huber, Bern.
Kooij, C. van der (2007): Ein Lächeln im Vorübergehen. Erlebensorientierte Altenpflege mit Hilfe der Mäeutik. Huber, Bern.

Reaktionen auf Richard Taylors «Alzheimer und Ich»

Außergewöhnlich, hervorragend, klug, inspirierend, mutig, anregend – die Liste der positiven Attribute für dieses erstaunliche Buch von Richard Taylor ist schier endlos. «Alzheimer und Ich» ist nicht nur Pflichtlektüre für Menschen mit der Alzheimer-Krankheit und professionell Pflegende, es ist eine Pflichtlektüre für alle. Wenn er darüber nachdenkt und uns darüber informiert, wie es sich «mit Dr. Alzheimer im Kopf» lebt – so formuliert er es nämlich – spornt er seine Leserschaft an, über die universellen Grundfragen des Lebens und das Leben generell nachzudenken sowie mit ihm zusammen über menschliche Schwächen zu lachen. Egal wie erfahren jemand ist und wie viel jemand über die Alzheimer-Krankheit weiß, Richard Taylors Talent, seine Fragen und Erkenntnisse geschickt zu formulieren, wird die Leserin oder den Leser dazu bringen, inne zu halten und die Dinge noch mal zu überdenken, und das auch noch beim zweiten und dritten Lesen.
Carol Bowlby Sifton, pflegende Angehörige, klinische Demenzberaterin, Herausgeberin der Zeitschrift «Alzheimer's Care Quarterly», Autorin des Buchs «Das Demenz-Buch» (Huber, Bern 2007)

Nachdem ich das Buch gelesen hatte wurde mir klar, dass es vielleicht das wichtigste Buch zum Thema «Pflege von Menschen mit einer Demenz» ist, das je verfasst worden ist. Diese scharfsinnigen Essays kommen aus dem Herzen und der Seele eines sensiblen, mit intellektuellen Gaben gesegneten Mannes, der für Millionen Menschen, die mit dieser Krankheit leben, ein nationaler Held und Fürsprecher geworden ist.
Linda L. Buettner, PhD, CTRS, FGSA, Professorin der Gesundheitswissenschaft, Florida Gulf Coast University

Unter den Millionen Menschen, die an dieser grausamen Erkrankung leiden, sticht Richard hervor, weil seine Fähigkeit, sich zu erinnern, zu sprechen und zu denken soweit erhalten geblieben ist, dass ihm diese Essays über seine Krankheitserfahrung möglich waren. Er liefert pflegenden Angehörigen und professionellen Pflegekräften, die sich der Würde aller demenzkranken Menschen verpflichtet wissen, wertvolle Erkenntnisse. Wir schulden ihm, seiner Frau und seinen Angehörigen großen Dank, weil sie sich, wie Thomas Dylan in seinem Lied, geweigert haben, «sanft in jene gute Nacht» zu gehen.

Daniel Kuhn, M.S.W. Autor des Buchs «Alzheimer's Early Stages»

Wir haben zwar Behandlungen, Theorien, Selbsthilfegruppen und Ressourcen, aber wissen Sie tatsächlich, bevor Sie dieses Buch gelesen haben, wie sich die Alzheimer-Krankheit anfühlt? Richard Taylor liefert uns eine realistische, freimütige Schilderung und nimmt uns mit auf die Reise durch das Herz, die Seele, die Augen und den wechselhaften Gemütszustand einer Person, die mit dieser Krankheit lebt … schließlich gehen wir in Richards Schuhen, wenn auch nur durch seine Texte. Ich bin der Meinung, dass alle Menschen in Heil- und Pflegeberufen, aber auch ehrenamtlich Tätige, Familienangehörige, Pflegende und, jawohl, auch Kranke von der Lektüre dieses Buchs profitieren und zumindest versuchen können zu verstehen, wie sich die Reise durch die Alzheimer-Krankheit in Innen und Außenansichten darstellt.

Mischele Warner, M.H.S., pflegende Angehörige

Indem Richard Taylor seinen eigenen Denkvorgang und das Verhalten seiner Mitmenschen analysiert, liefert er uns einzigartige Erkenntnisse über das Wesen der Alzheimer-Krankheit. «Alzheimer und Ich» beschreibt in warmherzigen, ehrlichen Details seinen Kampf mit den organischen Veränderungen und um den Erhalt seines Personseins, und enthält wohl überlegte Anregungen für Betreuung, Kommunikation und Fürsprache.

William «Bud» Hunnel, pflegender Angehöriger, ehemaliger Präsident der Alzheimer-Gesellschaft, Houston und der Ortsgruppe von Southeast Texas

«Alzheimer und Ich» beschreibt mit Sensibilität, Humor und Leidenschaft den manchmal holprigen, doch immer aufschlussreichen Weg des alzheimerkranken Autors. Indem er seine Geschichten als informative Szenen aneinander reiht, fordert er uns alle heraus, authentischer zu sein und uns für ein besseres Leben von Menschen mit Demenz einzusetzen – nicht morgen, sondern gleich heute!

Virginia Bell, M.S.W., Co-Autorin von «Personzentrierte Pflege bei Demenz» (Reinhardt, München, 2004)

Ich glaubte, das Leben meiner an Alzheimer erkrankten Eltern zu verstehen – bis mir Richard Taylors Geschichten ein Licht aufsteckten und Einblicke in eine unvorstellbare Welt ermöglichten. Jede Familie mit einem betagten Angehörigen, die Ärzteschaft und alle professionell Pflegenden, die mit alten Menschen zu tun haben, sollten dieses spannende, wunderbare Buch lesen!

Jacqueline Marcella, Autorin von Elder Rage und Gast in der Radiosendung Coping With Caregiving

Praktische Tipps, philosophische Überlegungen und ein Aufruf zum Handeln! Schwerpunkt dieses Buchs ist die Herausforderung, sich mit der eigenen *Identität* zu arrangieren, nachdem die Alzheimer-Krankheit diagnostiziert wurde. Es erin-

nert die Ärzteschaft, aber auch alle Betreuungskräfte daran, wie wichtig es ist, offen und ehrlich zu kommunizieren.
Helen Reagan, M. A., Alzheimer's Disease International, Großbritannien

Dr. Taylor hat die furchteinflößende Welt der Alzheimer-Krankheit durchmessen und erinnert uns daran, dass wir bis an unser Lebensende Menschen bleiben, wie elend und gebrechlich wir auch sein mögen. Er erzählt mit außerordentlicher Sensibilität vom manchmal quälendem Auf und Ab seines Lebens mit einem chronischen Leiden, das ihn langsam fortschreitend seines Ich-Gefühls beraubt. Anders als die lange Litanei behandlungsbedürftiger Symptome und Anzeichen biomedizinischer Darstellungen der Krankheit konfrontiert uns Richard Taylor, wie Cary Henderson und Thomas DeBaggio vor ihm, mit der gelebten Krankheitswirklichkeit. Es handelt sich hier um ein außergewöhnliches Buch, das Menschen, bei denen die Alzheimer-Krankheit oder eine der anderen Demenzen diagnostiziert wurde, lesen sollten, weil es ihnen vor Augen führt, dass sie nicht allein, und sie in der Tat verständlich sind. Uns andere mahnt «Alzheimer und Ich», dass wir uns um *Menschen* kümmern, nicht um Krankheiten, weshalb die Geschichte eines jeden Menschen erzählt und gewürdigt werden muss.
Robert E. Reichlin, PhD, klinischer Psychologe und Gerontopsychologe mit privater Praxis, ehrenamtliche Lehrkraft am medizinisch-geriatrischen Institut, Baylor College of Medicine

Als erfahrender Psychologe und aufgrund seiner langjährigen Beratungstätigkeit ist Richard Taylor besonders geeignet, die Beziehungsveränderungen zu kommentieren, die mit seiner zunehmenden Demenz einhergingen. Manche Leute sind sich ihrer demenzbedingten Veränderungen nicht bewusst, Taylor schon. Er bietet persönliche Einblicke in die von der Demenz ausgelösten Einbußen. Sein Buch ist ein wertvoller Beitrag zur kleinen Anzahl von Büchern, die von Menschen mit Demenz während ihres eigenen Niedergangs verfasst wurden.
Charles Schneider, internationaler Alzheimer-Aktivist und Autor von «Don't Bury Me»

[Richard Taylor] hat ein Buch darüber geschrieben, wie Demenz nicht nur Erkrankte beeinträchtigt, vielmehr auch ihnen nahestehende Menschen, die hilflose Zeugen dieses zerstörerischen Leidens sind. Er kann sich so gut ausdrücken, dass dank seines Berichts aus erster Hand Pflegende, Familienmitglieder und medizinische Fachkräfte verstehen können, was in einer Person mit Demenz vorgeht. Seine Geschichte wird allen, die sie lesen, helfen, mitfühlender und geduldiger zu sein.
Debbie Ricker, OTR/L, geschäftsführende Direktorin, The Memory Center of Orange County, Kalifornien

Über den Autor

Dieses Buch enthält eine Sammlung von Essays, die Richard Taylor im Laufe der fünf Jahre verfasst hat, seit bei ihm «Demenz, vermutlich vom Alzheimer-Typ» diagnostiziert wurde. Er lebt mit seiner Frau Linda in Cypress, Texas; auch der Flandrische Treibhund Annie gehört zur Familie. Sein Sohn wohnt mit seiner Frau und den Kindern im Haus gegenüber. Er spielt mit seinen beiden Enkeltöchtern, gärtnert und schreibt; so verbringt er inzwischen seine Zeit. Ursprünglich begann er zu schreiben, weil er selbst besser verstehen wollte, was in ihm vorging. Er schreibt zwischen fünf und sechs Stunden täglich. Auch mit fortschreitender Krankheit hat er bislang seine Fähigkeit zur Selbstbetrachtung erhalten, und noch immer versucht er, sich zu verstehen.

Richard ist ein leidenschaftlicher Fürsprecher von Menschen, die mit einer Demenzerkrankung leben und beschäftigt sich mit mehreren einschlägigen Themen. Er ist weiterhin aktives Mitglied des Beirats der US-amerikanischen Alzheimer-Gesellschaft (Advisory Committee of the U. S. Alzheimer's Association) und befasst sich mit der Frage, wie Betroffene besser in die Leitung, Programmentwicklung und Dienstleistungsangebote der Gesellschaft und ihrer Ortsgruppen eingebunden werden können. Noch immer ist er ein vielgefragter Redner bei verschiedenen Fachkonferenzen. Er hält unablässig Ausschau nach neuem Publikum, insbesondere nach Personen, die professionell auf dem Feld der Demenz arbeiten, damit diese mehr über ihre Schützlinge erfahren.

Richard wendet sich wortgewandt, nachdenklich und durchdacht auch an pflegende Angehörige. Hunderte von ihnen haben auf der Grundlage seiner Erkenntnisse Gespräche geführt und begriffen, was ihren Schützlingen vermutlich durch den Kopf geht. Zahlreiche Alzheimer-Chatrooms in ganz Nordamerika und weltweit sind mit seiner mehr oder weniger intensiven Unterstützung entstanden. Er gibt einen eigenen Newsletter heraus über, von und für Menschen mit Demenz.

Während dieses Buch in Druck geht, im Winter 2006, fällt es ihm oft schwer, sich zu konzentrieren. Seine Sprechfähigkeit ist noch größtenteils intakt, obwohl er immer häufiger nach dem richtigen Wort sucht. Seine Enkelin Christina lernt derzeit lesen und ihm vorzulesen. Sein Garten wird von Jahr zu Jahr kleiner; er spielt einmal pro Woche Bridge (mit einem Spickzettel), und arbeitet an einem weiteren Buch mit seinen Aufsätzen. Die Hälfte hat er schon geschafft.

Richard freut sich über Gedankenaustausch und stets an den Beobachtungen anderer Leute interessiert. Nehmen Sie Kontakt mit ihm auf: *richardtaylorphd@gmail.com.*

Vorwort – Schreibsachen

Als im alten Griechenland das Schreiben in Mode kam, klagte Platon, sie werde der Praxis des Auswendiglernens von Lyrik und seiner Werke ein Ende setzen. Innerhalb von 30 Jahren wurde seine Prophezeiung wahr. Fast die gesamte Bürgerschaft Griechenlands, die bislang mehrere Hundert Verszeilen auswendig hersagen konnte, hatte diese Fähigkeit verloren.

Er machte sich ferner Sorgen, dass, wenn die Menschen anfingen Dinge aufzuschreiben anstatt über sie zu sprechen, die Gedanken des Autors leicht missverstanden werden könnten, im Gegensatz zum Sprechen, weil hier die sprechende Person Missverständnisse der Zuhörerschaft sofort korrigieren kann.

Ich habe zwar keine griechischen Ahnen, teile aber Platons Bedenken. Nur, dass meine Ängste nicht der Form und dem Inhalt schriftlichen Materials gelten, vielmehr der Demenz, vermutlich vom Alzheimer-Typ.

Mein Gedächtnis glich dem eines alten Griechen. Was ich auch las oder hörte, mein Gehirn saugte alles auf wie ein Schwamm. Ich war tatsachen- und nachrichtensüchtig. Ich wusste von Vielem etwas und etwas von Vielem. Ein photographisches Gedächtnis hatte ich zwar nicht, konnte aber Gelesenes und Gehörtes in meinem Kopf zu einem recht eindrucksvollen Wissensschatz zusammenfügen (zumindest war das der Eindruck meiner dreijährigen Enkeltochter und der meine). Ich las alles querbeet und dachte über alles nach. Ich zerbrach mir den Kopf über ein Universum ohne Grenzen und kannte drei Rezepte für Salzteig zum Spielen. Ich erinnerte mich an meinen Sitzplatz im Klassenzimmer des ersten Schuljahrs (Reihe 8, Platz 7) und kannte sämtliche Knochen meiner Hand. (Eine befreundete Medizinstudentin wettete einmal mit mir und behauptete, sie schneller aufzählen zu können als ich. Sie gewann, doch ich lernte dafür alle Handknochen auswendig. Leider habe nicht ich, sondern sie schließlich Medizin studiert! Glücklicherweise habe ich die Namen inzwischen vergessen.)

Heute geht es mir wie den alten Griechen: Ich kann mir das, was ich einst wusste, nicht mehr ins Gedächtnis rufen. An neue Informationen kann ich mich nicht mehr so leicht erinnern wie früher. Im Unterschied zu den alten Griechen empfinde ich das Sprechen als ein zunehmend problematischeres Kommunikationsmittel, gespickt mit Problemen, die ich in meinen Prä-Alzheimer-Tagen nicht kannte. Ich traue mir selbst nicht mehr über den Weg und weiß nicht, ob ich sage, was ich meine und meine was ich sage, und ich kann mich nicht mehr so genau an meine eigenen Worte erinnern, wie ich es einst konnte.

Was tun?

Es gibt eine Theorie über die Erfindung der Schrift, die besagt, dass, wenn ein Schamane einen Tanz oder Gesang erfand, der den Menschen ein gutes Ereignis prophezeite, er selbst und sein Publikum nicht Gefahr laufen wollten, die Prophezeiung zu vergessen. Sie fingen an, Bilder auf die Höhlenwände zu kratzen, um sich zu erinnern, was sie getan hatten, damit der Regen nachließ, der Schmerz im großen Zeh des Häuptlings verschwand oder alle sechs Millionen Wanderheuschrecken auf einen Schlag davonflogen.

Dinge aufzuschreiben ist auch heute noch sinnvoll. Wenn ich eine Person kennenlerne, die ich wiedersehen möchte, frage ich nach ihrer Handynummer und notiere sie mir auf den Handrücken. Wenn mein Auto repariert werden muss, blättere ich in den Gelben Seiten und suche nach meinem Gekritzel, das mir Name und Telefonnummer der Vertragswerkstatt verrät.

Wenn ich nachgedacht oder irgendetwas herausgefunden habe, und mich nicht auf mein Gedächtnis verlassen möchte, schreibe ich es auf. Als Dr. Alzheimer und seine unangenehme, nichtsnutzige Gang anfingen, in meinem Gehirn herumzustochern, verlor ich rasch die Fähigkeit, mich leicht zu erinnern und/oder gehörte und gelesene Informationen aufzunehmen. Als sich Herr Alzheimer in meinem Hippocampus einnistete und meine Ausdrucksfähigkeit nachließ, fingen die Leute an, mich falsch zu verstehen, auch meine Angehörigen verstanden mich nicht mehr richtig. Weil ich mir nicht haargenau ins Gedächtnis rief, was ich gesagt hatte, konnte ich mich ihnen immer weniger verständlich machen und – was noch wichtiger ist – auch mir selbst nicht mehr. Die Vorzüge des Sprechens über das Schreiben schwanden dahin.

Es kam immer öfter vor, dass ich mich selbst nicht verstand und andere mich nicht verstanden. Was war los? Warum war das so? Was bedeutete das?

Natürlich waren mir die Angehörigen der Heil- und Pflegeberufe kaum eine oder gar keine Hilfe. Sie wissen immer noch nicht, wie und warum die Erkrankung fortschreitet und bleiben die Antwort schuldig auf die 10 Millionen-Dollar-Frage: Wie wird sie geheilt? Auftritt Mr. Google. Auch er kannte die Antworten nicht, wusste aber eine Menge über das Thema und harrte bei mir aus, bis ich alle meine Fragen gestellt und er versucht hatte, sie zu beantworten. Er konnte seine Antworten schriftlich geben und mir beliebig viele Kopien aushändigen, damit ich sie später in aller Ruhe noch einmal durchlesen konnte. Er graste die ganze Welt ab, um mir behilflich zu sein. Er fand Menschen, die sich mit meiner Erkrankung beschäftigen, Forscherinnen und Forscher sowie Gesundheitsfachleute, die ihr Leben der Hilfe von Kranken widmen, die genau in der gleichen Lage sind wie ich. Was für eine Entdeckung!

Nur, was tun mit all diesen Informationen, die ich fast so schnell wieder vergaß wie ich sie las? Die ich, sofern ich mich erinnerte, vermutlich nicht wirklich ganz verstanden hatte? Ich setzte mich an meinen Computer und fing an, mir Notizen zu machen. Wenn ich ein paar Zusammenfassungen zu einem Thema fertiggestellt hatte, las ich sie, dachte darüber nach und versuchte mich und das, was mir widerfährt, besser zu begreifen.

Wie Gedanken es zu tun pflegen, traten sie unangemeldet auf – abends beispielsweise, kurz vor dem Schlafengehen. Wenn dann der Morgen dämmerte, stellte ich fest, dass ich alles völlig vergessen hatte.

Um Erkenntnisse über mich festzuhalten, versuchte ich es mit meiner eigenen Kurzschriftversion. Entweder konnte ich die Notizen nicht mehr lesen, weil sich meine Handschrift inzwischen so verschlechtert hatte, dass ich sie selbst nicht mehr entziffern konnte, oder die Kürzel blieben mir rätselhaft, obwohl sie mir beim Niederschreiben durchaus geläufig gewesen waren.

Ich versuchte es mit einem tragbaren Kassettenrekorder, um meine Gedanken festhalten und später eingehender untersuchen zu können. Ich kam mir vor wie Donald Trump, der vielbeschäftigte Immobilien-Mogul: «Merke: Haare schneiden lassen», und das war mir peinlich. Ich verlor oder – wie ich mich lieber ausdrückte – *verlegte* mehrere Geräte. Weil es mir so peinlich war, einen Kassettenrekorder aus der Tasche zu ziehen und LAUT mit mir selbst zu sprechen, ließ ich von dieser Methode ab.

Ich kam immer wieder darauf zurück, sie niederzuschreiben. Das «sie» bezieht sich auf meine Sorgen über die Zukunft, Erkenntnisse über mein Verhalten, Fragen, für die ich keine Antworten hatte, und Beobachtungen, die ich bei mir oder meinen Betreuungspersonen machte. Im Laufe der Zeit wurden meine Beobachtungen ausführlicher und gründlicher. Es fing an, mir Spaß zu machen. Ich stellte fest, dass ich noch immer ein paar kreative Fähigkeiten einsetzen konnte. Bald verwob und verarbeitete ich meine Gedanken in kurze Essays, die manchmal auf der Bemerkung einer anderen Person basierten, manchmal auf meinen eigenen Gedanken. Ich fand heraus, dass ich nur genügend Gedanken sammeln und thematisch ordnen musste – also einen nach dem anderen lesen – dann konnte ich daraus einen Essay zusammenstellen, der manchmal interessant, manchmal witzig ausfiel. Die meisten Essays waren kurz, nicht länger als ein paar Seiten.

Schreiben wurde zu meiner kostenlosen «Begleittherapie». Es war eine Möglichkeit, selbst Dinge herauszufinden, zumindest darüber nachzudenken, und mir in Erinnerung zu rufen, was ich daraus geschlossen hatte. Selten löse ich ein Problem, über das ich schreibe, aber ich fühle mich selbstsicherer, weil ich meine Gedanken aufgeschrieben habe und noch einmal lesen kann. Ich frage mich nicht so sehr «wozu das Ganze?» wenn ich versuche herauszufinden, was mir widerfährt, was mir widerfahren wird, und warum mir nun diese Dinge widerfahren. Es geht zweifellos darum, auf meine Art etwas Kontrolle über das zu behalten, was in meinem Kopf vorgeht – zu verstehen, was mit mir, meinem Gehirn, meinen Denkvorgängen und meinen mitmenschlichen Beziehungen geschieht.

Eines Tages sprach ich mit einem Freund über Themen, die fast alle Menschen im frühen Stadium der Alzheimer-Krankheit betreffen. Ich bat ihn, einen meiner Essays zu lesen und mir seine Meinung mitzuteilen (auch er befand sich im frühen Stadium der Erkrankung). Ich war völlig überrascht, dass ihm wirklich gefiel, was und wie ich schrieb. Er zeigte meine Texte seinen pflegenden Angehörigen, worauf sie die Seiten kopierten und im weiteren Familienkreis verteilten.

Ich ließ die Mitglieder meiner Alzheimer-Ortsguppe einige Arbeiten lesen, und sie baten mich um Erlaubnis, einen der Essays in ihrem Newsletter veröffentlichen zu dürfen. Seither erscheinen meine Essays auf ihrer Website, auf den Websites zahlreicher anderer Gruppen und in mehreren Fachzeitschriften. Viele Leute traten mit der Bitte an mich heran, meine Arbeit ihren Angehörigen und ihrem Freundeskreis zeigen zu dürfen. Fachlehrkräfte gaben sie an ihre Studentinnen und Studenten weiter. Ich fühle mich wirklich geschmeichelt und bin noch immer überrascht.

Ich schreibe nicht für andere: Ich schreibe für mich. Ich schreibe, um mich besser zu verstehen, um meine Erkenntnisse festzuhalten, meine Probleme zu bearbeiten, die richtigen Fragen finden und mir ein paar Antworten geben zu können. Ich schreibe, um mir auf angenehme Art die Zeit zu vertreiben und zu beweisen, dass immer noch etwas von meinem früheren Selbst vorhanden ist.

Dank der Technik – Google, Grammatikprüfungen, Rechtschreibprüfungen, Online-Wörterbüchern und faszinierenden Websites über alle und sämtliche nur vorstellbare Themen – sieht es aus, als wäre ich fast noch der Gleiche wie früher, bevor sich Dr. Alzheimer in meinem Kopf auf einen längeren Besuch einrichtete. Freunde, die meine Zeilen gelesen haben, sagten: «Oh, du hast keinen Alzheimer.» Worauf ich erwidere: «Weil ich noch denken kann? Weil ich an einem guten Tag zwei Seiten schreiben kann, was mich früher 10 Minuten gekostet hat?»

Ich möchte alle Menschen, die an einer Krankheit leiden, die ihr Denken verändert, zum Schreiben ermuntern, und zwar nicht nur ihren Alltag in Tagebuchform festzuhalten oder zu notieren, was morgen zu erledigen ist. Denken Sie über sich nach, über Ihre Pflegepersonen, Ihre Beziehungen, Ihre Gegenwart und Zukunft – und *schreiben* Sie. Denken Sie über das Geschriebene nach und fahren Sie mit Schreiben fort. Der Schreibvorgang allein kann beruhigen. Wenn das Reden nicht mehr recht funktioniert ist es eine riesige Hilfe, über Dinge, die einen bewegen, zu schreiben. Schreiben Sie viel und schreiben Sie täglich. Notieren Sie Ihre Ideen, um sie später schriftlich auszuführen. Zeigen Sie das Geschriebene anderen Menschen. Sprechen Sie mit Ihren Pflegenden darüber. Zeigen Sie es Ihren Reisegefährten auf diesem selten begangenen Weg, und ermuntern Sie auch diese Leute zum Schreiben. Es half und hilft mir noch immer. Das Hobby hat sich verwandelt und ist zu einer Alltagsgewohnheit geworden. Wenn ich einen Tag keine Zeit zum Schreiben finde, fehlt mir etwas. Schreiben wurde mir zur Bestätigung, mein Schreiben bestätigt mich. Manche Leute glauben an den Satz: «Ich denke, also bin ich.» Ich schreibe, also bin ich.

Richard Taylor

Vorwort von Linda Taylor

Ich bin seit über 20 Jahren mit Richard verheiratet. Er war ein außergewöhnlicher Mensch, als ich ihn kennen lernte und mich in ihn verliebte, und das ist er heute noch; davon bin ich fest überzeugt. Jetzt ist er auf andere Weise außergewöhnlich. Seit bei ihm die Alzheimer-Krankheit diagnostiziert wurde und er anfing, dieses Buch zu schreiben, bin ich hilflose und betrübte Zeugin des Niedergangs seiner kognitiven Fähigkeiten.

In den vergangenen fünf Jahren haben Richards jährliche neuropsychologische Untersuchungen seinen sehr langsamen aber stetigen Verfall nachgewiesen. Vielleicht bilde ich es mir nur ein, aber ich sehe, wie er sich auf einem bestimmten Plateau hält, dann aber innerhalb eines Monats von diesem Plateau herunter fällt, auf einen niedrigeren Stand seiner Fähigkeiten. Er sitzt stundenlang vor dem Computer, er schreibt und schreibt alles noch einmal, bis er mit seinem Text zufrieden ist. Was Richard früher in zehn Minuten zu Papier brachte, kostet ihn heute manchmal zehn Stunden. Gelegentlich verflucht er sich und den Computer, weil plötzlich etwas gelöscht oder verschwunden ist, woran er stundenlang gearbeitet hat. Alle bieten ihm eine Lösung an, aber die wirklich hilfreichen Lösungen werden immer weniger. Sein Computer muss andauernd repariert werden. Er versucht, ihn selbst wieder in Gang zu bringen und zu richten, doch dann kommt einmal im Monat unser Sohn ins Haus und führt seine stümperhaften Versuche zu einem guten Ende.

Schon sehr früh stieß Richard auf ein Stimmerkennungsprogramm, das es ihm ermöglicht zu sprechen, während der Computer das Gesprochene niederschreibt. Sie wären sich seiner Defizite schmerzlich bewusst, wenn er einen Brief ohne diese Unterstützung schriebe, weil er inzwischen seine Fehler auf dem Bildschirm nur noch selten erkennt. Dem Himmel sei Dank für Rechtschreib- und Grammatikprüfungen – wenn er daran denkt, sie auch zu benutzen. Er regt sich schrecklich auf, wenn er in einer längst verschickten E-Mail einen Fehler entdeckt, aber in den meisten Fällen sind seine Augen und sein Gehirn außer Stande, den Fehler zu sehen.

Richard ist jetzt sehr schnell verwirrt, besonders in einer neuen Umgebung. Auf dem Flughafen beispielsweise muss ich an seiner Seite bleiben, weil er desorientiert werden und weglaufen könnte. Er setzt sich zwar immer noch für die Rechte von Menschen mit der Alzheimer-Krankheit ein und reist noch immer zu Konferenzen, kann aber nicht mehr alleine unterwegs sein. Es ist zu gefährlich für

Richard und für mich. Ich mache mir Sorgen, wenn er nicht zu Hause ist. Wenn er irgendwo eingeladen ist und reden soll, wird er von einem Familienmitglied, einem Freund oder einer Freundin begleitet. Er kann nicht Auto fahren, er mag nicht lesen, und es fällt ihm schwer, eine Arbeit konzentriert zu Ende zu bringen. Als er innerhalb einer Woche eine Rechnung dreimal bezahlte und damit unser Konto abräumte, war klar, dass ab jetzt ich die Verwaltung der Familienfinanzen übernehmen musste.

Richard ist sehr unruhig geworden. Er ringt nach Worten. Wenn er früher zu viel zu sagen hatte, sagt er heute zu wenig, besonders am Abend. Wenn mehr als eine Person gleichzeitig redet, versteht er überhaupt nichts mehr. Kürzlich habe ich beobachtet, dass er leicht den Gesprächsfaden verliert, wenn er das Gespräch nicht selber lenken oder das Thema bestimmen kann.

Was Richard womöglich am stärksten erschüttert ist die Tatsache, dass er inzwischen manchmal etwas «verpasst», etwas nicht mitbekommt. Anscheinend kann er gewisse Dinge und Zeitvorgaben einfach nicht verstehen. Das frustriert uns beide. Was mich ebenso erschüttert ist die Tatsache, dass sich seine Persönlichkeit verändert. Er ist verschlossener, zurückgezogener geworden. Er ist bei Streitgesprächen und Diskussionen defensiver. Er behauptet zu verstehen was ich sage, versteht aber nicht.

Von einem der Ärzte habe ich gehört, dass intelligente Menschen die Auswirkungen der Alzheimer-Krankheit besser verbergen können. Ich danke Gott, dass Richard sehr intelligent veranlagt ist. Selbst heute noch fragen sich die meisten Leute, die mit ihm reden (vom späten Abend ausgenommen), ob er tatsächlich an der Alzheimer-Krankheit leidet. Ich weiß es. Ich bin mir völlig sicher. Ich habe es mir am Anfang nicht eingestanden. Über mehrere Jahre hinweg klammerte ich mich an den Gedanken, etwas anderes verändere meinen Mann. Mein Kopf lässt keine Zweifel mehr zu ... obwohl ich mich manchmal dabei ertappe, wie ich immer noch hoffe.

Eigenartig, was sich die Leute vorstellen, wie sich jemand mit der Alzheimer-Krankheit verhalten oder wie Betroffene denken sollen. Ich habe mich weitgehend mit der Tatsache abgefunden, dass ich meinen Mann nie mehr so verstehen werde wie früher, bevor diese schreckliche Krankheit in sein Leben trat. Ich hasse diese Krankheit!

Sein Anblick beim Rasenmähen stimmt mich sehr traurig. Es ist einer der schlimmsten Momente. Richard hat sich jahrelang liebevoll um unseren Rasen und seine Gärten gekümmert. Er war so stolz auf «seinen» Rasen, aber die veränderten Muster in seinem Kopf lassen sich fast ablesen am Weg, den der Rasenmäher nimmt. Er führt die Arbeit selten zu Ende. Er wird abgelenkt und fängt etwas anderes an, obwohl das Gras noch nicht fertig geschnitten ist, was er jedoch überhaupt nicht merkt.

Ich wünsche, Sie hätten Richard gekannt, bevor die Alzheimer-Krankheit sein und mein Leben verändert hat. Ich bin so froh, dass Sie durch diese Essays zumindest Gelegenheit haben, ihn kennen zu lernen, wie er vor ein paar Jahren war.

Beim Lesen seiner Arbeiten habe ich etwas über ihn und über uns erfahren. Ich bin nicht immer seiner Meinung, aber er war zeitlebens und ist auch heute noch ein außergewöhnlicher Mensch.

Willkommen in Richards frühen Jahren des Nachdenkens über die Alzheimer-Krankheit und seine ersten Lebensjahre mit der Erkrankung. Ich glaube, dass seine Texte erhellend sind für alle – für alzheimerkranke Menschen, ihre Betreuerinnen und Betreuer sowie für Leute, die bislang von einer Demenzerkrankung verschont geblieben sind – die nach Erklärungen suchen und besser verstehen möchten, womit Richard und seinesgleichen jeden Augenblick ihres Lebens konfrontiert sind.

Ich werde niemals aufhören, diesen außergewöhnlichen Mann zu lieben.

November 2006   Linda Taylor

Bildergalerie

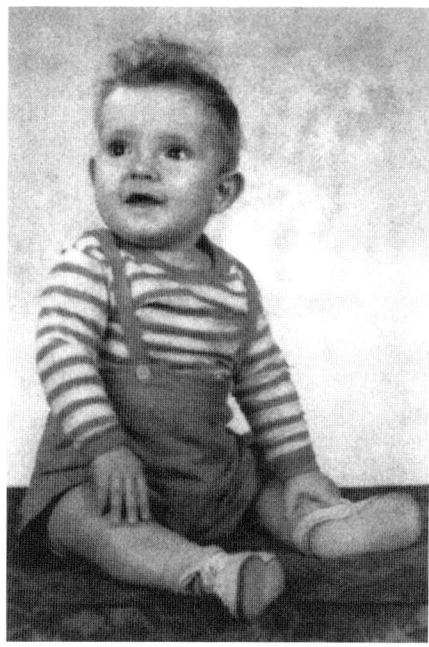

Richard Taylor als Kleinkind

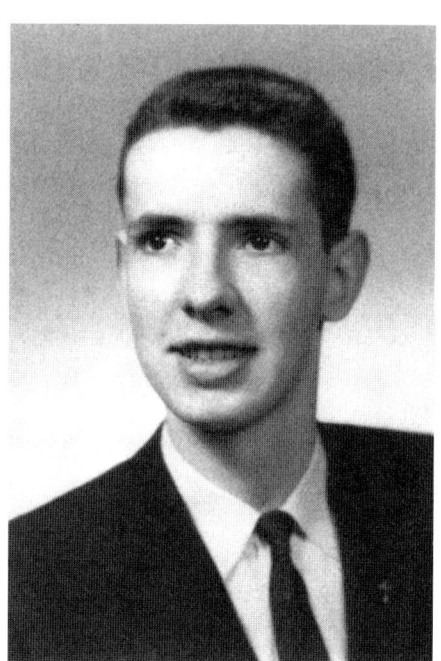

als Abiturient

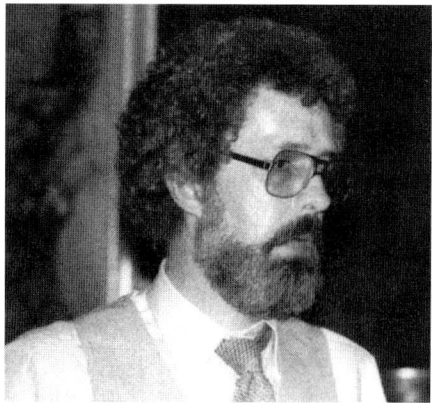

die Hippie-Zeit

Bildergalerie

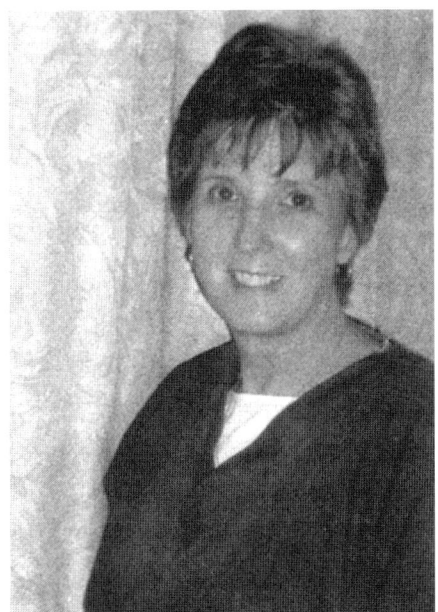

Linda – Mein Champion
oder meine Heldin? (S. 156)

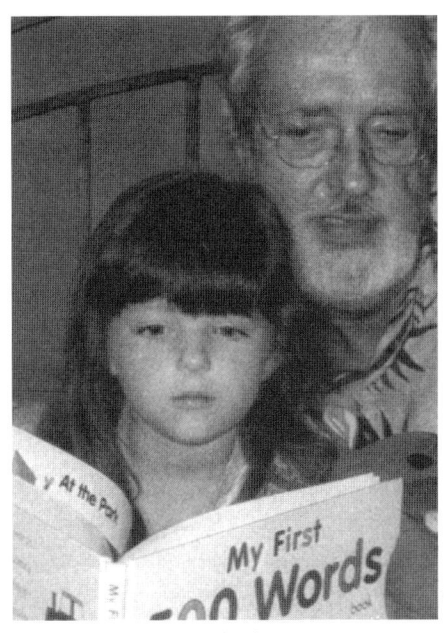

Richard Taylor und Christina –
«Ich kann lesen.» «Ich nicht.» (S. 106)
und Christina, Frau Nilpferd und ich (S. 150)

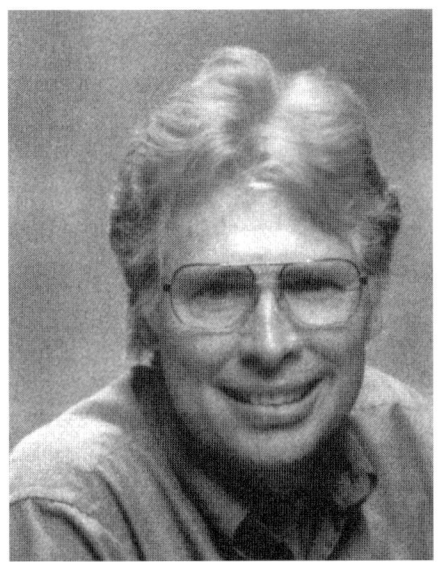

Robert – Hemingway,
Alzheimer und Taylor (S. 80)

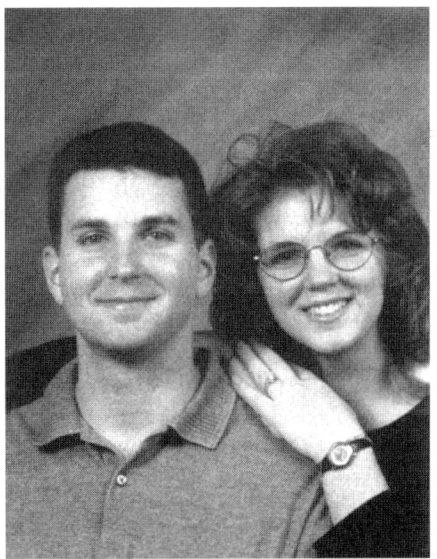

Jason und Shannon –
«Mit Papa stimmt etwas nicht
(und es wird schlimmer)» (S. 188)

1 Mit der Alzheimer-Krankheit leben: Wie geht das?

Die Alzheimer-Krankheit ist eine fortschreitende Gehirnerkrankung, die nach und nach das Gedächtnis, die Lernfähigkeit, das Denk- und Urteilsvermögen sowie die Kommunikationsfähigkeit Betroffener zerstört. Auch ihre Fähigkeit, Alltagsaktivitäten zu bewältigen, schwindet. Im weiteren Krankheitsverlauf können Persönlichkeits- und Verhaltensveränderungen auftreten, etwa Angst- oder Erregungszustände und übersteigertes Misstrauen, aber auch Wahnvorstellungen oder Halluzinationen.

Die Alzheimer-Krankheit ist die häufigste Ursache von Demenz. Demenz ist der Sammelbegriff für progressive degenerative Gehirnsyndrome, die Gedächtnis, Denken, Verhalten und Fühlen beeinträchtigen. Sie geht oft mit folgenden Symptomen einher:

- Gedächtnisverlust
- Wortfindungsstörungen oder Schwierigkeiten, Gesagtes zu verstehen
- Schwierigkeiten bei der Durchführung von Tätigkeiten, die bisher Routine waren
- Persönlichkeitsveränderungen und Stimmungsschwankungen

Demenz ist kein Teil des normalen Alterungsprozesses. Sie kennt keine sozialen, ökonomischen, ethnischen oder geographischen Grenzen. Obgleich jede betroffene Person die Demenz auf ihre eigene Art erlebt, werden sich alle Erkrankten eines Tages nicht mehr selbst versorgen können und in sämtlichen Bereichen des täglichen Lebens Hilfe benötigen. Es gibt derzeit zwar keine Heilung, sehr wohl aber Behandlungen, Beratung und Unterstützung.

http://www.alz.co.uk/alzheimers

1.1
Jesus, Albert, die Alzheimer-Krankheit und Richard

> Intelligente Menschen verstehen andere.
> Erleuchtete Menschen verstehen sich selbst.
> *Lao Tsu*

Nachdem Albert Schweitzer jahrelang erfolglos nach historischen Belegen für eine unter dem Namen Jesus bekannte Person gesucht hatte, kam er zu dem Schluss, dass jeder Mensch, der ihm etwas über Jesus erzählte, mehr über sich selbst mitteilte als über Jesus. Das Gleiche gilt für die Alzheimer-Krankheit und diese Essays. Es gibt kaum historische Belege über und von Menschen, die mit dieser Erkrankung leben. Krankheitsberichte aus erster Hand sind rar, und alle enden etwa im gleichen Stadium der Krankheit – nämlich im Stadium 3 – weil die Person ab dann endgültig nicht mehr in der Lage ist, über sich und die individuellen Auswirkungen zu berichten. Auf der anderen Seite gibt es immer mehr persönliche Erfahrungsberichte pflegender Angehöriger von Alzheimerkranken.

Wie die Evangelien des Neuen Testaments versuchen diese Erinnerungen die Worte und Handlungen der geliebten Person zusammenzutragen, um so ihre Einzigartigkeit zu erfassen. Wie die Evangelien spiegeln sie mehr die Überlegungen und Wahrnehmungen der Autorinnen und Autoren wider als die des betreffenden Menschen. Wenn sie nebeneinander gestellt werden, stimmen sie nicht immer überein. Manchmal widersprechen sie sich. Sie enthalten nicht alle die gleichen Worte und Ereignisse. Da keine Protokolle existieren, die belegen könnten, was die Person tatsächlich gesagt oder gedacht hat, bleibt die Interpretation der Erinnerungen aus zweiter Hand der Leserschaft selbst überlassen. Das ist bei der Alzheimer-Krankheit nicht anders. Kein alzheimerkranker Mensch ist je dahingeschieden, dann wiedergekommen, und hat «die Wahrheit» über dieses Leiden präsentiert. Weil die Krankheit den Geist eines Menschen zerstört, kann er nicht mehr berichten, was in diesem Geist vorgeht, und das Geschehen bleibt der Außenwelt verborgen. Dies ist mein Versuch einen Beleg zu hinterlassen für das, was sich in meinem Kopf abspielt. Ich schreibe über die Krankheit, wie sie sich bei mir äußert und sich auf meinen Geist, meine Wahrnehmungen und meine Welt auswirkt – wie ich den Prozess empfinde. Ich erhebe nicht den Anspruch, «den» Alzheimer-Erfahrungsbericht zu verfassen. Obwohl ich mich mit sehr vielen Menschen im ersten, mit vielen im zweiten und einigen im späten Stadium der Alzheimer-Krankheit unterhalten habe, sieht keiner und keine die Erkrankung, sich selbst oder die Pflegenden ganz genau so wie ich. Es gibt keinen

> **Dies ist mein Versuch einen Beleg zu hinterlassen für das, was sich in meinem Kopf abspielt. Es handelt sich also weder um meine medizinische Krankengeschichte, noch um eine Bilanz meines Lebens, noch um einen Psychosozialbericht.**

Alzheimer-Erfahrungsbericht schlechthin, der, einmal verstanden, der Schlüssel zum Verständnis alzheimerkranker Menschen ist.

Dennoch scheint es gewisse Probleme und Reaktionen zu geben, die generalisiert werden können und bei vielen Betroffenen eine Rolle spielen. Mit meinen Essays möchte ich diese allgemeinen Probleme und Erfahrungen ansprechen. Ich spreche von ihnen so, wie ich sie erfahren habe.

Zweifellos sind diese Essays von meinen eigenen «Themen», meiner eigenen Lebenserfahrung und meinen eigenen Wahrnehmungen gefärbt. Dennoch habe ich versucht, Sie nicht mit sämtlichen Details meines Lebens zu langweilen, sondern vielmehr darzustellen, wie ich mein Leben lebe, während sich die Alzheimer-Krankheit in meinem Gehirn einnistet.

Diese Aufzeichnungen waren ursprünglich nicht für Pflegende gedacht. Als ich mit Schreiben anfing, wollte ich lediglich klären, was mit und in mir vorging. Dann zeigte ich sie ein paar Leuten, die sich wie ich im ersten Stadium der früh einsetzenden Alzheimer-Krankheit befanden. Ich sah, wie ihre Augen aufleuchteten und manchmal feucht wurden, wenn sie ihre eigenen Erfahrungen in meinen Schilderungen wiederfanden. Da beschloss ich, meine Aufzeichnungen zu veröffentlichen. Ich wollte andere wissen lassen, dass sie nicht die Einzigen sind mit einem Geist, den die Alzheimer-Krankheit verändert. Dass sie nicht allein auf diesem Alzheimer-Pfad unterwegs sind – auf dem «weniger begangnen Weg», wie es in einem Gedicht von Robert Frost heißt – besorgt über die Gegenwart und die Zukunft, und nicht mehr wie früher im Stande, die Dinge zu verstehen. Über das Denken nachzudenken liegt in meiner Natur. Es fiel mir nie schwer, mich anderen mitzuteilen. Manche Leute machen sich nicht viele Gedanken über ihr Denken. Manche denken nicht an die Zukunft (oder sorgen sich nicht darum). Ganz wenige überlegen, wie sich das Denken und das Zerbrechen unserer Denkprozesse auf unsere Zukunft auswirken. Aber mich beschäftigt das.

Viele Pflegende, denen ich diese Texte vorlegte, haben mir, aus ihrer Perspektive heraus, ganz präzise Fragen gestellt. Sie wollten von mir wissen, wie sie mit mir und anderen Betroffenen am besten umgehen. Wie, fragten sie, können wir unterstützender sein und eher im Einklang mit der Gedankenwelt und den Bedürfnissen unserer Schützlinge?

Ich möchte nicht zum Pflegeexperten werden und so etwas wie Ratgeberkolumnen verfassen. Vielmehr möchte ich, dass Pflegende meine Ausführungen lesen und selbst herausfinden, wie sie mithilfe dieser Informationen und Erkenntnisse ihre Schützlinge verstehen, schätzen und würdigen können. Leserinnen und Lesern, die nicht an dieser Krankheit leiden und auch nicht für eine betroffene Person verantwortlich sind, denen jedoch klar ist, dass eines Tages auch für sie die Stunde schlagen kann, sei gesagt: Diese Aufzeichnungen spiegeln meine Gedanken und mein Leben; sie passen vielleicht nicht exakt zu Ihrem Leben. Mögen die von der Alzheimer-Krankheit in meinem Leben ausgelösten Ängste, Sorgen und Probleme Sie ermuntern, Ihr eigenes Leben zu überdenken und es auf bislang ungewohnte Art und Weise zu betrachten.

Wenn mir Leute über ihre Erfahrungen mit der Alzheimer-Krankheit berichten, weiß ich, genau wie es Albert Schweitzer bei seinen Gesprächen über Jesus wusste, dass sie mehr über sich erzählen als über «die Alzheimer-Erfahrung». Ich habe keine Beweise für meine Erfahrung. Wahr ist, dass niemand wirklich weiß, ob Leute, denen gesagt wird, sie litten an «Demenz, vermutlich vom Alzheimer-Typ» tatsächlich von der Alzheimer-Krankheit betroffen sind. Das wird sich erst nach ihrem Tod herausstellen, und auch nur dann, wenn sie zuvor die Erlaubnis erteilt haben, ihr Gehirn zu entnehmen, um es auf die organischen Spuren der Erkrankung hin zu untersuchen.

1.2
Die Alzheimer-Krankheit gibt es überhaupt nicht!

Eines Tages sagte der Neurologe zu mir: «Sie haben eine Demenz, vermutlich vom Alzheimer-Typ», und von diesem Augenblick, diesem Tag an, und fast einen ganzen Monat lang, waren meine Frau, meine Angehörigen, meine Freundinnen und Freunde, aber allen voran ich, tief besorgt, wir weinten und rannten so schnell wir konnten die ersten hundert Stufen der Wendeltreppe zur Depression hinunter. Bei den verschiedenen Ärzten, die mich über ein Jahr lang begleiteten, hatte ich nahezu wöchentlich einen Termin. Sie pieksten mich, punktierten mein Rückenmark, zapften mir Blut ab – literweise, wie mir schien – um es landesweit zu Laboruntersuchungen zu schicken, von Houston, Texas, bis nach Princeton, New Jersey. Sie stellen mir alle möglichen Fragen, es waren genau 102 000, ich habe mitgezählt, angefangen von: «Haben Sie an Wänden geleckt, die mit bleihaltiger Farbe gestrichen waren?» (Antwort: Nein), bis zu: «Wie hieß der 17. Präsident der Vereinigten Staaten?» (Andrew Johnson). Ein Jahr und einen Monat, nachdem ich erstmals meinen Hausarzt aufgesucht und ihm erzählt hatte, dass meine Tochter zu meiner Frau gesagt hatte: «Mit Papa stimmt etwas nicht», wurde mir schließlich eine eher vage Diagnose mitgeteilt – dreizehn unglückliche Monate danach.

Demenz ist ein Symptommuster, das auf eine Erkrankung oder eine Kombination mehrerer Erkrankungen schließen lässt. Demenz ist, wie ich nachgelesen habe, unaufhaltsam fortschreitend und degenerativ. Sie beeinträchtigt das Denken, Verhalten und Gedächtnis, die Empfindungen und die Persönlichkeit betroffener Personen.

Die Alzheimer-Krankheit ist die häufigste Ursache von Demenz. Gedächtnisverlust, insbesondere der Verlust des Kurzzeitgedächtnisses, ist das häufigste Frühsymptom, später folgen zeitliche und örtliche Desorientierung, der Verlust der Alltagskompetenz, Persönlichkeitsveränderungen und plötzliche Stimmungsschwankungen.

Vom neurologischen, sicher aber vom psychologischen Standpunkt aus betrachtet, sind Erkrankungen, die das Gehirn angreifen, für Menschen besonders bedrohlich, weil sie unweigerlich dazu führen, dass wir zwar da, aber nicht wir selbst sind. Bevor dieser Zeitpunkt eingetreten ist, sind wir uns dieses Prozesses bewusst, können ihm aber immer weniger entgegensetzen. Willkommen in meiner Welt.

Aus psychopharmakologischer Sicht können Medikamente zwar den Krankheitsverlauf temporär mehr oder weniger hinauszögern, allerdings wird niemand behaupten, die Krankheit mit Medikamenten zum Stillstand bringen oder gar heilen zu können. Zwar werden derzeit neue Arzneimittel entwickelt, die mit solchen Behauptungen verbunden sind, doch dann müssen alle zugeben, dass es eine kleine Weile, nachdem diese Medikamente ihre Wirksamkeit verloren haben, kaum Unterschiede gibt zwischen Personen, die damit behandelt und solchen, die nicht damit behandelt wurden. Die durchschnittliche Lebenserwartung von Menschen, bei denen die Krankheit diagnostiziert wurde, beträgt vom Zeitpunkt der Diagnosestellung an noch zehn Jahre. Noch einmal: Willkommen in meiner Lebenserwartung und meiner Welt.

Man kann es auch so sehen: Die Alzheimer-Krankheit zieht von der angenommenen Lebenszeit eines Menschen zehn Jahre ab. Das ist vermutlich meine Perspektive.

Wie komme ich dazu, zu behaupten, die Alzheimer-Krankheit gäbe es überhaupt nicht? Ausgerechnet ich, der ich doch mit dieser Diagnose lebe? Ein Grund dafür ist, dass ich mit der Überschrift ganz bewusst Aufmerksamkeit erregen wollte. Ein weiterer Grund: Offenbar weiß niemand ganz sicher, ob ein heute lebender Mensch die Krankheit tatsächlich hat; was natürlich auch auf mich zutrifft. Der Arzt spricht zwar von einer Demenz, «vermutlich» vom Alzheimer-Typ.

> Wie komme ich dazu, zu behaupten, die Alzheimer-Krankheit gäbe es überhaupt nicht? Ausgerechnet ich, der ich doch mit dieser Diagnose lebe?

Doch erst wenn Sie tot sind, nachdem die Doktoren Ihren Kopf aufgeknackt und das abgestorbene Gehirn inspiziert haben, können sie mit einiger Sicherheit sagen, ob Sie die Alzheimer-Krankheit gehabt haben. (Natürlich sind Sie in dem Moment tot, und es wird Ihnen wohl egal sein.) Derzeit leben in den USA etwa vier Millionen Menschen mit der Diagnose «Demenz, vermutlich vom Alzheimer-Typ». (In Deutschland sind ca. 650 000 Personen an Morbus Alzheimer erkrankt. Anmerk. d. Übers.) Basiert diese Aussage auf der individuellen Autopsie einer jeden einzelnen Person der vorangegangenen vier Millionen, die unter dieser arztgemachten Wolke lebten? Selbstverständlich nicht! Ist diese nachträgliche Verifizierung die beste Art, eine Diagnose zu stellen? Selbstverständlich nicht, insbesondere wenn es um eine Diagnose geht, die sich so tiefgreifend auf die Angehörigen und den betroffenen Menschen auswirkt.

«Wir haben eine Reihe von Symptomen festgestellt, die, wenn sie zusammen auftreten, vermutlich darauf hinweisen, dass der Träger dieser Symptome an Demenz leidet, vermutlich vom Alzheimer-Typ», behaupten derzeit die Neurologen. Ich erwidere, dass «vermutlich» weder genau definierend ist, noch die Richtigkeit ihrer Diagnose bestätigt. Anders wäre es, wenn dieses Bündel von Symptomen ausschließlich bei dieser Erkrankung aufträte und bei keiner anderen. Was natürlich nicht der Fall ist. Es gibt genügend andere Krankheiten mit Symptomen wie Gedächtnisverlust, eingeschränkten kognitiven Fähigkeiten, gestörter räumlicher Orientierung usw.

Die vielfältigen Symptome, die jedem Syndrom der Demenzerkrankungen eigen sind, schließen sich keineswegs gegenseitig aus. Womöglich haben diese Experten nicht einmal alle Syndrome erfasst, die sie üblicherweise *Demenz* nennen. Wir wissen, dass es mehr als zwanzig Arten von Krebs gibt, dennoch bezeichnen wir zwanzig unterschiedliche Krankheitsprozesse als *Krebs*. Wir wissen inzwischen, dass senile Demenz nicht mit einem einzigen Raum voller spezifischer Symptome zu vergleichen ist. Heute gehen wir davon aus, dass Demenz ein großes Haus mit verschiedenen Räumen ist, wobei über jeder Tür die Hausadresse «Demenz» steht, jede einzelne Wohnungseinheit aber eine eigene Bezeichnung beansprucht: Alzheimer-Krankheit, Lewy-Körperchen-Erkrankung, vaskuläre Demenz usw.

Nun fragen Sie sich vermutlich, warum das für eine Person mit der Diagnose «Demenz, vermutlich vom Alzheimer-Typ» überhaupt von Interesse ist. Die Diagnostik der Alzheimer-Krankheit basiert noch immer primär auf der Identifikation der Symptome, die dann überprüft werden, um festzustellen, ob sie zur *Alzheimer-Krankheit* passen, d. h. zu einem Syndrom, das so zu nennen man sich geeinigt hat. Im zweiten Schritt werden Tests durchgeführt, um sicherzugehen, dass die Symptome keine andere, bekannte Ursache haben. Wenn die Symptome vorhanden sind und einen Grad erreicht haben, den die durchgeführten Tests erfassen, und wir deren Ursache nicht identifizieren können, sprechen Ärzte mit gesenktem Blick und belegter Stimme die Worte: «Sie leiden an einer Demenz, vermutlich vom Alzheimer-Typ.» Ich habe festgestellt, dass viele das *vermutlich* vergessen und Sicherheit implizieren!

Unter dem kollektiven Einfluss der Medizinerwelt flüstern sie manchmal, wenn wir uns in Tränen aufgelöst zur Tür wenden: «Natürlich verstehen wir bislang noch nicht ganz genau, welcher Prozess in Ihrem Gehirn diese Symptome auslöst. Sogar die Vorgänge in einem gesunden Gehirn, das diese Symptome nicht auslöst, verstehen wir immer noch nicht ganz genau. Noch sind wir uns nicht darüber einig, wo, warum und wie wir erinnern oder vergessen. Viele Mediziner haben Vermutungen angestellt, je nach Fachgebiet, persönlichem Forschungsinteresse und vorhandenem Krankengut, je nachdem, welche Apparate für bildgebende Verfahren zur Verfügung stehen, und ob der gute Ruf unserer Institutionen ausreichen wird, um Forschungsmittel aufzutreiben.» Stellen Sie drei, auf dem Gebiet der Alzheimer-Forschung renommierten Personen die Frage: «Was ist die Ursache dieses Leidens?» und Sie bekommen mit Sicherheit mindestens zwei verschiedene Antworten, und hören mindestens einmal «Das weiß ich nicht.»

Die Ärzteschaft ist sich also fast sicher, dass ich alzheimerkrank bin, weil ich eine gewisse Symptomgruppe aufweise, die vor langer Zeit als Beweis eines nach Dr. Alois Alzheimer benannten Leidens festgelegt worden ist. Zudem findet sie für die Symptome keine andere Erklärung. Und weil sie, wenn sie die sterblichen Überreste von Personen untersuchen dürfen – was selten vorkommt, denn nur wenige gestatten es – in deren Gehirnen die gleichen deutlich sichtbaren anatomischen Veränderungen vorfinden. Wenn sie dann in den toten Gehirnen die gleichen Veränderungen feststellen, die Dr. Alzheimer festgestellt hat, nennen sie die Krankheit *Alzheimer-Krankheit*. Natürlich sind sie sich nicht sicher, ob nicht doch andere Leiden oder Zustände die gleichen oder ähnliche Veränderungen in den Gehirnen Verstorbener ausgelöst haben – dennoch tippen sie derzeit meist auf die Alzheimer-Krankheit.

Dank meiner guten Freunde, der Neurophysiologen, können wir unschwer erkennen, ob wir an der Alzheimer-Krankheit leiden oder nicht. Wer in einem Test eine Punktzahl erreicht, die sehr, sehr nah am unteren Ende der Skala eines Gedächtnistests liegt, und auch bei einem weiteren Test, der eines von vier Konstrukten misst, die gleiche relative Position erreicht, ist alzheimerkrank (Selbstverständlich wagen es die Neurophysiologen nicht, eine medizinische Diagnose zu stellen; dieses Recht bleibt, dank kräftiger Lobbyarbeit, exklusiv der Ärzteschaft vorbehalten.). Klingt das etwa nicht überzeugend? Sechsstündiges Testen, eine Menge graphische Darstellungen, Zahlen und Statistiken, die so kompliziert sind, dass sie nur mit Computer-Hilfe sauber interpretiert werden können, schon deutet alles darauf hin: *Demenz, vermutlich vom Alzheimer-Typ.*

Tatsache ist aber, dass wir nicht wissen, ob die Symptome gleichmäßig oder in vorhersehbaren Zeitabschnitten fortschreiten. Wir wissen nicht, ob die messbaren Symptome bei allen Betroffenen in gleichem Maße fortschreiten. Wir können nicht auf den Tag oder Monat genau feststellen, wann jemand vom Stadium 1 ins Stadium 2 eingetreten ist, noch sind wir uns darüber einig, wie viele Stadien die Erkrankung überhaupt hat. Was wir zu wissen behaupten und messen, basiert überwiegend auf den Beobachtungen von Betreuungskräften, professionell Pflegenden und medizinischen Fachleuten. Wir haben es demnach mit subjektiven, folglich unabgesicherten Beobachtungen zu tun, die als solide Grundlage statistischer Analysen nur begrenzt zu verwenden sind.

Die Psychologen wissen also (sagen es mir aber nicht direkt, weil ihnen das als Diagnose ausgelegt werden könnte) aufgrund der Antworten, die ich bei einer etwa tausend Fragen umfassenden Testbatterie gegeben habe, dass ich vermutlich an der Alzheimer- Krankheit leide. Wenn sie meine Antworten und im Test erreichten Punktzahlen (wobei die Tests mein Geschlecht, mein Alter, meine Familienanamnese, derzeitige Medikation, meine psychische Anamnese, Ethnie, genetische Veranlagung, Augenfarbe, Körper- und Schuhgröße berücksichtigen – suchen Sie sich eine Variable aus, von der Sie glauben, sie wäre wichtig; die Fachleute haben nämlich keine Beweise und raten auch nur) mit den Werten einer ausgewählten Personengruppe vergleichen, entsprechen meine Werte den Werten von Personen, bei denen die Alzheimer-Krankheit bereits diagnostiziert wurde. Nein, in den meisten Fällen trifft das nicht zu. Meine Werte gleichen denen von Personen, von denen behauptet wird, sie hätten die gleichen *Symptome* wie ich.

Moment Mal, jetzt wird es verwirrend. Genau, darauf will ich hinweisen. Je mehr erklärt wird, desto klarer wird, wie unsicher es ist, ob meine Testergebnisse tatsächlich exakte Prädikatoren für eine bestenfalls vage Sache sind, insbesondere angesichts der Tatsache, dass diese Ergebnisse die schwerwiegende Behauptung belegen sollen: «Sie haben eine Demenz, vermutlich vom Alzheimer-Typ.»

Ich bin weder Arzt, noch Wissenschaftler, noch ein Gesundheitsfachmann, der jahrelang auf dem Gebiet der Betreuung alzheimerkranker Menschen und der Alzheimer-Forschung tätig war. Ich bin kein Philosoph oder Ethiker. Ich bin kein Journalist, der sich in der vergangenen Woche mit Massenvernichtungswaffen beschäftigt hat, diese Woche mit dem traurigen Los der Giraffen im Zoo von New Orleans, und in der nächsten etwas über die Alzheimer-Krankheit schreibt. Ich bin, wie bereits gesagt einer, der die Worte «Sie haben eine Demenz, vermutlich vom Alzheimer-Typ» direkt an ihn gerichtet vernommen hat, ausgesprochen von einem Neurologen, den ich bewunderte und dem ich vertraute.

Angenommen, nur mal angenommen, dass es vielleicht so etwas wie die Alzheimer-Krankheit gar nicht gibt. Warum sollte das Sie oder mich interessieren?

Es sollte Sie interessieren, weil Sie vielleicht derzeit einen Menschen betreuen oder einen kennen, der vermutlich an dieser Krankheit leidet. Mich interessiert es, weil bei mir die Krankheit diagnostiziert wurde. Unglücklicherweise sind im Laufe der Jahre und aus Gründen, die mir inzwischen nicht mehr so wichtig sind, an die Stelle der Krankheitsvermutung ihre unabwendbaren Folgen getreten, von denen gesagt wird, sie würden von der Krankheit ausgelöst: die langsame und manchmal ätzende Erosion des Ich, der Tod der Persönlichkeit, die ich heute bin, ihre Ersetzung durch eine, die mit meiner früheren kaum etwas gemein hat, die zumindest manchmal als Gegenteil meines früheren Ich empfunden wird, und der Verfall dieser Persönlichkeit in Hilflosigkeit und Tod.

Es sollte uns alle interessieren, weil der bloße Gedanke an ein Leben, das von dieser Krankheit geprägt wird, auf viele Leben gravierende Auswirkungen hat. Die Auswahl meiner Medikamente orientiert sich danach, ob sie als geeignet gelten, die «Alzheimer-Krankheit zu behandeln.» Mein Selbstverständnis und mein Verhalten orientieren sich an den Folgen der Alzheimer-Krankheit. Meine Zukunft wird ganz klar bestimmt von dem Wissen, dass «das passiert mit alzheimerkranken Menschen, in dieser Reihenfolge passiert es und so endet es. Schau dir dieses Video an und du siehst, wie es anderen Leuten passiert!» Meine Finanzlage wird anders eingeschätzt, weil eine Reihe anderer Erwartungen da sind. Meine Angehörigen und mein Freundeskreis sehen mich mit anderen Augen und richten ihr Verhalten mir gegenüber entsprechend aus.

Eine landesweite Alzheimer Gesellschaft mit über sechzig Ortsgruppen hat die Vision einer «Welt ohne Alzheimer». Alljährlich gehen Millionen Menschen auf die Straße und fordern Forschungsmittel, damit diese Vision Wirklichkeit wird. Die Worte: «Sie haben Demenz, vermutlich vom Alzheimer-Typ» haben dazu geführt, dass Hunderte Bücher geschrieben, Stellen geschaffen und Talkshows produziert wurden.

Fälle, in denen die Alzheimer-Diagnose zurückgenommen und ein anderes Leiden diagnostiziert wird, sind inzwischen nicht mehr allzu häufig (wie Leute, die gerne doppelte Verneinungen verwenden, nicht ungern sagen). Wenn sich die verschiedenen Symptome im Laufe der Zeit nicht verschlechtern, wenn die Wissenschaft für bestimmte Symptome andere Erklärungen findet, wenn die Ärzteschaft zugibt, eine falsche Diagnose gestellt zu haben (was tatsächlich vorkommt), wenn es so aussieht, als wären Menschen von den Symptomen «geheilt», sei es kraft ihres Glaubens, durch Gebete, Pflanzen, Vitamine, gute Geister, ihren eigenen Geist, Mineralien, Handauflegung, Düfte, Heiler oder Heilerinnen, sei es aus einem anderen Grund aus der immer länger werdende Liste «atypischer» und «medizinisch nicht erklärbarer» Gründe, versuchen die fälschlich als Alzheimerkranke diagnostizierten Personen leicht verlegen, die verschiedenen Teile ihres Lebens wieder zusammenzuklauben und in ihr «altes Ich» zurückzuschlüpfen.

Wenn uns nicht irgendetwas vor der Krankheit «rettet», leben wir eben mit ihr. Ich lebe derzeit mit der Krankheit. Früher fand ich etwas Trost in dem Wort *vermutlich*, wie es in dem Satz «*Vermutlich* haben Sie die Alzheimer-Krankheit» vorkommt. Es gibt jedoch keinerlei Grund zur Hoffnung, weil ich «vermutlich» alzheimerkrank bin. Sicher ist, dass ich an Demenz leide, und die ist vermutlich vom Alzheimer-Typ. Vielleicht habe ich «sie» nicht. Tatsache ist, dass ich eine Demenz habe. Vielleicht habe ich nicht die Alzheimer-, sondern die Pick-Krankheit, eine vaskuläre Demenz oder eine andere der vielen, kaum noch überschaubaren bekannten Demenzerkrankungen. Je mehr ich über die anderen bekannten Demenzerkrankungen lese, desto überzeugter bin ich, dass sie sich nicht alle gegenseitig ausschließen. Je mehr ich über Durchbrüche in der Alzheimer-Grundlagenforschung lese, desto überzeugter bin ich, dass wir die wahre Ursache von Demenzerkrankungen nicht identifizieren können, weil uns keine vollständige, gut belegte und allgemein akzeptierte Landkarte des Gehirns vorliegt, und wir nicht wissen, wie ein gesunder Geist funktioniert. Wenn wir nicht wissen, wie etwas funktioniert, wie können wir es reparieren? Wie können wir feststellen, ob es repariert ist?

Am Ende werden wir damit umgehen, wie wir mit AIDS umgehen: Nehmen Sie diese Tablette und die hier, kommen Sie in einem Monat wieder her, dann versuchen wir es mit ein paar anderen Tabletten. Diese eine Tablette ersetzt sechs andere – versuchen Sie es damit, bis wir Ihnen einen individuellen Medikamentencocktail anbieten können, von dem wir annehmen, dass er die Krankheit unter Kontrolle hält. Was daneben in Ihrem Kopf passiert, alles, was sich nicht durch Ihre Antworten auf Testfragen sichtbar machen und in Ihrem Blut nachweisen lässt, bleibt uns verborgen, bis wir ganz genau wissen, wie ein gesundes Gehirn funktioniert. Bleibt selbstverständlich immer die tröstliche Tatsache, dass wir nach Ihrem Tod ganz sicher erfahren werden, ob Ihr Gehirn aussieht wie das jener Dame, das Dr. Alois Alzheimer vor vielen, vielen Jahren untersucht hat.

«Und was hab' ich davon?» Von meinem Standpunkt aus betrachtet, von dem einer Person, die mit dieser Diagnose lebt, wird der Bezeichnung, dem Namen und den meist mit dem Leiden einhergehenden Symptomen viel zu viel Bedeutung beigemessen, den Menschen dagegen, die die Krankheit *haben*, zu wenig. Inzwischen merken die Wissenschaftler und Wissenschaftlerinnen allerdings, dass es – wie bei Krebserkrankungen auch – wohl keine universell gültige Zauberformel gibt, die erklärt, was die Alzheimer-Krankheit auslöst. Vielleicht wird sie durch ein kosmisches Aufeinandertreffen einer Reihe verschiedener Anomalien verursacht? Die Betonung liegt derzeit auf dem Hinauszögern des kognitiven Niedergangs.

> Von meinem Standpunkt aus betrachtet, von dem einer Person, die mit dieser Diagnose lebt, wird der Bezeichnung, dem Namen und den meist mit dem Leiden einhergehenden Symptomen viel zu viel Bedeutung beigemessen, den Menschen dagegen, die die Krankheit *haben*, zu wenig.

Womöglich wird die Alzheimer-Krankheit nie geheilt werden können, im Sinne der Heilung eines gebrochenen Arms. Die Alzheimer-Krankheit (was immer sie letztlich unserer Überzeugung nach sein mag) wird meist, vielleicht auch immer, mit einer der zahlreichen Demenzerkrankungen einhergehen. Wir, die davon betroffen sind und alle, die uns betreuen, sollten uns auf das spezielle Päckchen von Symptomen konzentrieren, das wir von Dr. Alzheimer geschickt bekommen haben. All das Beten, Hoffen, Spenden, Herumlaufen, Ausschau halten, alles Warten auf ein Heilmittel führt dazu, dass wir vor lauter mehr oder weniger eingebildeten Bäumen den *real* existierenden Wald nicht mehr sehen. Auf unserer Prioritätenliste von Dingen, in die wir unsere Kraft investieren, sollte die Frage, ob es sich um diese oder jene Erkrankung handelt und ob sie je geheilt werden kann, ganz unten stehen.

Ich weiß mehr über die Alzheimer-Krankheit als viele Mediziner, die mich behandelt haben. Na und? Was weiß ich denn tatsächlich? Was habe ich davon? Hat dieses Wissen mein Leben bisher zum Besseren gewandt, wird es das heute oder künftig tun? Nö, nicht im Geringsten!

1.3
Wie lebt es sich im Fegefeuer?

Der erste Kreis der Hölle: Du bist im Limbus, an einem Ort des Kummers ohne Qualen. Du begegnest dem Schloss mit den sieben Mauern, und innerhalb dieser Mauern sanft gewellten saftigen, vom Licht der Vernunft erhellten Wiesen, auf denen viele Schattengestalten wandeln. Das sind die tugendhaften Heiden, die großen Philosophen und Schriftsteller und andere, die nicht ins Himmelreich eingehen können. Du befindest dich in der Gesellschaft Cäsars, Homers,

Vergils, Sokrates' und Aristoteles'. Es gibt hier keine Bestrafung, die Stimmung ist friedlich, aber traurig.

Beschreibung des Limbus (http://www.4degreez.com/misc/dante-inferno-information-html)

Zugegeben: Vom Fegefeuer weiß ich nur soviel (ich bin weder Theologe noch Katholik), dass sich einigermaßen gute Menschen, die in ihrem Leben gelegentlich etwas Böses getan haben (wie wohl die meisten von uns), eine Zeitlang – wie lange genau weiß niemand – zwischen Himmel und Hölle aufhalten. Die Lebensbedingungen werden schlechter, je nachdem wie böse jemand war und je länger er oder sie im Fegefeuer ausharren muss. Niemand weiß, wann entschieden wird, ob man nach oben oder nach unten geschickt wird. Das zu entscheiden liegt nicht in der eigenen Macht.

Willkommen in meinem Fegefeuer – in der Zeit zwischen der Vermutung, die Alzheimer-Krankheit zu haben, und der Sicherheit, alzheimerkrank zu sein.

Seit Weihnachten vor einem Jahr war die Familie nicht mehr vollzählig beisammen gewesen. Auf der Fahrt zum Flughafen beugte sich meine Tochter nach vorn und flüsterte meiner Frau ins Ohr: «Mit Papa stimmt etwas nicht.» Mir war aufgefallen, dass ich zunehmend vergesslicher wurde. Nichts Außergewöhnliches, dachte ich, nur immer vergesslicher. Ich fühlte mich anderen Menschen ein wenig entfernter, aber das kennen wir alle und geht vorüber. Ich war einfach nicht mehr so stark an der Welt interessiert wie bislang. Ich hakte es als Alterserscheinung ab. War ich vielleicht ein klein wenig cholerisch? Launisch? Wahnhaft? Ich doch nicht!

Einen Monat danach, als der Hausarzt den alljährlichen Gesundheits-Check durchführte, erwähnte ich die Bemerkung meiner Tochter und meine eigenen Beobachtungen. «Keine Sorge,» meinte er, «es gibt Medikamente für Menschen mit der Alzheimer-Krankheit.»

«Die ALZHEIMER-KRANKHEIT? Nie und nimmer! Ich bin viel zu jung. Ich achte auf meine Gesundheit. Ich esse kein Fleisch. Ich denke mindestens einmal am Tag positiv. Manchmal, wenn es sich gerade trifft, erweise ich anderen einen Gefallen! Streunenden Hunden und Katzen begegne ich freundlich, auch wenn ich sie nicht gleich mit nach Hause nehme. Ich bin zwar keine Mutter Theresa, aber die Alzheimer-Krankheit, diesen Fluch verdiene ich nicht!»

Ab ging's zum Neurologen; ein Jahr lang wurde untersucht, ein Jahr im Fegefeuer. Ich las Bücher, rief Dutzende von Internetseiten auf, machte mich regelmäßig auf den Weg zur Ortsgruppe der Alzheimer Gesellschaft, besorgte mir ein Dutzend deprimierende Videofilme von Menschen in den Spätstadien der Erkrankung und sah sie mir an.

Das Leben im Fegefeuer verschlechterte sich.

Man stach mich ins Rückenmark (dreimal!), spritzte mir irgendetwas Radioaktives ins Blut und führte eine Computertomographie meines Schädels durch, dann noch eine und noch mal eine. Ob ich bleihaltige Farbe aß? Ob ich mein Essen in Aluminiumtöpfen zubereitete? Ob ich AIDS habe? Ob ich neben einer Chemiefabrik wohne und die Gartenerde aß? Die Fragen und Untersuchungen nahmen kein Ende. Von jeder Untersuchung dachte ich, sie würde eine Entscheidung herbeiführen, doch dann folgte noch eine weitere Untersuchung. Außer meinen engsten Angehörigen erzählte ich keinem Menschen, an welchem Ort ich lebte und warum ich dort lebte. Jeden Tag zog ich mich für die Arbeit an, verließ das Fegefeuer und tat, als wäre alles in Ordnung und bliebe auch künftig in Ordnung.

Endlich, endlich kam der ersehnte Tag.

«Dr. Taylor (ich hatte ihn gebeten, mich Richard zu nennen), Sie haben eine Demenz, vermutlich vom Alzheimer-Typ.» Was er dann sagte, daran kann sich keiner meiner Angehörigen mehr erinnern!

Wenn die Alzheimer-Diagnose einschließend und nicht ausschließend ist, wie die Ärzte behaupten, warum verordnen sie dann so viele Untersuchungen, die nichts bringen? Warum haben sie mit endlosen, kostspieligen und gelegentlich schmerzhaften Untersuchungen andere Ursachen als die Alzheimer-Krankheit ausgeschlossen?

So ist vermutlich das Leben im Fegefeuer.

Inzwischen habe ich festgestellt, dass das Fegefeuer meinem wirklichen Leben vorzuziehen ist, der Alternative nämlich, den Rest meiner Tage alzheimerkrank zu verbringen.

Inzwischen bin ich aus dem Fegefeuer in die Welt der Lebenden zurückgekehrt, es blieb mir ja keine Wahl, denn schließlich muss jeder mal «weiterziehen» – doch jetzt muss ich mit und in der Alzheimer-Krankheit leben!

1.4
Mit der Alzheimer-Krankheit leben: Wie geht das?

Mit dem Auto von Houston nach Anchorage zu fahren, wie geht das? Die Antwort hängt von vielen Faktoren ab: vom Typ des Wagens, der Ihnen zur Verfügung steht, von dessen Alter, davon, wie gut Sie ihn gepflegt haben, an welchem Punkt der Strecke Sie sich befinden, ob Ihnen andere bei dieser Fahrt helfen, ob Sie genug Benzin haben oder über Benzingutscheine verfügen, ob Sie sich vor der Ankunft in Anchorage fürchten oder nicht.

Die Alzheimer-Krankheit: Wie fühlt sie sich an? Wie ist es, alzheimerkrank zu sein?

Auch das hängt von vielen Faktoren ab: Gibt es in Ihrem Leben ein paar Menschen, denen an Ihrem Wohlbefinden gelegen ist? Packen Sie die Dinge aktiv an, etwa wenn es gilt, sich mit der Ärzteschaft, mit Ihrer Krankenkasse und sich selbst auseinander zu setzen, oder warten Sie eher ab? Wohnen Sie in Houston, Texas oder in Houston, Nigeria? Sind Sie krankenversichert? Besonders wichtig: Haben Sie eine Langzeitpflegeversicherung abgeschlossen? Ist es in Ihrer Kultur und ökonomischen Schicht üblich, die junge Generation zu ermuntern, Verantwortung zu übernehmen und ältere Familienangehörige zu betreuen? Wird sie dabei unterstützt? Es gibt Dutzende wichtige äußere Faktoren, die direkt und sehr entscheidend beeinflussen und bestimmen werden, wie Sie die Krankheit empfinden.

Nachdem ich einige hundert Menschen kennen gelernt habe, die an der Alzheimer-Krankheit leiden, mit ihnen gesprochen und korrespondiert habe, bin ich davon überzeugt, dass es auf die Frage «Mit der Alzheimer-Krankheit leben: Wie geht das?» keine allgemein gültige Antwort gibt.

Da die Erkrankung unvorhersehbar verläuft, scheinbar willkürlich verschiedene kognitive Prozesse zerstört sowie die Basis fast allen Verstehens und des Erinnerungsvermögens untergräbt, hat jeder Mensch eine einzigartige und persönliche Methode mit dem Tempo, dem Ausmaß und den verschiedenen Komponenten der Syndrome umzugehen, die wir der Alzheimer-Krankheit zuschreiben. Wenn uns Neurologen erzählen, dass sie dieses Leiden verstehen, weil sie 4 oder 40 oder 400 alzheimerkranke Personen betreuen, heißt das keineswegs, dass sie mich oder Sie verstehen. Genau wie es keinen echten «Durchschnittsmenschen» gibt, genau so wenig sinnvoll ist es, von einer «durchschnittlichen» Alzheimer-Krankheitserfahrung zu sprechen.

Bei mir wurde eine Demenz vom Alzheimer-Typ diagnostiziert, *zwei* Jahre bevor ich diese Seiten schrieb. Ich stellte mir vor, hoffte vielleicht, eines Tages aufzuwachen und festzustellen, dass in der Nacht ein schwerer Samtvorhang gefallen ist. Ich würde in dieser Welt nur Umrisse wahrnehmen, kaum Einzelheiten, und deshalb nicht erkennen, was oder wer sie sind, ähnlich den Schatten an der Höhlenwand in Platons Gleichnis.

Stattdessen habe ich derzeit das Gefühl, im Wohnzimmer meiner Großmutter zu sitzen und die Welt durch Spitzenvorhänge zu betrachten. Von Zeit zu Zeit bewegt ein leichter Wind die Vorhänge und verändert die Muster der Welt, wie ich sie sehe. Es gibt dicke Knoten in den Vorhängen, die mir die Sicht versperren. Die Knoten sind durch ein Netz von Spitzen miteinander verbunden; manchmal kann ich durch das Gitternetz schauen. Allerdings bewegt ein unberechenbarer Wind diesen ganzen Filter. Manchmal sehe und erinnere ich mich völlig klar, manchmal bin ich abgetrennt, dennoch meiner Erinnerungen bewusst, dann wieder ist mir völlig entfallen, was auf der anderen Seite der Knoten liegt. Der Wind weht und erschwert zu verstehen, was um mich herum geschieht, weil sich die Teile unruhig bewegen; die Bilder flackern, scheinen auf und verschwinden, sie scheinen auf und verschwinden. Ich habe vergessen, was die einzelnen Teile bedeuten. Das ist zunehmend frustrierend.

Dass ich in der Welt außerhalb der Alzheimer-Krankheit noch funktioniere, verdanke ich größtenteils meinen pflegenden Angehörigen. Ich fahre Auto, ich lerne (obwohl ich sicher viel vom Gelernten gleich wieder vergesse), ich lehre, ich liebe, ich verstehe meistens – wenn auch nicht immer und nicht immer so, wie andere verstehen. Es ist ein fortwährender Kampf, durch das Spitzengewebe zu blicken, zu verstehen und Dinge zu tun, die mir noch vor wenigen Monaten selbstverständlich waren (kochen, lesen, zu einem neuen Geschäft fahren, mich an die jüngste Vergangenheit erinnern). Manche Aktivitäten verstecken sich hinter den Knoten und zeigen sich selten klar (rechnen, die Uhr lesen, mich an soeben Gelesenes erinnern). Der Spaß ist nicht sehr groß, aber noch kann ich diese Dinge tun!

Dominiert die Erkrankung zunehmend mein Leben oder ist sie schleichend und weitgehend unbewusst zu einem Teil meines Lebens geworden?

War die Henne, mein ICH, zuerst da?

Oder das Ei, die Alzheimer-Krankheit?

Gestern war ich noch nicht davon überzeugt, heute bin ich es: Menschen haben eine Erkältung, haben Krebs, die Masern. Die Alzheimer-Krankheit hat den Menschen. Fragen Sie mich morgen wieder!

> Menschen haben eine Erkältung, haben Krebs, die Masern.
> Die Alzheimer-Krankheit hat den Menschen.

Ich bemühe mich, vernünftig und realistisch zu sein, benutze aber Werkzeuge, die rostig sind und immer weniger zueinander passen. Sie werden feststellen, dass ich mich in meinen Texten mal zur einen Seite neige (*Ich habe dieser Krankheit den Krieg erklärt und werde kämpfend untergehen. Diese gute Gelegenheit, innerlich zu wachsen, ist wohl nur wenigen Menschen beschieden*), im nächsten Absatz zur anderen (*Ich bin wütend, ich bin traurig, ich bemitleide mich. Warum will mich niemand auf meinem Selbstmitleid-Trip begleiten?*).

Meine Texte liefern keine Antworten, lediglich Beobachtungen aus meiner eigenen, zunehmend unsicheren Perspektive.

1.5
Sie sind froh, dass die Sache frühzeitig erkannt wurde. Ich auch?

Ich habe mit sehr vielen Menschen zwischen dreißig und fünfzig Jahren gesprochen, bei denen eine früh einsetzende (d. h. vor dem 65. Lebensjahr diagnostizierte) Alzheimer-Krankheit im frühen Stadium (dem ersten der dreistufigen Krankheitseinteilung) festgestellt wurde. Ich war 58 Jahre alt, als mir die Diagnose offiziell mitgeteilt wurde. Daraufhin weinte ich drei Wochen lang Tag für Tag. Mein Neurologe erzählte mir, dass 95 % der Personen, bei denen er die Alzheimer-Krankheit diagnostiziert, nicht einmal getestet werden. Die meist weit über 70 Jahre alten Patientinnen und Patienten würden die Anweisungen nicht verstehen, geschweige denn die Fragen verlässlich beantworten. Ich wurde ein Jahr lang getestet und verstand alle Vorgänge. Das ist bis heute so. Nur, dass ich jetzt mehr vergesse.

Inzwischen habe ich das Gefühl, etwas geleistet zu haben, wenn eine Stunde vergeht, ohne dass mir mein Leiden bewusst gemacht wurde, weil mich jemand korrigiert oder etwas gefragt hat, was ich nicht beantworten kann. Doch es dauert nicht lange, dann steht der alte Dr. Alzheimer wieder mit seinem Krug voller Eiswasser bereit, um ihn mir ins Gesicht zu schütten. Er erinnert mich, dass ich wegen meiner Krankheit die Haustüre nicht abgeschlossen habe, den Hund den ganzen Tag über im Garten ließ oder dieses oder jenes zu tun vergaß. Inzwischen bin ich mir meiner Krankheit fast ununterbrochen bewusst. Was anfangs eine gelegentliche Störung war, wurde zur Belastung, und ist jetzt ein ständiger Begleiter, der mich beharrlich darauf hinweist, dass ich diesen weniger begangenen Weg eingeschlagen habe.

> Ich war 58 Jahre alt, als mir die Diagnose offiziell mitgeteilt wurde. Daraufhin weinte ich drei Wochen lang Tag für Tag.

Nachdem die Diagnose gestellt war, schloss ich mich einer Selbsthilfegruppe an: Alle Mitglieder waren älter als ich. Die meisten bestritten, an der Krankheit zu leiden, weil sie – so meine Erklärung – den Begriff nicht fassen konnten. Wenn sie es selbst nicht verstanden, warum sollten sie jemandem glauben, der ihnen sagte, sie hätten etwas, das sie nicht sehen, spüren oder fassen können? Die Gruppenleitung ermunterte uns, einander von unserer Befindlichkeit zu berichten. Die meisten fühlten sich gut. Es irritierte sie ein wenig, dass sie nicht Auto fahren und mit Geld umgehen konnten, aber sonst verlief ihr Leben überwiegend in gewohnten Bahnen.

Wir aber, die wir uns die Sache relativ früh «eingefangen» haben, bei denen sie im frühen Stadium des Verlaufs diagnostiziert wurde, wissen, was los ist. Wir können das eigene Verhalten, unser Denken und unsere Persönlichkeit noch aus der Metaperspektive betrachten. Wir wissen, dass unser Leben aus der Bahn geraten ist. Wir wissen, dass wir uns immer weiter von der breiten Masse, unseren Familien und unserer Persönlichkeit entfernen.

Obgleich mir bewusst ist, dass ich die Alzheimer-Krankheit habe, hilft mir dieses Bewusstsein nicht immer, das Beste aus meiner Situation zu machen, um Hilfe zu bitten oder die gelegentlich benötigte Hilfe anzunehmen.

Mein Neurologe mag sich darüber freuen, dass er die Diagnose bereits im frühen Stadium der Erkrankung gestellt hat. Ich bin mir nicht ganz sicher, ob das tatsächlich ein Segen war.

Welche selteneren Demenzformen gibt es?

- Die Pick-Krankheit verändert die Persönlichkeit, die Orientierung und das Verhalten. Sie beginnt meist relativ früh (zwischen 40. und 60. Lebensjahr) und betrifft vermutlich verstärkt Frauen.
- Die Creutzfeld-Jakob-Krankheit wird durch Mikroorganismen übertragen. Neben anderen Symptomen treten Gedächtnis-, Verhaltens- und Koordina-

tionsstörungen auf. Es handelt sich um eine schnell fortschreitende Krankheit, die mit geistigem Abbau und unwillkürlichen Bewegungsabläufen einhergeht.

- Die vaskuläre Demenz (Multiinfarktdemenz) wird durch mehrere leichte Hirnschläge oder Veränderungen der Gehirndurchblutung ausgelöst. Blutgerinnsel verstopfen die kleinen Blutgefäße und zerstören das Hirngewebe. Die Schlaganfälle erschweren die Bewältigung von Alltagsaktivitäten, verursachen Gedächtnisprobleme und führen zu einer verwaschenen Sprache.

- Chorea-Huntington ist eine erbliche degenerative Erkrankung. Sie löst unwillkürliche Bewegungen aus und setzt meist im mittleren Lebensalter ein. Weitere Symptome: Desorientiertheit, Persönlichkeitsveränderungen, eingeschränkte Denk- und Urteilsfähigkeit, Gedächtnis- und Sprechstörungen.

- Das Parkinson-Syndrom ist eine progressive Störung des zentralen Nervensystems. Die Symptome sind Tremor, Sprachstörungen, Glieder- und Gelenksteifigkeit, Bewegungsstörungen. In fortgeschrittenen Stadien dieses Leidens entwickeln manche Kranke eine Demenz.

- Die Symptome der Lewy-Körperchen-Erkrankung sind die gleichen wie bei der Alzheimer-Krankheit: Gedächtnisstörungen, Verwirrtheit, Sprachprobleme und Nachlassen des Kurzzeitgedächtnisses. Personen, die an der Lewy-Körperchen-Erkrankung leiden, können Halluzinationen haben und Ängste entwickeln.

http://www.helpguide.org/elder/alzheimers_dementias_types.htm

1.6
Ende des ersten Akts. Es folgt eine Pause unbestimmter Länge.

Das Schauspiel ist die Zange,
Drin ich's Gewissen dieses Königs fange.
William Shakespeare, Hamlet,(2. Aufzug, 2. Szene)

Für die meisten Menschen, die mich betreuen, inszeniert die Alzheimer-Krankheit ein Theaterstück innerhalb eines Stücks. Ich spiele weiter die Rolle des Ehemanns, Vaters und Freundes. Ich spiele jetzt dazu noch die Rolle einer Person, die an einer Krankheit leidet, die meine kognitiven Funktionen beeinträchtigt. Oft wird die Alzheimer-Krankheit in drei Stadien beschrieben, wobei ich aber auch schon fünf, neun und erst kürzlich zwölf Stadien begegnet bin. Für mich war sie immer eine Krankheit in drei Akten. Akt I ist ein halb-privater. Das Drehbuch befindet sich überwiegend in meinem eigenen Kopf. Nur die Menschen in meiner nächsten Umgebung wissen, dass ich nicht ganz «bei mir» bin, vielmehr schauspielere und in die Rolle meines alten, Prä-Alzheimer-Ichs geschlüpft bin.

Nach einer Pause unbestimmter Länge, die ich im Foyer herumhängend verbringe, während sich mein Zustand langsam verschlechtert, bis zu dem Punkt, an dem ich nicht mehr auf die Bühne zurück und so tun kann, als habe ich mich nicht verändert und spiele immer noch die gleiche Rolle, hebt sich der Vorhang zum zweiten Akt. Akt II spielt in einer Reihe zunehmend restriktiver werdender Wohnheime. Das Bühnenbild liefern Orte mit Namen wie «Herbstgarten» und «Abendsonne».

Der dritte Akt findet in einem Langzeitpflegeheim statt, einem Krankenhaus, vielleicht auch einem Hospiz. Damit endet mein Auftritt. Ich hoffe, dass sich die Leute, wenn sie dann das Theater verlassen, an mich erinnern als die Person, die ich war, bevor wir – von den Umständen gezwungen – das Alzheimer-Krankheit-Stück im Stück ansehen und eine Rolle darin übernehmen mussten. Ich will mit diesem Buch meine Leserschaft und die Gesetzgeber zum Nachdenken bringen; das war einer der Gründe für die Publikation.

Mein Akt I dauerte etwa drei Jahre. In dieser Zeit spielte ich meinen Bühnenpart meist verkleidet und bestens getarnt. Ich spähte nur ein wenig hinter meiner Deckung hervor. Außer den anderen Ensemblemitgliedern (meinen Angehörigen und dem engsten Freundeskreis), wusste niemand im Publikum von meinem Leiden. Welche Universität würde schon bekannt geben, dass einer ihrer promovierten Dozenten an der Alzheimer-Krankheit leidet? Welcher Student, welche Studentin würde dann noch seine oder ihre schlechten Noten mit der eigenen mangelhaften Leistung erklären und nicht auf das mit Plaques übersäte Gehirn der Lehrkraft zurückführen?

> Welche Universität würde schon bekannt geben, dass einer ihrer promovierten Dozenten an der Alzheimer-Krankheit leidet? Welcher Student, welche Studentin würde dann noch seine oder ihre schlechten Noten mit der eigenen mangelhaften Leistung erklären und nicht auf das mit Plaques übersäte Gehirn der Lehrkraft zurückführen?

Zwei oder drei Jahre hintereinander wurde ich als hervorragender Dozent ausgezeichnet! Im dritten Jahr bat man mich dezent, ob ich mich nicht freundlicherweise vom Wettbewerb zurückziehen würde, um einer Kollegin oder einem Kollegen eine Chance zu geben. (Ich bin mir nicht sicher, ob die Auszeichnung meine Fähigkeiten als Dozent widerspiegelt oder mit der generell recht bescheidenen Unterrichtsqualität zu tun hat.) Am letzten Abend meiner Tätigkeit als Lehrer saß ich mit meinen Studierenden in einem Restaurant. Sie feierten das Ende des Semesters, ich betrauerte heimlich das Ende meines Lehrerlebens. Der bittersüße Geschmack dieser Mahlzeit war der letzte Eindruck meiner zwanzig Jahre währenden Lehr- und Beratungstätigkeit. Als ich das Restaurant verließ, fühlte ich, wie sich der Vorhang nach meinem eigenen ersten Akt senkte.

Jetzt wandere ich im Foyer umher (meinem Haus) und warte auf den Zeitpunkt, an dem ich trotz des hohen Einsatzes meiner betreuenden Angehörigen zu einer ernsten Gefahr für mich selbst und/oder andere werde. Dann wird es klingeln, die Lichter im Foyer werden blinken und die Bühnenscheinwerfer langsam angehen. Dann beginnt Akt II!

Eigentlich gibt es während einer Pause nicht viel zu tun. Man steht herum, redet über das Wetter und nippt an einer Bloody Mary, damit sie die ganze Pause über vorhält. Man hat eine vage Vorstellung vom Ablauf des nächsten Akts, spricht aber nicht davon, um ihn anderen Leuten, die nicht einmal den ersten Akt verstanden haben, nicht zu verderben. Sie selbst wissen, dass das Bewusstsein für das Stück zwar mit Akt II endet, dass Sie aber auch in Akt III noch der Star sein werden. Auch viele Leute, die in der Nähe sitzen, kennen diese Tatsache, aber irgendwie scheint es nicht angemessen, gerade jetzt davon anzufangen.

Nun sitze ich also hier, an meinem häuslichen Schreibtisch, nachdem alles im Garten erledigt ist, was ich mir vorgenommen hatte, nachdem ich alle Reparaturen im Haus durchgeführt habe, sodass mein Bedarf bis ans Lebensende gestillt ist, und verbringe die meiste Zeit damit, kurze, krankheitsbezogene Texte zu verfassen. Ich bin nicht mehr auf die gleiche Art gefordert, wie damals als Lehrer. Ich kann meine Denk- und Kommunikationsfähigkeit nicht mehr auf die gleiche Art einsetzen und einschätzen wie damals. Ich habe bereits eine komplette Rundreise gemacht und sämtliche Familienangehörige besucht.

Ich weiß, dass irgendwann in naher Zukunft Türschlösser ausgewechselt und Fenster zugenagelt werden, dass dann die Nachbarn aufpassen werden, ob nicht jemand draußen herumwandert, dass bald auf unerklärliche Weise die Schalter vom Herd verschwinden und der Backofen nicht mehr funktioniert. Gut, der Fernsehapparat nicht, aber sonst wird sich im Haus alles verändern. Es wird nicht nur mein Autoschlüssel verschwinden, nein, auch das Auto! Ende der unbeaufsichtigten Stunden mit meinen Enkeltöchtern. Dann werden nette, mir unbekannte Leute auftauchen, einfach herumsitzen und mich anschauen. Sie werden mir immer wieder ihre Hilfe anbieten, aber es wird mir nichts einfallen, womit sie mir behilflich sein könnten. Ich werde nach wie vor sehen, hören, fühlen, gehen und sprechen. Ich werde mich an- und ausziehen. Ich gehe problemlos ins Bad und zur Toilette. Warum werden sie ständig um mich sein?

Keine Ahnung, wie lange ich noch meinen Ruhestand zu Hause mit meiner Familie genießen kann. Früher hatte ich mir diese Zeit als die herrlichste meines Lebens vorgestellt: Lang und hart arbeiten, dann sorgenfreie Tage im abbezahlten Haus genießen, ohne Zahlungsverpflichtungen, und die Betriebsrente kommt schneller herein als wir sie ausgeben können.

Ich hatte das Bild genau im Kopf … nun ja, ist es jetzt wichtig, was ich gesehen oder gedacht habe? Was zählt, was Bedeutung hat, ist das, was ist. Und ich bin das, was ist: Ich bin voller Selbstzweifel, fürchte mich vor dem nächsten Tag und habe den heutigen Tag nicht ganz verstanden. Ich bin umgeben von liebevollen, fürsorglichen Menschen, die viele meiner Ängste teilen – Selbstzweifel, Zukunftsangst – dennoch teilen wir nicht die gleiche Gemütsverfassung und können es auch nicht.

Bitte bleibt auf Empfang… ich werde es bleiben, so lange ich kann.

1.7
Cogito, ergo sum

Ich denke, also bin ich.
René Descartes

Der französische Philosoph René Descartes und viele Leute mit früh einsetzender Alzheimer-Krankheit im frühen Stadium stellen sich Fragen wie «Wo gehöre ich hin? Wie komme ich zu mir, zu meiner Identität? Wie weiß ich (und werde ich künftig wissen), dass ich bin?» In aller Bescheidenheit und ohne mich an Descartes' *Discours de la methode* messen zu wollen: Auch ich denke über diese Fragen nach, nicht als ein von den Denkern der Aufklärung stark beeinflusster Philosoph des Rationalismus, vielmehr als ein Mensch an der Schwelle einer grundlegenden Veränderung der Art und des Inhalts seines Denkens.

Was wird dann aus mir? Wer werde ich sein? Wie werde ich wissen, dass ich bin? Werde ich meinen Platz finden?

Wer behauptet, die Wahrheit über Menschen im Spätstadium der Alzheimer-Krankheit zu kennen, tut, als kenne er Form und Inhalt der vierten oder fünften Dimension. Wir sind auf unser eigenes Denk- und unser eigenes Sprechvermögen beschränkt, wenn wir uns etwas vorstellen sollen, was nicht zu sehen, hören, fühlen, spüren oder schmecken ist. Wir können vom eigenen Wissen ausgehend durchaus auf etwas anderes schließen, bleiben dabei aber immer in den Grenzen unserer Vorstellungswelt. Wir sind den in unseren Frontallappen entstandenen Vernetzungen und Systemen verhaftet. Wir sind nach wie vor Sklaven unserer primitiven Gehirnschalter zum An- und Ausknipsen.

Wir sprechen mit Leuten, die zwar das gleiche Gehirn haben, aber einen anderen Schaltplan. Wir stellen ihnen Fragen, weil wir möchten, dass sie uns verstehen. Wenn ich denke und bin und du bist, musst du in etwa so denken wie ich – nur dass du ein wenig «daneben» denkst. Wir testen alzheimerkranke Gehirne mit Fragen, die sich nicht-alzheimerkranke Gehirne ausgedacht haben und behaupten dann, das fremde Gehirn besser zu verstehen.

Ich kann mir einfach nicht vorstellen, wer ich sein und wie ich denken werde, wenn aus dem halbdurchsichtigen Alzheimer-Schleier einmal der blickdichte Alzheimer-Vorhang geworden ist.

Ich habe mich mit Menschen hinter diesem Vorhang unterhalten. Ich habe ihnen zugehört. Ich hab' noch immer keine Ahnung. Was werde ich denken, falls ich mal gewalttätig werde? Was werde ich denken, wenn ich nicht mehr schlucken kann? Diese Ungewissheit ängstigt mich mehr als der Tod. Ich verstehe sehr wohl, dass das Leben vorbei ist, wenn ich sterbe; aber was geschieht mit dem, wozu ich zu meinen Lebzeiten keinen Zugang mehr habe? Ich kann Menschen sehen, die sich auf der anderen Seite der Alzheimer-Krankheit befinden, und spreche mit ihnen, habe jedoch weiterhin keine Ahnung, was dort abläuft.

Für mich ist Wissen ein Mittel gegen die Angst, selbst wenn ich die Dinge nicht beeinflussen kann. Wissen macht die Sache zu einer neuen Erfahrung, sie bleibt dann nicht eine Strafe von ungewisser Dauer, die in irgendeiner Form des Fegefeuers zu verbüßen ist.

Witz	Rätsel
Descartes betritt eine Bar.	Richard betritt eine Bar.
Der Barkeeper fragt:	Der Barkeeper fragt:
«Möchten Sie etwas trinken?»	«Richard, möchten Sie etwas trinken?»
«Ich denke nicht», sagt Descartes.	«Ich denke nicht», sagt Richard.
Hui! Er verschwindet spurlos!	Was passiert mit Richard?

Warum sollte ich denn über diese Fragen und Antworten grübeln? Ich werde die Veränderung doch überhaupt nicht wahrnehmen! Warum betrachte ich sie nicht als meinen Tod? Ich werde weiterhin da sein, es aber nicht wissen oder schätzen.
Ich denke, dass ich denken werde, also bin ich!
Möglicherweise!

René Descartes war ein berühmter französischer Mathematiker, Wissenschaftler und Philosoph. Er dürfte wohl der erste große Philosoph der Neuzeit gewesen sein, der sich ernsthaft bemühte, den Skeptizismus zu überwinden. Seine Ansichten über Wissen und Wahrheit sowie über die leib-seelischen Verknüpfungen waren in den vergangenen drei Jahrhunderten sehr einflussreich.

http://oregonstate.edu/instruct/phl302/philosophers/descartes.html

1.8
Meine letzten sechs Worte

Bitte glauben Sie nun nicht, dass ich mir jeden Tag darüber Sorgen oder auch nur Gedanken mache. Ich übe die Worte nicht ein, ich kenne sie überhaupt nicht, sie sind mir egal. Aller Wahrscheinlichkeit nach werde ich meine Worte nicht verstehen, und was sie bedeuten wird vollkommen von der Interpretation meiner Betreuungspersonen, die sie hören, abhängig sein.
Soviel zur Klarstellung. Ein guter Freund hat mir kürzlich erzählt, dass Medicare, die staatliche Krankenversicherung, die Kosten für einen Hospizaufenthalt erst übernimmt, nachdem ein Untersuchungsgespräch stattgefunden hat. Eines der maßgeblichen Kriterien dabei ist, dass die betroffene Person nicht mehr als fünf verschiedene Worte verwendet oder spricht. Mit dem sechsten Wort disqualifiziert sie sich automatisch und bekommt die Hospizbetreuung nicht erstattet.
Das hat mich bewogen, über mein sechstes Wort nachzudenken. Der Romantiker in mir sagt, es wird *Linda* (meine Frau) sein, *Liebe* oder *Familie*, der Name einer meiner Enkeltöchter, vielleicht auch *Friede Jetzt*. Meine dunklere Seite sagt,

es wird ein wütendes Wort sein, womöglich ein Fluch, vielleicht ein hasserfülltes Wort oder eines, das von Selbstmitleid zeugt. Es könnte auch ein Wort sein, das Schmerz, Angst und Frustration ausdrückt. Realistisch gesehen glaube ich, dass es ein Wort sein wird, das mein längst der Realität entfremdetes Gehirn per Zufall auswählt. Das Wort wird nichts mit mir, meinen inneren oder äußeren Welten zu tun haben. Das gleiche Spiel kann ich mit dem fünften, vierten, dritten, zweiten und ersten Wort spielen.

Die meisten Menschen im Endstadium der Alzheimer-Krankheit, die ich erlebt habe, sind stumm. Sie hatten seit Monaten kein Wort mehr gesagt. Manche hatten ein Jahr oder länger nicht mehr gesprochen. Sie sitzen einfach da: zurückgelehnt in einem Rollstuhl, mit stummem Blick und verstummt.

Werde ich denken, wenn ich keine Worte habe und mir keine Worte mehr zur Verfügung stehen? Wie kann ich wissen und verstehen, was ich fühle, wenn mir die beschreibenden Worte fehlen? Ich finde den Gedanken erstaunlich, dass ich den letzten und einzigartigen Augenblick meines Lebens, meinen Tod, aufgrund fehlender Worte vermutlich verpassen werde, und ihn deshalb nicht beschreiben, verstehen oder würdigen kann.

Vielleicht sollte ich heute, morgen und übermorgen mehr Zeit auf die Benutzung meiner vorhandenen Worten verwenden, um zu verstehen und zu schätzen, was in mir und um mich herum vorgeht. Vielleicht sollte ich anderen erzählen was ich denke und fühle. Worte lösen Empfindungen höherer Ebenen aus: Liebe, Staunen, Ehrfurcht, Schönheit. Worte wie *mein Mann, meine Frau, meine Familie, Garten, Blumen, die Beatles* – wenn ich solche Worte höre, werde ich dankbar und bin mit meinem Leben zufrieden.

> Ich finde den Gedanken erstaunlich, dass ich den letzten und einzigartigen Augenblick meines Lebens, meinen Tod, aufgrund fehlender Worte vermutlich verpassen werde, und ihn deshalb nicht beschreiben, verstehen oder würdigen kann.

Ich werde die Worte vermissen und – noch viel wichtiger – die von ihnen ausgelösten Empfindungen und feinen Schattierungen des Lebens, die sie beschreiben. Sicher ist, dass ich ab jetzt mehr Worte benutzen werde.

«Lass mich. Es geht mir gut.» So H. G. Wells letzte sechs Worte. Er war ein britischer Schriftsteller und Sozialtheoretiker. Als einer der einflussreichsten Autoren seiner Zeit hat er, zusammen mit Jules Verne, erstmals Science Fiction geschrieben. Seine bekanntesten Romane, «*Der Unsichtbare*», «*Die Zeitmaschine*» und «*Krieg der Welten*» werden heute noch häufig gelesen. Wells' einbändige Weltgeschichte gilt als beste, von einem einzigen Autor zusammengetragene Sammlung.

http://www.geocities.com/Athens/Acropolis/6537/real-w.htm

1.9
Zurück in die Zukunft

Gestern bat mich ein befreundeter Arzt, mit ihm zusammen vor der Amerikanischen Ärztekammer zu sprechen. Selbstverständlich ließ ich mir die Gelegenheit nicht entgehen. Ich habe mir das Ziel gesetzt, möglichst vielen Ärzten und Ärztinnen eines der jüngst entdeckten Gesichter der Alzheimer-Krankheit zu zeigen – früh einsetzend, frühes Stadium – solange ich noch im Stande bin, effektiv mit ihnen zu kommunizieren. Im Laufe des Tages schickte er mir eine E-Mail, bestätigte meine Zusage und nannte mir Ort, Datum und Uhrzeit meines Vortrags. Er sollte in acht Monaten stattfinden, acht Monate nach seiner Anfrage.

Er dankte mir für mein Interesse, gab dann aber zu bedenken: «Ich möchte dich unbedingt dabei haben. Aber vielleicht sollten wir noch eine Weile warten und erst kurz vor dem Termin offiziell zusagen.»

Da war er wieder, dieser Dr. Alzheimer und kippte mir *schon wieder* ein Glas kaltes Wasser ins Gesicht! Mir ist jederzeit bewusst, dass ich alzheimerkrank bin. Ich stelle die Diagnose nie in Frage – nun ja, *nie* vielleicht nicht, aber ich akzeptiere sie inzwischen so uneingeschränkt wie ich meine, sie jetzt und künftig akzeptieren zu können. Aber die Worte «Vielleicht sollten wir noch eine Weile warten und erst kurz vor dem Termin offiziell zusagen.» erinnerten mich wieder daran. Vielleicht werde ich mich in acht Monaten nicht mehr so fühlen, wie ich mich derzeit fühlte, vielleicht werde ich nicht mehr so sein, wie ich derzeit bin. Na toll! Ungeachtet meiner Gedächtnisprobleme, meiner Unfähigkeit, mich an die jüngste Vergangenheit zu erinnern, und all den anderen Lücken und Schwächen meines Gehirns, habe ich nicht gelernt, mich anzupassen. In Anbetracht des flauen Gefühls in meinem Magen, des Kloses in meinem Hals und des allgemeinen Unbehagens, das mich schnell überkam, ist offensichtlich, dass ich erst noch lernen muss, die unumstößliche Tatsache zu akzeptieren: *Ich habe die Alzheimer-Krankheit.*

Offensichtlich hege ich irgendwo in meinem Innern den Wunsch, das Leiden möge plötzlich aufhören sich in meinem Gehirn auszubreiten. Ich hätte gerne einen Stillstand – das Einfrieren meiner Symptome. Ich weiß, dass es keine Heilung gibt, aber wie wäre es mit einer Pause? Werde ich die Wahrheit je voll und ganz akzeptieren?

1.10
FAQs und FGAs

Suche mit Google im Internet nach FAQs und du bekommst über eine Billion, einhundertfünfzig Millionen (1 150 000 000) Antworten. Wer hat den Begriff *FAQ* erfunden? Was sind *Frequently Asked Questions,* häufig gestellte Fragen? Wer stellt diese Fragen? Wie häufig müssen sie gestellt werden, um als FAQs zu gelten, wer muss sie stellen und wer zählt sie? Und wie steht es mit den Antworten? Auf FGAs (Frequently Given Answers auf FAQs, häufige Antworten auf häufig gestellte Fragen) für Menschen wie mich, die Alzheimer haben, bin ich noch nie gestoßen!

Wer mit dieser Krankheit lebt, hat viele Fragen im Kopf und auf dem Herzen, für die es kaum Antworten gibt. Viele meiner Fragen müssten den Grad von FAQs erreicht haben, zumindest bei dem Teil der Bevölkerung, der meine Diagnose teilt. Wenigen Fragen folgen FGAs.

«Warum stellen Sie in Ihren Texten so viele Fragen und beantworten so wenige?», wurde ich von meiner Leserschaft gefragt.

Einer der Gründe dafür ist, dass ich viel von meiner alten Problemlösungssicherheit verloren habe. Wie könnte ich da anderen Antworten bieten? Früher standen mir Problemlösungsinstrumente zur Verfügung; jetzt sind sie weg: Gedächtnis, Sprachfertigkeit, umfassende Neugier, das Interesse, so viel wie möglich zu lernen.

> Früher standen mir Problemlösungsinstrumente zur Verfügung; jetzt sind sie weg: Gedächtnis, Sprachfertigkeit, umfassende Neugier, das Interesse, so viel wie möglich zu lernen.

Die Menschen in meiner Nähe haben die Erfahrung gemacht, dass sie sich nicht mehr so fest auf mich verlassen können, wie sie es früher konnten. Ich verstehe falsch. Ich vergesse. Manchmal geht es über Vergesslichkeit und Missverständnisse hinaus: Ich bin verwirrt und verstehe die Welt nicht mehr, die ich einst verstand wie andere sie verstanden haben. Um alles in der Welt: Warum sollte ich bei mir – warum sollten andere bei mir nach Antworten suchen?

Ich habe mehr Fragen als gewöhnlich, weil für mich jeder Tag, jede Woche, jeder Monat merklich – meinen Mitmenschen zufolge kaum merklich – anders ist. Antworten, die es Leuten erleichtern würden, einander zu lieben, scheinen nicht mehr zu stimmen. Wie vertrauen wir einander? Was tun wir, wenn einer oder eine von uns «verrückt» zu sein scheint? Wo liegen unsere Schwächen? Unsere Stärken? Worüber sprechen wir? Worüber sprechen wir nicht? Wer befasst sich mit welchen Problemen? Und wie?

In meiner Familie sind wir jahrelang über heikle Fragen gestolpert und haben uns auf bestimmte Antworten geeinigt. Was sagt man, wenn jemand zunimmt? Was ist, wenn jemand einen Fehler macht? Wütend reagiert? Lust auf Sex hat (oder nicht)? Wenn jemand schlechte Beurteilungen bekommt? Sich einsam fühlt? Was tun oder sagen wir, um die unausgesprochenen Fragen zu beantworten, die Familien tagtäglich aneinander richten? Aus welchem Grund (welchen Gründen) auch immer scheinen die Antworten nicht mehr so gut zu funktionieren wie sie es früher taten. Ein ganzes Set neuer Fragen steht nun ganz oben auf der Liste unserer bislang wichtigsten FAQs und FGAs. Inzwischen konzentrieren wir uns nicht mehr so sehr auf andere, sondern auf uns. Wann werde ich die Zeit haben? Wie kann ich tun, was ich bisher nie getan habe? Wer wird sich um mich kümmern? Wie werde ich dieses Leben finanzieren? Anstelle der Fragen und Antworten über Zugehörigkeit und Nähe, Liebe und gegenseitige Unterstützung sind Bedürfnisse der *niedrigeren Ebene* getreten (wie es Abraham Maslow in seiner Hierarchie der Bedürfnisse nennen würde).

Je mehr ich den Blick nach innen richte, desto mehr Fragen habe ich, und desto weniger Antworten scheine ich geben zu können. Je stärker der Verlust meiner Unabhängigkeit, folglich meine Abhängigkeit von anderen, desto mehr Fragen und weniger Antworten habe ich. Es liegt in der Natur meiner Erkrankung, dass ich nur noch aus unmittelbarer, eigener Erfahrung lernen kann. Es bleibt wenig Zeit für Versuch und Irrtum und einen erneuten Versuch. Schon ist eine weitere Frage und ein weiteres Problem aufgetaucht.

Wer bestimmt und definiert die FAQs der Alzheimer-Krankheit? Bei wem liegen die wahren FGAs? Niemand ist je von dieser Krankheit genesen, hat ein Buch darüber geschrieben oder ist in Oprah Winfreys Talkshow aufgetreten und hat aus eigener Erfahrung Antworten gegeben. Einige pflegende Angehörige haben sehr persönliche Tagebücher geführt. Die meisten schließen ihre Aufzeichnungen mit der Erkenntnis, dass sie nur für sich, nicht auch für andere sprechen können, und dass Dinge, die ihnen geholfen haben, nicht unbedingt auch anderen hilfreich sind.

Den meisten betreuenden Angehörigen und Erkrankten werden die Antworten von Gesundheitsfachleuten verkündet, die manchmal Dutzende, ja Hunderte Personen behandelt haben, deren Leben, Beziehungen, Finanzen und Zukunftspläne vom Auftreten der Alzheimer-Krankheit neu definiert wurden.

Es gibt Checklisten, Bücher, Kassetten, Seminare, Studiengruppen, Websites usw. usw. Sie alle bieten Antworten an. Die meisten dieser Antworten reagieren auf Fragen, die pflegende Angehörige gestellt haben. Nur sehr wenige nehmen für sich in Anspruch, Fragen von Menschen zu beantworten, die mit dieser Diagnose leben. *Tatsache ist, dass die meisten Expertinnen und Experten mehr Zeit dafür aufwenden, mit Pflegenden zu sprechen und ihnen zuzuhören, als dafür, mit uns Demenzkranken zu sprechen und uns zuzuhören.* An manchen Tagen ist es nicht leicht, sich mit mir zu unterhalten. An den meisten Tagen ist es nicht leicht, mir zuzuhören. Ich besitze die Gabe, mit tausend Worten zu sagen was andere mit zehn schaffen. Was keineswegs heißen soll, dass ich nicht witzig, gescheit und interessant bin, oder nicht wert, dass man mir zuhört. Es ist einfach Tatsache, dass ich – selbst an meinen guten Tagen – zu viel rede.

Antworten, die andere auf meine Fragen geben, klingen für mich und fühlen sich für mich an, als habe die antwortende Person meine Frage nicht verstanden. Die meisten Leute beantworten ihre eigenen Fragen, nicht meine. Wenn andere meine Fragen beantworten, klingt es für mich und fühlt es sich für mich an, als gingen sie nicht auf meine Sorgen ein sondern konzentrierten sich auf ihre eigenen «Themen».

Gut möglich, dass wir zu oft und lange versuchen, einander zu antworten und zu befra-

> Ich weiß, dass Sie weder alle Antworten noch alle Fragen kennen! Aber mir geht es nicht anders!

gen, wo ich doch im Grunde nur das Gefühl brauche, wirklich gehört zu werden. Ich weiß, dass Sie weder alle Antworten noch alle Fragen kennen! Aber mir geht es nicht anders! Doch die unbeantworteten und manchmal unbeantwortbaren Fragen kommen mit jedem neuen Krankheitssymptom wieder hoch.

Ich stelle fest, dass manchmal sinnloses Zeug herauskommt, wenn ich den Mund aufmache und einen Strom von Wörtern entlasse. Dabei ist jedes Wort für sich verständlich, aneinander gereiht ergeben sie allerdings keinen Sinn. Verdammt, was meint er nur?, wird dann gerätselt. Meine Gedanken schweifen ab, und zwar recht oft. Immer häufiger fange ich an, von Dingen zu reden, die mir durch den Kopf gehen, aber nicht unbedingt etwas mit dem zu tun haben, was im Moment Gesprächsthema war. Der Zusammenhang ist mir nicht mehr so wichtig wie früher. Ich platze mit Sachen heraus, die zwar richtig sind, trotzdem haben alle das Gefühl, ich «platze heraus», weil ich sie im falschen Zusammenhang, zur falschen Zeit, am falschen Ort oder auf die falsche Art sage! Ich beziehe mich auf Themen, über die wir uns vor Stunden, Tagen oder Wochen unterhalten haben, als befänden wir uns im Augenblick mitten in diesem Gespräch. Wenn andere finden, es verwirre sie, wenn ich so rede, gebe ich zu bedenken, wie verwirrend es erst für mich ist, wenn andere offenbar nicht verstehen, was ich sage oder den Zusammenhang nicht berücksichtigen – zumindest nicht den in meinem Kopf vorhandenen.

Ich werde immer empfindlicher. Wenn mir jemand eine Frage zu stellen wagt oder mich nicht zu verstehen scheint, gehe ich sofort auf die Barrikaden: «Wie, Sie verstehen nicht, was ich sagen will? Wie soll ich das verstehen? Wie oft soll ich es noch sagen?» Ich zucke zusammen, wenn andere so mit mir reden, obwohl auch sie gute Gründe dafür haben. In früheren Zeiten sagte ich was ich meinte (und dachte) und meinte meistens auch was ich sagte. Wenn man mich nicht verstand, sagte ich es noch einmal. Wenn ich immer noch nicht verstanden wurde, suchte ich nach einer Analogie und wiederholte es mit anderen Worten ein drittes Mal. Heute frustriert es mich, wenn ich nicht gleich verstanden werde. Bin ich frustriert, weil ich diese Krankheit habe, wegen der Folgen der Erkrankung, weil ich offensichtlich kein perfekter Kommunikator bin? Ich weiß es nicht.

Was ich derzeit wohl am besten kann und wozu es mich am meisten drängt, ist, mir selbst, meinen Betreuungspersonen, der Ärzteschaft, meiner Erkrankung und der Regierung Fragen zu stellen. Wer sich fürchtet und spürt, dass er die Dinge nicht mehr unter Kontrolle hat, wird vermutlich viele Fragen und sehr wenig Antworten parat haben. Wenn mir nun Menschen antworten, die sich nicht fürchten und die Dinge – anders als ich – durchaus unter Kontrolle haben, ist es dann nicht verständlich, dass ich mich abgeschnitten fühle?

Die Leute wollen wirklich nur mein Bestes. Ich weiß, dass ich nicht immer weiß, was das Beste für mich ist. Das Wissen, dass ich fehlbar bin, macht aber Leute, die mir antworten, nicht automatisch unfehlbar. Zumindest sehe ich das so. Wir brauchen jemanden, der sich hinsetzt und die FAQs und FGAs für diese Erkrankung ordnet, insbesondere für uns, die wir betroffen sind.

Ich weiß, dass ich bislang damit nicht sehr erfolgreich war!

Ich habe mal einen Arzt sagen hören, 95 % einer zutreffenden medizinischen Diagnose sei auf akkurate Information bei der Anamnese zurückzuführen. Informationen werden natürlich mit den Augen aufgenommen, aber auch mit den Ohren, indem wir zuhören, was der andere Mensch zu sagen hat. Und Hören hat mit Reden zu tun – mit den richtigen Fragenstellungen auf der Grundlage des Gehörten.

http://litre.cis.upenn.edul~myl/languagelog/archives/003034.html

1.11
Alzheimer-Krankheit, Selbsttötung und Tod

> The death of what's dead is the birth of what's living.
> (Wenn Totes stirbt, wird Lebendes geboren.)
> *Arlo Guthrie*

Es wäre eine Lüge zu behaupten, ich hätte, nachdem meine Alzheimer-Krankheit diagnostiziert wurde, nie über Selbsttötung nachgedacht. Nicht darüber, mich tatsächlich selbst zu töten, vielmehr dachte ich daran, über Selbsttötung nachzudenken. Ist Nachdenken über das Nachdenken über einen Suizid mit Suizidgedanken gleichzusetzen? Es gibt eine recht praktische Erklärung dafür, warum sich Menschen im Endstadium der Erkrankung weder das Leben nehmen, noch diesen Schritt erwägen oder planen. Sie verfügen einfach nicht mehr über die intellektuelle Fähigkeit und die körperlichen Voraussetzungen, um ihrem Leben ein Ende zu setzen. Nun, was sollen aber alzheimerkranke Menschen denken, wenn sie auf einen Videofilm starren, der eine Person im Endstadium dieses Leidens zeigt? Was sollen wir denken, wenn wir in den vor uns liegenden Tunnel des Todes starren, in den wir schließlich hineinkriechen müssen?

Als ich mit der Realität konfrontiert wurde und zum ersten Mal meine Diagnose hörte, sprangen meine Gedanken sofort zur unabwendbaren Folge der Alzheimer-Krankheit: zum Tod. Todesursache ist dann nicht die eigentliche Erkrankung, man stirbt vielmehr an einer ihrer Folgeerscheinungen. Es kann zu einem Atemstillstand kommen, wenn das erkrankte Gehirn vergisst, wie Atmen geht. Organe vergessen, was sie zu tun haben, wie sie zusammenwirken und sich reinigen sollen.

Leben, Tod, Testamente, Vollmachten – diese Dinge sind mir plötzlich überaus wichtig geworden. Besonders aber mein Tod! Eine kurze Zeit lang suchte ich mir Lieder aus, die bei meiner Beerdigung erklingen sollen. Meine erste Patientenverfügung glich eher der Verfügung eines Toten. Seitenlang wies ich meine Betreuungspersonen an, machte ich ihnen Vorschläge und ließ sie wissen, wie sie nach meinem Ableben, Hinscheiden, Heimgang mit mir umgehen sollen. Ich wusste, dass ich vermutlich mit einem Wimmern sterben würde, wollte aber mit einem Paukenschlag abgehen!

Mich erstaunt, dass ich in dem Moment als ich feststellte, dass ich weniger Kontrolle über mein Leben hatte als bislang angenommen, meine Kräfte sofort umlenkte und auf die Kontrolle meines Lebensendes und die Umstände nach meinem Tod richtete – eine Situation also, auf die ich tatsächlich Null Einfluss haben werde.

> Eine kurze Zeit lang suchte ich mir Lieder aus, die bei meiner Beerdigung erklingen sollen.

Ich habe durchaus das Gefühl, ein einigermaßen erfülltes und produktives Leben gelebt zu haben. Es gab zwar unproduktive Augenblicke, Tage, Monate und – mindestens einmal – Jahre, im Großen und Ganzen ist mir das Leben jedoch recht gut gelungen. Gelegentlich stelle ich fest, dass ich meine jugendlichen Torheiten nicht völlig abgelegt habe, wohl weil ich glaube, ewig zu leben. Manchmal, besonders wenn ich eine in die Zukunft wirkende Verpflichtung eingehe, halte ich inne und frage mich, ob ich das Versprechen halten kann. Ich denke an Menschen, mit denen ich befreundet bin oder war, die mit der Alzheimer-Krankheit kämpfen. Ihren Niedergang kann ich in Tagen, Wochen und Monaten bemessen, besser als meinen eigenen Niedergang. Wenn ihnen im Laufe von sechs Monaten dieses oder jenes passiert ist, wird es auch mir passieren? Und wann werden diese sechs Monate beginnen?

Derzeit kreisen meine Gedanken zwar um Alzheimer und Tod, konzentrieren sich aber nicht auf den Zeitpunkt, an dem meine Gehirnströme versiegen, mein Herz aufhört zu schlagen und ich die Lungen nicht mehr mit Luft fülle. Der Tod, über den ich derzeit nachdenke, hat keinen Schalter zum An- und Ausknipsen. Er tritt in den Monaten und vielleicht Jahren ein, in denen das Bewusstsein hin und her treibt zwischen meinem derzeitigen Selbst und dem Bewusstsein eines … was auch immer. Für mich ist dieser Zustand der eigentliche Alzheimer-Tod. Wie ein Patient, der mehrmals ins Koma fällt und wieder daraus erwacht, kommt und geht der Tod viel Male. Wie fühlt es sich an, so zu leben oder zu sterben? Viele wissen es, können mir aber nicht berichten.

> Ich habe im Internet eine Seite entdeckt, mit deren Hilfe man angeblich seinen genauen Todestag ermitteln kann: The Death Clock (www.deathclock.com). Der Formel dieser Website zufolge werde ich am 16. November 2016 sterben. Wenn die Alzheimer-Krankheit die durchschnittliche Lebensdauer um (durchschnittlich) zehn Jahre reduziert, sollte ich am 16. November 2006 gestorben sein! Dem Himmel sei Dank, dass es eine Person namens Mr. Durchschnittlich nicht gibt.

1.12
Mit der Alzheimer-Krankheit leben: Wie geht das?
Drei Jahre später...

Es ist jetzt drei Jahre her, seit meine Tochter feststellte: «Mit Papa stimmt etwas nicht.» Ich habe jetzt etwa zwei Jahre mit der Alzheimer-Diagnose gelebt. Vor etwa einem Jahr schrieb ich das Kapitel «Mit der Alzheimer-Krankheit leben: Wie geht das?» Hier nun die Fortsetzung.

Manchmal, wenn ich mit meinen Gedanken allein bin, wandere ich ziellos in den Fluren meines Gedächtnisses herum. Ich öffne die eine oder andere Tür, um nachzusehen, ob sich dahinter noch Erinnerungen verbergen, die ich vor langer Zeit dort deponiert habe. Zu meiner angenehmen Überraschung enthalten die meisten Räume noch alles, was dort gelagert zu haben ich mich erinnere. Wenn ich aber die Vergangenheit verlasse und mich der Gegenwart nähere, finde ich immer häufiger leere Räume vor. Sie sind nicht nur leer, sie sind auch dunkel. Sie bieten keinen Hinweis, abgesehen vom Türschild, das darüber informiert, was früher drin war.

So kommt es, dass ich im Gespräch, beim stillen Nachdenken, manchmal auch einfach beim Versuch, den Alltag zu bewältigen, eine Tür ins Dunkle öffne. Keine Ahnung, was dort mal gelagert war. An manchen Türen ist die Beschriftung verblasst, bei anderen sind die Schilder abgefallen. Die Zimmer sind da, aber drinnen herrscht ein großes Durcheinander, ihr Inhalt ist nicht komplett, manche Teile sind schwer zu erkennen oder völlig verschwunden. Es ist sehr ärgerlich, mitten in einem Gespräch plötzlich die Tür zu einem Raum öffnen zu müssen, um an den Inhalt zu kommen – und der Raum ist dunkel. Keine Ahnung was los ist. – *Wie meine jüngste Enkeltochter heißt – Wo ich das Auto geparkt habe – Ob ich das Auto geparkt habe – Wovon ich eben sprach – Wovon Sie eben sprachen – Wo ich hingehen wollte – Womit ich mich vorhin beschäftigt habe – Was ich soeben mache und getan habe!*

> Ich renne in den Fluren meines Gedächtnisses herum und versuche fieberhaft zu verstehen, was los ist. Manchmal macht mich die Suche noch verwirrter, worauf ich vergesse, was mich so verwirrt.

Ich halte im Gespräch inne und suche nach Hinweisen und Verbindungen. Ich renne in den Fluren meines Gedächtnisses herum und versuche fieberhaft zu verstehen, was los ist. Manchmal macht mich die Suche noch verwirrter, worauf ich vergesse, was mich so verwirrt. Ich weiß nicht was los ist, weil ich auf einen leeren Raum treffe, auf eine Wand am Ende des Flurs, womöglich befinde ich mich auf einem Stockwerk meines Gedächtnisses, das mir fremd ist. Ich bin gezwungen, inne zu halten und mich zu fragen, warum ich überhaupt hier bin, aber ich sehe nur unbeschriftete Türen, die mir keine Hinweise geben. Ich bekomme eine fragende Miene und reagiere manchmal beschämt, weil ich mich verirrt habe.

Inzwischen bin ich nicht länger ein Beobachter der Alzheimer-Krankheit und ihres Verlaufs. Ich bin ein unfreiwilliger Beteiligter.

Gestern hat mich jemand auf einen Vorfall hingewiesen, der auf meine Verwirrtheit zurückzuführen war; ich selbst konnte mich überhaupt nicht mehr daran erinnern. Das ist wohl ein Vorgeschmack dessen, was mich in den nächsten Jahren mit der Alzheimer-Krankheit erwartet.

Tipps für die Kommunikation mit einer alzheimerkranken Person

Was können Sie tun?

Nachsichtig sein. Bitte versuchen Sie, sich daran zu erinnern, dass sich Ihr Schützling nicht absichtlich so verhält. Versuchen Sie, das Verhalten nicht persönlich zu nehmen. Es ist die Erkrankung, die da spricht, nicht der Ihnen nahestehende Mensch.

Interesse zeigen. Wenn Sie Blickkontakt halten und in der Nähe Ihres Schützlings bleiben, wird die Person spüren, dass Sie ihr zuhören und sich bemühen, sie zu verstehen.

Ablenkung und Lärm vermeiden. Ein unruhiger und lauter Hintergrund erschwert die Kommunikation oder macht sie ganz unmöglich.

Nichts komplizieren. Verwenden Sie kurze Sätze und einfache Worte. Vermeiden Sie komplizierte Fragen oder Anweisungen.

Nicht unterbrechen. Vielleicht braucht Ihr Schützling für eine Antwort mehrere Minuten. Vermeiden Sie Kritik, treiben Sie nicht zur Eile an, korrigieren und streiten Sie nicht.

Nicht schreien. Die Erkrankung beeinträchtigt die Konzentrationsfähigkeit, nicht das Gehör.

http://www.mayoclinic.com/health/alzheimers/AZ00004

1.13 Ohne Schummeln!

Ich halte unablässig nach Übungen Ausschau, die das, was von meinem Verstand und meinen Fähigkeiten übrig geblieben ist, scharf erhalten oder schärfen. Ich spiele mehrmals am Tag «Simon», ein elektronisches Spiel. Täglich beschäftigte ich mich mindestens eine Stunde lang auf mehreren Internetseiten mit Wort- und Gedächtnisspielen. Manche Leute lösen Kreuzworträtsel, andere lesen die Zeitung. Im Laufe der vergangenen zwei Jahre hätte ich anhand meiner Erfolge bei diesen verschiedenen Spielen den ungleichmäßigen und unerbittlichen Verfall meiner kognitiven Fähigkeiten graphisch darstellen können.

Ich nehme an der Studie einer großen medizinischen Fakultät teil, die mir vierteljährlich eine neuropsychologische Testbatterie zur Verfügung stellt. Dann verbringe ich zwei Tage jeweils etwa acht Stunden damit, mit den Fingern auf die Tischplatte zu trommeln, mir Wortlisten einzuprägen und zu wiederholen, dem Untersucher zu sagen, wer Präsident der Vereinigten Staaten ist und andere Fragen zu beantworten, die ihm wichtig erscheinen. Manchmal fällt es mir schwer, mich zu konzentrieren oder aus einer Reihe von Buchstaben und Zahlen alle *w*s und 9er herauszufinden, oder die Leertaste zu drücken, wenn ein *X* auftaucht, vor dem ein *A* steht. Alle sechs Monate bekomme ich fünf farbige Diagramme und Kurven gezeigt, damit ich die jeweils erreichte Punktzahl vergleichen und den Verlauf ablesen kann.

> «Regen Sie sich nicht auf, wenn Sie nicht alle Antworten kennen.», sagt er.

Man hat mir gesagt, ich solle davon ausgehen, Teile des Tests nicht zu schaffen und die meisten Aufgaben nicht vollständig lösen zu können. Das läge im Wesen dieser Tests. Stellen Sie sich eine Person vor, die an ihren geistigen Fähigkeiten zweifelt, und der vor dem Testen empfohlen wird, sich zu entspannen, weil ein schlechtes Testergebnis keine Rückschlüsse auf die geistigen Fähigkeiten erlaube.

«Beeilen Sie sich», sagt der Untersucher, «gehen Sie aber nicht davon aus, alles zu schaffen.»

«Warum sollte ich mich dann überhaupt beeilen?», frage ich.

«Regen Sie sich nicht auf, wenn Sie nicht alle Antworten kennen.», sagt er.

«Welches sind die Antworten, die ich nicht zu kennen brauche?», frage ich.

Sie müssen wissen, dass es für alzheimerkranke Menschen bei diesen Tests keine allgemein gültigen Normen gibt. Es gibt keinen Konsens über die genaue Zahl der Stadien der Alzheimer-Krankheit. Es gibt keinen Konsens darüber, wie lange jedes Stadium dauert. Es gibt keinen Konsens darüber, wie während und zwischen den Stadien zu messen ist. Es gibt keinen Konsens darüber, wie schnell jemand seine oder ihre kognitiven Funktionen einbüßen sollte. Wir sind uns nicht einmal darüber einig, ob die Behauptung stimmt, dass wir im Alter vergesslicher werden! Wir haben vielleicht noch Erinnerungen, können sie nur nicht abrufen! Aber ich weiß wohl, dass wir irgendwo anfangen müssen.

> «Welches sind die Antworten, die ich nicht zu kennen brauche?», frage ich.

Ich schlage vor, dass sich alle Leute, die 30 Jahre oder älter sind, alle drei Jahre in einer neurologischen Facharztpraxis vorstellen. Bei diesem Termin sollen sie mit dem Neurologen oder der Neurologin vier Runden Doppelbridge spielen, vielleicht auch mit einer Person, die diesen neuen Gesundheitsberuf erlernt hat, den ich staatlich geprüfte *Bridgeologiefachkraft* nennen würde (und die die Buchstaben *B.O.* hinter ihren Namen setzen darf.) Das Spiel wird als Video aufgezeichnet und nach drei Jahren, beim nächsten Termin, mit dem gleichen Blatt nachgespielt und wieder aufgezeichnet. Dann werden die Spiele und Punkte verglichen. Haben Sie die gleiche Punktzahl erreicht? Haben Sie die Partie genau so gespielt wie vor drei Jahren? Ist Ihnen ein Stich gelungen? Haben Sie die Karten richtig gezählt? Haben Sie gleich oft gewonnen?

Im ersten Collegejahr – ich war damals ein ziemlich cleverer Diskussionsredner – fing ich mit Bridgespielen an. Wie nicht anders zu erwarten und bei den meisten männlichen Studierenden üblich, unterzog ich mich dieser Mühe nur um der Gesellschaft einer jungen Dame willen, deren Aufmerksamkeit ich erregen wollte. Sie spielte immer besser Bridge als ich, aber ich gewann ihr Herz – zumindest für ein paar Jahre. Beim Bridge lernt man, die in jeder Farbe ausgespielten Karten zu zählen. Man muss die Angebote sämtlicher Mitspieler analysieren und aufgrund ihrer Ansagen auf die Zusammensetzung ihres Blatts schließen. Während einer Partie Bridge arbeitet der Hippocampus auf Hochtouren. Er schickt seine Spürhunde aus, um das ganze Hirn eilends nach Informationen abzusuchen.

Vor ein paar Jahren nahm ich das Bridgespielen wieder auf; allerdings am Computer. Jetzt werde ich von meinen Gegenspielern und Partnern nicht mehr psychologisch/sozial/sexuell abgelenkt oder motiviert, weil nur Gott allein und der andere Spieler über das wirkliche Alter, das wirkliche Geschlecht, den Charakter und die sexuelle Orientierung meines Partners und meiner Gegner Bescheid wissen.

Anfangs hatte ich das Gefühl, wieder ganz der Alte zu sein: Wellington, der «Eiserne Herzog». Bald habe ich gemerkt, dass dieser Herzog ziemlich eingerostet war. Ich fing an, *assistiertes Bridge* zu spielen; so nannte ich die Version. Ich schummelte, legte einen Merkzettel an und notierte darauf die Kartenwerte, Farben und Ansagen.

Wenn ich jetzt eine Ansage mache und die Karten ausspiele, habe ich den Beleg für meine nachlassende Fähigkeit, Informationen einzuordnen und zu verstehen, deutlich vor Augen. Ich spiele todsichere Stiche aus, habe dann aber keine Ahnung, warum die Sache nicht funktioniert hat; ich weiß nur, dass ich sie verpatzt habe, nicht aber warum und wie. Ich fange wieder von vorn an und spiele den Stich noch einmal aus, aber die Sache bleibt weitgehend mysteriös. Wenn mich der Computer korrigiert, bediene ich immer noch nicht die richtige Farbe. Ich schaue mein Blatt an und werfe per Tastendruck die falsche Farbe raus, nicht nur einmal – manchmal zweimal!

Ich kann noch Bridge spielen! Ich kenne die Regeln. Ich kenne die «Tricks». Ich muss nur zählen und jeder der vier Farben 13 Karten zuordnen, dann dauert eine Partie nicht länger als fünf oder zehn Minuten.

Vielleicht lässt sich mit Bridgespielen der Krankheitsverlauf kostengünstiger, exakter und schneller messen als mit einem achtstündigen neuropsychologischen Test. Vielleicht könnte das Frühstadium der Alzheimer-Krankheit mit einer halben Stunde Bridge alle drei Jahre ebenso exakt diagnostiziert werden wie durch den Ausschluss jeder einzelnen anderen Erkrankung, die der Medizinischen Fakultät bekannt ist.

Wäre diese Idee nicht einen Doppelblindversuch, eine placebo-geprüfte, kultur- und generationsübergreifende Langzeit- und Longitudinalstudie wert? Schließlich wird mit den Medikamenten und mir auch nichts anderes gemacht!!

> **Vielleicht lässt sich mit Bridgespielen der Krankheitsverlauf kostengünstiger, exakter und schneller messen als mit einem achtstündigen neuropsychologischen Test.**

Das Internet bietet mehrere kostenfreie und einige kostenpflichtige Seiten zum Bridgespielen an. OKBridge (www.okbridge.com) ist das älteste aller derzeit vorhandenen Bridge-Angebote im Internet; hier spielen Leute aller Klassen, Anfänger ebenso wie Weltmeister.

SWAN Games (http://www.swangames.com/main/index.html) ist ein neuerer Mitbewerber. Bridge Base Online (http//www.bridgebaseonline.com/) ist gratis; wer allerdings offizielle Punkte sammeln oder um Geld spielen will, muss vorher eine Gebühr entrichten. MSN und Yahoo!Games unterhalten mehrere online Rubber Bridge-Rooms.

1.14
«Wir haben ein Medikament. Die Alzheimer-Krankheit kann behandelt werden!»

> Es gibt derzeit kein Medikament, das die Alzheimer-Krankheit heilt oder zum Stillstand bringt. Amtlich zugelassene Arzneimittel können bei manchen Betroffenen das Gedächtnis und die Denkfähigkeit vorübergehend verbessern oder stabilisieren.
> http://www.alz.org/AboutAD/Myths.asp

Bei vier verschiedenen Gelegenheiten haben mir vier verschiedene Ärzte gesagt (Ja, ich weiß, ich war bei vielen Ärzten. Ja, ich weiß, ich wechsle häufig den Arzt. Ja, ich weiß, ich wechsle häufig die Versicherung. Ich wechsle genau so oft wie der Arbeitgeber meiner Frau, die für meine Betreuung hauptverantwortlich ist, den Versicherungsträger wechselt.): «Ich habe eine gute Nachricht für Sie. Es hat lange gedauert, aber jetzt können wir die Alzheimer-Krankheit behandeln. Wir haben ein Medikament. Eines, das Ihnen helfen kann.» Und einer der Ärzten setzte in etwas leiserem und weniger vergnügtem Ton hinzu: «Es hilft natürlich nicht allen, und garantieren kann ich nichts, aber bei vielen Betroffenen verlangsamt diese neue Arzneimittelgruppe vorübergehend die Auswirkungen der Erkrankung auf ihren Alltag.» Dann fuhr er mit noch gedämpfterer Stimme fort: «Diese Tabletten bringen die Erkrankung nicht zum Stillstand, verlangsamen sie nicht einmal; sie scheinen nur das Auftreten bestimmter Krankheitsfolgen hinauszuzögern. Wenn sie ihre Wirksamkeit verloren haben, wird sich Ihr Zustand nicht von dem anderer, die die Tabletten nicht eingenommen haben, unterscheiden.» Mehrere Medikamentenstudien berichten, dass sie den Leuten eine gewisse Zeit lang «geholfen» haben – was sechs Monate, zwei oder drei Jahre bedeuten kann – ihre «Lebensqualität», ihren «Alltag», das eine oder andere Testergebnis zu verbessern, oder zumindest auf ihre Betreuungskräfte einen besseren Eindruck zu machen.

In jüngerer Zeit ist die Ärzteschaft zu dem Schluss gelangt, dass das Medikament womöglich auch noch Menschen im zweiten und dritten Stadium der Alzheimer-Krankheit «hilft». Sie beziehen sich auf die Tatsache, dass sich der Zustand mancher Menschen im zweiten oder dritten Krankheitsstadium deutlich verschlechtert, wenn sie eines der Medikamente plötzlich absetzen. Möglicherweise beeinflussen die Medikamente die Krankheit deutlich wahrnehmbar für kurze Zeit und verzögern dann unmerklich ihr Fortschreiten, so lange der oder die Betroffene noch lebt.

Wenn dann der jeweilige Arzt einige oder alle diese Probleme angesprochen hatte, lächelte er, stellte mir ein Rezept für eines dieser Medikamente aus, und ging aus dem Zimmer.

Einer hielt an der Tür inne, wandte sich an meine Frau und sagte: «Sie brauchen erst wieder zu mir in die Praxis zu kommen, wenn er die Hose runterlässt und ins Wohnzimmer pinkelt.» Die anderen drei schienen recht zufrieden zu sein. Schließlich hatten sie etwas für mich tun können, und diese Tabletten waren ihr bestes Angebot, mal abgesehen von ihrer Bereitschaft, die anscheinend mit dieser Krankheit schicksalhaft verknüpfte Depression und Angst zu behandeln.

Mit Blick auf die lange Geschichte der Alzheimer-Krankheit und ihrer früheren Behandlungsmöglichkeiten bin ich mir sicher, dass Ärzte, die in der Vergangenheit ihren Patienten sagen mussten, dass sie nichts tun können, ehrlich stolz und zufrieden sind, und das Gefühl genießen, uns Tabletten anbieten zu können.

Ich stelle mir vor, wie ich nach einem schweren Autounfall aus dem Koma aufwache und einen Doktor sagen höre:

Ich habe eine gute Nachricht für Sie. Sie werden an dem Schalthebel, der da aus Ihrem Kopf ragt, nicht sterben. Leider werden Sie langsam verbluten, was sich meist über einen Zeitraum von zehn Jahren hinzieht. Die letzten zwei oder drei Jahre Ihres Lebens werden für Sie und Ihre Angehörigen sehr schwer werden.
Die gute Nachricht ist, dass wir jetzt ein Medikament haben, das bei manchen Leuten für eine gewisse Zeit, das können sechs Monate oder zwei, drei Jahre sein, einen Teil Ihres Bluts gerinnen lässt und den Vorgang verlangsamt. Leider wird sich das Blut aber nur hinter dem Gerinnsel stauen und wenn es sich dann auflöst, werden Sie genau so viel Blut verlieren wie Sie verloren hätten, wenn Sie die gerinnungsfördernden Tabletten nicht geschluckt hätten. Als Ihr Arzt freue ich mich, Ihnen dieses Medikament anbieten zu können.

Was wäre wohl meine angemessene Antwort?

Diese Tabletten können anscheinend aus drei unterschiedlichen Blickwinkeln betrachtet werden: dem des Arztes, der Betreuungskraft, des Patienten oder der Patientin.

Die Ärzteschaft kann, wenn die Diagnose einmal gestellt, bestätigt und verkündet ist, für den Patienten nur noch wenig oder überhaupt nichts mehr tun. Sie wartet ab, bis eine Krankheitsfolge auftritt – Depression, Angstzustände, unangemessenes Verhalten, Atem- und Schluckbeschwerden – um diese Folgen dann mit weiteren Tabletten zu behandeln. Ich vermute stark, dass es den Ärzten lieber ist, diese Tablette zu verordnen, als mitteilen zu müssen: «Ich kann Ihnen keine Erklärung anbieten für dieses Leiden, auch nicht verlässlich vorhersagen, wie und wie lange der Patient noch leben wird. Für meine Person kann ich nur sagen ‹Ich werde dem Kranken nicht schaden.›»

Tatsächlich war einer der Ärzte, mit dem ich mich unterhalten hatte, ziemlich verblüfft, als ich seine Botschaft von der Existenz dieses Medikaments nicht mit feinem Lächeln und einem festen Händedruck für ihn und die Pharmaindustrie quittierte.

Für pflegende Angehörige ist dieses Medikament so etwas wie ein Geschenk des Himmels. Es verschafft sofort Erleichterung, oder zumindest die Möglichkeit einer vorübergehenden Erleichterung ihres Lebens, weil sie sich vor dem Leben, das sie leben müssen, mehr fürchten als vor der Krankheit selbst. Ein neuere Umfrage hat ergeben, dass die Öffentlichkeit insgesamt, besonders aber Leute, die einen alzheimerkranken Menschen betreuen, mehr Angst davor haben, für eine Person mit der Alzheimer-Krankheit verantwortlich als selbst betroffen zu sein. Für Betreuungspersonen sind die Tabletten die konkrete Basis ihrer Hoffnung, dass rechtzeitig ein Heilmittel für ihren Schützling gefunden wird. Schließlich geht niemand zum Arzt, um sich einen Rat geben zu lassen, sondern ein Rezept. Krankheiten werden nicht mit Kräutern, viel Obst und Sport kuriert – was hilft, sind Tabletten. Wenn du traurig bist und den Zustand beenden willst, wirf eine Pille ein. Wenn du glücklicher sein möchtest, nimm eine Pille, oder, wenn es schneller gehen soll, schnüffle den Stoff, oder spritze ihn dir direkt in die Vene, dann geht es am allerschnellsten. Pillen, Tabletten, Kapseln … übersteigen die Ladenpreise nicht bei weitem ihre Herstellungskosten? Da werden sich die notleidenden Arzneimittelfirmen wohl Mühe geben, ein paar Scheine übrig haben, und noch mehr Medikamente entwickeln?

Nicht, dass ich keine Fragen zu den Tabletten hätte: Gibt es sie in Depotform, damit ich nicht alle drei, vier Stunden eine nehmen muss? Übernimmt meine Versicherung die Kosten? Lassen sich die Nebenwirkungen mit einem anderen Medikament behandeln? Wird man davon abhängig? Gibt es ein Generikum? Ist es in

> Tatsächlich war einer der Ärzte, mit dem ich mich unterhalten hatte, ziemlich verblüfft, als ich seine Botschaft von der Existenz dieses Medikaments nicht mit feinem Lächeln und einem festen Händedruck für ihn und die Pharmaindustrie quittierte.

Mexiko oder Kanada billiger? Und meine persönliche Lieblingsfrage: Löst es Verstopfung aus?

Pflegende Angehörige klammern sich an ein neues Medikament wie an einen schwachen Rettungsring, wenn sie das Gefühl haben, ihrer dahinschwindenden Hoffnung auf ein plötzlich entdecktes Heilmittel neue Nahrung geben zu müssen. Wenn sich nur alle lange genug an irgendetwas festklammern können, bis die Wunderwaffe gefunden ist!

Für mich klang die frohe Botschaft mit der Pille irgendwie gut. Ich las die Studien, die Grundlagen der Behauptungen und sorgfältig formulierter Werbeanzeigen waren. Als neue Studien herauskamen, Studien, die nicht die Inhaber der Herstellerfirmen oder ihre finanziell gut ausgestatteten Expertenteams durchgeführt hatten, fingen die Farben einiger Pillen an, zu verblassen. Als ich mir anschaute, mit welchen Standards deren Wirksamkeit gemessen wurde, fingen einige an zu zerbröseln. Als ich versuchte, mein eigenes Verhalten zu betrachten und den übertriebenen Darstellungen anderer lauschte, die diese Tabletten schlucken, fragte ich mich, warum ich Tabletten schlucke. Jetzt bin ich in einer Zwickmühle. Ich weiß, dass ich den Punkt verpasst habe, an dem mir die Tabletten vielleicht/vermutlich/tatsächlich gut getan hätten. Ich weiß, dass die Erkrankung fortgeschritten ist und fortschreiten wird. Ich habe mir eingeredet, es sei schädlich, das Medikament bis zum Tag vor meinem Tod einzunehmen, weil ich einen plötzlich einsetzenden Schwall wie auch immer gearteter negativer Folgen für meinen geistigen Zustand fürchte. Ich habe Geschichten von Kranken gehört, die aus irgend einem Grund aufgehört hatten, die Tabletten einzunehmen, daraufhin sehr schnell abbauten, dann wieder damit anfingen, allerdings nie mehr ihren früheren Zustand erreicht haben.

Viele Leute mit einer schweren Depression gehen durch ein Stadium, in dem sie für Medikamente, die sich in die chemischen Prozesse ihres Gehirns einmischen, unendlich dankbar sind. Obgleich ihnen niemand genau sagen kann, was abläuft und warum sich das Medikament auf ihr Denken so und nicht anders auswirkt, sie haben so viel durchgemacht, dass sie einfach nur erleichtert sind. Im Laufe der Zeit sind sie gezwungen, sich mit den Nebenwirkungen der in ihrem Gehirn stattfindenden chemischen Experimente zu befassen. Es stellt sich heraus, dass die Chemieindustrie nicht nur in Labors, vielmehr auch in Gehirnen herumexperimentiert. Doch auch das hat seinen Preis. Es gibt unbeabsichtigte Folgen: Wir stellen nämlich fest, dass auch kluge, gebildete, wohlmeinende Leute, auf deren Meinung zu verlassen wir stets ermuntert werden, Fehler machen – Fehler, die sich erst im Nachhinein als solche erweisen.

Im Moment bin ich unsicher und frage mich, ob die Pillen-Botschaft für mich eine gute oder eine schlechte ist. Den Menschen in meiner Umgebung scheint sie allerdings Freude zu bereiten. «Bitte reich' mir ein Glas Wasser und noch mal eine Handvoll Pillen.»

In der Populärliteratur der späten 1970er-Jahre wurde behauptet, das Amerikanische Volk wäre medikamentös «überversorgt.» Die Autoren betonten das Suchtpotenzial von Medikamenten, prangerten die aggressive Werbung der Pharmaindustrie und die leichtfertige Verschreibungspraxis der Ärzteschaft an, um zu dem Schluss zu gelangen, dass Millionen Menschen süchtig oder suchtgefährdet sind. Obwohl viele Studien über Medikamentenverbrauch und -verschreibung sowie praktische Erfahrungswerte vorlagen, die den bedrohlichen Gedanken einer «Überversorgung» nicht belegten, wurden diese Informationen weitgehend ignoriert. Das Konstrukt der Überversorgung mit Medikamenten wankte nicht, weil es der Bevölkerung dazu diente, ihre Enttäuschung über die medizinische Versorgung auszudrücken und ihre Ängste zu artikulieren, die eine komplexe, im Wandel begriffene Welt auslösten. Es simplifizierte die Tatsachen, teilte die Welt auf in Täter und Opfer und half, den Boden für Reformen zu bereiten ... Diese historische Studie zeigt, dass kulturelle Überzeugungen und Werte die Risikowahrnehmung ebenso prägen wie sie von Informationen geprägt wird. Sie führt zu dem Schluss, dass die Amerikanische Arzneimittelpolitik seit 1900, ungeachtet des vorhandenen Forschungswissens, auch stets von Mythen bestimmt wurde.

http://repository.upenn.edu/dissertations/AA19308663/

1.15
Träume, Medikamente, die Alzheimer-Krankheit und ich

> ... es können folgende Nebenwirkungen auftreten: Wadenkrämpfe, Übelkeit, Erbrechen, Stuhlverstopfung, Einschlaf- oder Aufwachstörungen, lebhaftere Träume, Albträume ...
> *Zitat aus einer beliebigen Packungsbeilage*

Wenn ein Mensch träumt – wir träumen übrigens alle – versucht sich der vordere Teil des Gehirns vom Gehirnkern abzukoppeln. Während bestimmter Perioden im Schlafzyklus findet im Gehirnkern ein elektrisches Gewitter statt. Gelegentlich gelangt etwas von dieser elektrischen Energie in den ruhenden vorderen Gehirnteil.

> «Was soll das? Diese Stimulierung muss etwas bedeuten. Ich sehe, höre, spüre nichts. Ich muss die Sache aber regeln», sagt sich Ihr Frontallappen. Her mit den Träumen! «Hoppla, was stellen diese chemischen Substanzen mit meinem natürlichen Traumvorgang an? Nachdem ich 61 Jahre lang versucht habe, seine Träume zu deuten und zu beherrschen, könnte er mich wahrhaftig in Ruhe lassen. Ich kann diese Sache doch ganz alleine regeln.» sagt der Frontallappen zum Hippocampus. «Aber nein, nur weil er ein wenig niedergeschlagen ist, fängt er an, Tabletten zu schlucken, die mich so stark stimulieren, dass ich hilflos ausgeliefert bin. Das Ganze gefällt mir nicht.», beklagt sich der Frontallappen. «Ich werde ihm schon zeigen, was passiert, wenn er die Tabletten wechselt ...»

Vergangene Nacht war ich in Bosnien und fuhr, auf einem Panzer sitzend, durch kriegszerstörte Dörfer. Die Nacht zuvor war ich in Botswana und fuhr mit einem Jeep über Land! Wo ich wohl heute Nacht sein werde? Inzwischen erinnere ich mich an meine Träume. Inzwischen habe ich «luzide» Träume: Ich merke, dass ich träume, habe aber das Gefühl, mich im Traum zu bewegen.

Ich habe meine Medikamente gewechselt!

Wenn ich mit Medikamenten rumexperimentiere, die mit Dopamin und den verschiedenen Rezeptoren in meinem Kopf, die das Zeug aufnehmen, rumexperimentieren, bekomme ich fast immer Probleme mit meinen Träumen.

Wir alle träumen. Nicht alle Menschen erinnern sich an ihre Träume. Nicht alle Nächte sind gleich; an manche Träume erinnern wir uns mehr, an andere weniger.

Ich träume nicht gern (d. h. ich erinnere mich nicht gerne an meine Träume). Mir wäre es lieber, die Augen um Mitternacht zu schließen und um 8.00 Uhr morgens wieder aufzuschlagen, ohne mich an irgendetwas zu erinnern, was während der Nacht innerhalb oder außerhalb meines Kopfs passiert ist. In meiner Prä-Alzheimerzeit war ich mit einer Hirnchemie gesegnet, die meinen Frontallappen während der REM-Phase (Abkürzung für «rapid eye movements», rasche Augenbewegungen) nicht völlig in Schlaf versetzte, sodass ich beim Träumen wach genug war zu merken, dass ich träume. Das sind luzide Träume.

Vor sechs Monaten habe ich zum letzten Mal die Zusammensetzung meines morgendlichen und abendlichen Medikamentencocktails betrachtet. Ich finde, er sollte alle sechs Monate durch meine Augen, die Augen meiner Betreuungskräfte, die Augen eines Neurologen, Gerontologen, Hausarztes, Psychologen, Psychiaters betrachtet werden sowie mit den Augen sämtlicher Personen, die sich derzeit mit meiner Gesundheit beschäftigen und vielleicht etwas sehen, was mir verborgen bleibt.

Es gibt keine Zeitschiene für das Fortschreiten der Alzheimer-Krankheit. Ich habe den Eindruck, dass sie sich sprunghaft entwickelt, mit ungleich lang andauernden Zeitabschnitten zwischen den Aktivitätsspitzen. Ich versuche, mich von innen zu sehen, INSIDE OUT, während die Spezialisten von außen auf mein Inneres sehen, OUTSIDE IN. Manchmal führen diese unterschiedlichen Sichtweisen zu unterschiedlichen Schlüssen, wenn es um die Frage geht, ob meine tägliche Tablettenration verändert werden soll oder nicht. Wenn die Mehrzahl des Komitees meint, es habe sich wohl nicht viel geändert, plädiere ich für die Fortsetzung der aktuellen Medikation (der vereinbarten Verhaltensregeln), meine Frau unterstützt mich, ich rufe zur Abstimmung, der Beschluss wird meist einstimmig gefasst, wir setzen einen neuen Termin in sechs Monaten fest, blättern allen Anwesenden ihr Honorar auf den Tisch und gehen.

Wenn wir meinen, es habe sich wohl etwas verändert, sprechen wir darüber, suchen nach Möglichkeiten, mit der Veränderung umzugehen und verändern, was wir glauben verändern zu müssen. Die meisten Veränderungen betreffen die Medikamente, die ich zum Frühstück und beim Mittagessen konsumiere. «Nehmen Sie mehr, nehmen Sie weniger, nehmen Sie dies, nehmen Sie jenes, und bitte nicht vergessen: Sie sollen keinesfalls Grapefruitsaft trinken.», sagen die mit Prophetenblick ausgestatteten, am Konferenztisch versammelten Personen. Ich gehe nach Hause, werfe Medikamente, die völlig in Ordnung (und teuer) sind, in den Müll, und bereite mir mehr und andere Arzneimittelcocktails zu.

> Wenn die Mehrzahl des Komitees meint, es habe sich wohl nicht viel geändert, plädiere ich für die Fortsetzung der aktuellen Medikation (der vereinbarten Verhaltensregeln), meine Frau unterstützt mich, ich rufe zur Abstimmung, der Beschluss wird meist einstimmig gefasst, wir setzen einen neuen Termin in sechs Monaten fest, blättern allen Anwesenden ihr Honorar auf den Tisch und gehen.

Noch in derselben Nacht fängt es an: Ich bin in meinen Träumen aktiv. Sie sind wie reale Erlebnisse, die ich wirklich fühlen kann. Sie sind wie Träume, weil ich träumend über mich nachdenken kann. Ich wache mit diesem Gefühl auf. Ich wache auf und frage mich verwundert, wieso mich ein Traum so aufregt. Ich wache auf mit dem Wunsch, mich nicht an meine Träume zu erinnern. Ich wache auf, und wieder ist das Datum meiner Medikationsüberprüfung einen Tag näher gerückt.

Es ist schlimm genug, mit Vergesslichkeit zu leben. Schlimmer aber ist es, wenn dir das, woran du dich erinnerst, zusätzlichen Kummer bereitet!

Alle scheinen sich darüber einig zu sein, dass nichts die Alzheimer-Krankheit stoppen kann, weil niemand ihre Ursache kennt. Warum nur verschreiben alle, insbesondere Psychiater und Neurologen (man *weiß* ja, dass sie während ihres Medizinstudiums mit dem Gehirn eng verbunden sind und chirurgisch davon getrennt werden, wenn sie ihre Assistenzarztstellen antreten) Tabletten gegen die Nebenwirkungen anderer Tabletten gegen die Nebenwirkungen der Erkrankung? Mein Gehirn rebelliert bereits offen gegen die «normalen» Arten, Informationen zu verarbeiten und zu speichern.

Vielleicht sollte ich weniger Tablettenkonferenzen, dafür mehr «Ich»-Konferenzen abhalten. Ich sollte mir mehr Aufmerksamkeit schenken und alles Weitere vertrauensvoll meinem Gehirn überlassen.

1.16
Ach, wär' ich eine Nacktmaus!

Fast täglich lese ich, dass irgendeine Schar Nacktmäuse von irgendeiner schrecklichen Krankheit geheilt wurde. Kürzlich sind mir Artikel über Nacktmäuse mit einer Variante der Alzheimer-Krankheit begegnet. Wenn sie diese oder jene chemische Substanz verabreicht bekamen, wurde der Bestandteil der Alzheimer-Krankheit, an dem sie litten, kuriert.

Was wir für Mäuse tun können, können wir sicher auch für Menschen tun. Miroslav Holub, ein tschechischer Immunologe und zu seiner Zeit sehr berühmter Dichter, war der Erste, der eine Nacktmaus entdeckte und identifizierte. Wie es dazu kam – zur Nacktmaus – ist meines Wissens nicht dokumentiert. Ich weiß, dass er anfing, sie zu züchten und sich schon bald ganz der Dichtkunst widmen konnte, weil er durch den Handel mit Nacktmäusen so viel Geld verdiente.

Tatsache ist, dass die Nacktmaus eine Mutantin ist (http://www.medterms.com/script/main/art.asp?articlekey=33771). Sie wird Nacktmaus (*nude* mouse) genannt, erstens, weil sie keine Haare hat, zweitens, weil sie zwei identische, *nu* genannte Gene besitzt. Wegen des rezessiven *nu*-Mutantengens ist sie homozygot (Wetten, das erfahren Sie nicht, wenn Sie im Fernsehen *American Idol* anschauen und den Superstar suchen.).

Wer sich für Steuerbefreiung und andere, Nacktmäusen eingeräumte Privilegien qualifizieren will (Steuerfreibeträge und Abschreibungen für bestimmte Veränderungen, die an ihren Käfigen vorgenommen werden mussten, um sicher in die Badewanne, zur Toilette gehen, ins Bett und aus dem Bett steigen zu können), muss ohne Thymusdrüse auf die Welt gekommen sein. Wenn Sie irgendein Tier sind und ohne Thymusdrüse geboren wurden, fehlt Ihnen unglücklicherweise die Fähigkeit, T-Zellen zu bilden, eine im Blut herumschwimmende Lymphozytenart, die unerwünschte Eindringlinge ausfindig macht und zerstört. Ohne T-Zellen können Sie Tumore oder Gewebe von anderen Tieren nicht abstoßen, und Ihr Immunsystem ist keinen Pfifferling wert.

Möglicherweise ist das Leben einer Nacktmaus gar nicht so toll, wie es beim ersten Beschnuppern zu sein scheint. Für die Wissenschaft wäre der Schritt von einer 50 g wiegenden Nacktmaus zu meinen 99,5 kg ein wahrer Quantensprung. «Heilung» bedeutet für mich, dranzubleiben, die verstreut herum liegenden Bruchstücke unseres Wissens über die Erkrankung zusammenzutragen und zu prüfen, ob sie zu meinem Leben «passen». Ich persönlich glaube, dass noch sehr viel Zeit vergehen wird, bis wir den Krankheitsprozess und alle seine Ursachen verstehen. Ich glaube, dass – wie bei der AIDS-Therapie – der nächste Durchbruch bei der Behandlung meines Leidens die Entwicklung eines Medikamentencocktails sein wird, der den individuellen Trinkvorlieben entsprechend abgeschmeckt wird. Wir müssen die bei gewissen Ärzten derzeit vorherrschende Mentalität des «Nehmen Sie diese Tablette und kommen Sie wieder, wenn ich ein paar Auswirkungen der Erkrankung behandeln kann.» überwinden.

Inzwischen lese ich die regelmäßig in der allgemeinen Presse erscheinenden Artikel über «Durchbrüche» in der Alzheimer-Forschung überhaupt nicht mehr. Wenn sie herausfinden, was die Krankheit auslöst, wie sie zum Stillstand gebracht wird, wie die Schäden rückgängig gemacht werden können, die sie einem gesunden Gehirn zufügt, erst dann werde ich das Sonderheft vom *Time* Magazin kaufen und lesen. Bis es soweit ist, lese ich medizinische Fachzeitschriften für Alzheimer-Studien, die statistisch relevante

> Inzwischen lese ich die regelmäßig in der allgemeinen Presse erscheinenden Artikel über «Durchbrüche» in der Alzheimer-Forschung überhaupt nicht mehr.

Ergebnisse hervorgebracht haben, die ihre Messungen anhand eines bestimmten Sets von Fragen durchgeführt oder ausgewertet haben, was pflegenden Angehörigen vor und nach der Behandlung aufgefallen ist. Soll ich mehr oder weniger Vitamin E, B, C und Folsäure zu mir nehmen? Soll ich um eine Immuntherapie betteln, deren Risiken ignorieren und mich auf die fünf Personen konzentrieren, die sich ihr so problemlos unterzogen haben? Wie wäre es, meinen Cholesterinspiegel oder meinen Blutdruck zu senken? Ich esse bereits große Mengen Brokkoli.

Leider bin ich keine Nacktmaus, war nie eine und werde nie eine sein. Alles in allem bin ich weiterhin froh und zufrieden mit dem was ich war, was ich bin und sein werde.

Für das Wort *Maus* finden sich bei Google 398 000 000 Web-Einträge.

1.17
«Bei mir wurde die Alzheimer-Krankheit diagnostiziert»

Persönliche Betroffenheit sensibilisiert, sodass man es bemerkt, wenn die Sache im eigenen Umfeld auftritt. Sie haben den Arm gebrochen und stellen verblüfft fest, wie viele Leute Sie kennen, die einen Arm gebrochen haben. Sie kaufen ein Haus, und schon bekommen Sie zahlreiche Hauskaufgeschichten zu hören. Sie stellen fest, dass Sie Krebs haben und fast jede Ihnen bekannte Person wird jemanden kennen, die oder der Krebs hat und eine entsprechende Geschichte erzählen können.

Was passiert, wenn Sie den Leuten sagen, dass Sie Alzheimer haben? Meine Erfahrung ist, dass die Mitteilung erst einmal mit Schweigen quittiert wird. Dann äußern sie sich besorgt, kommen alsbald auf irgendeinen Artikel über jüngste Fortschritte im Kampf gegen die Erkrankung zu sprechen und wechseln das Thema. Bei der nächsten Begegnung entschuldigen sie sich, dass sie nicht «mehr gesagt» haben, und erzählen mir dann mit feuchten Augen, wie es einem alzheimererkrankten Angehörigen, Freund oder Nachbarn geht.

Ich glaube, die Menschen fürchten sich mittlerweile vor der Alzheimer-Krankheit mehr als vor einer Krebserkrankung. Früher war Krebs die schlimmste Vorstellung, heute ist es Alzheimer. Wie bei Krebs auch, können wir im Grunde sehr wenig tun, um der Erkrankung vorzubeugen. (Bitte mal ehrlich: «Mehr Brokkoli essen!», hör' mir doch auf!) Die Alzheimer-Krankheit ist unheilbar. Sie herrscht uneingeschränkt über unseren Geist und schließlich auch über unseren Körper. Die Krankheit tut mit uns und an uns, was sie will; wir sind lediglich Beobachter

> Ich glaube, die Menschen fürchten sich mittlerweile vor der Alzheimer-Krankheit mehr als vor einer Krebserkrankung. Früher war Krebs die schlimmste Vorstellung, heute ist es Alzheimer.

und Beobachterinnen des Niedergangs unserer Geisteskräfte.

Zugegeben, auch ich verfüge über keine angemessenere und hilfreichere Form der Reaktion, wenn mir eine befreundete Person oder ein Angehöriger mitteilt: «Bei mir wurde die Alzheimer-Krankheit diagnostiziert.» Es war ein Schock für mich, als ich die Diagnose zum ersten Mal hörte, wie es Sie schockieren wird, wenn Sie hören, dass jemand alzheimerkrank ist. Wir wissen wenig darüber. Viel von dem, was wir «wissen» entspricht nicht oder nur teilweise der Wahrheit. Wenn wir selbst nicht erkrankt sind, wollen wir nicht viel davon wissen. Wir wollen uns nicht eingestehen, dass wir viel darüber wissen sollten. Aus den Augen, aus dem Sinn. Auch ich habe nach dem Motto gelebt. Ich würde heute noch gern danach leben.

1.18
Rom brennt ... Ein Gleichnis

Es war einmal eine Stadt, in der eine Feuersbrunst ausbrach – und zwar in Rom, genau am 18. Juli 64 v. Chr. – und 10 ihrer 14 Viertel verwüstete. In den betroffenen Vierteln wohnten überwiegend ältere Leute. Eines dieser Häuser gehörte Richard Tiberius Augustus Taylor, einem 61-jähriger Psychologiedozenten. Als er hörte, dass das Feuer sein Haus bedrohte, rannte er sofort los. Er hastete durch die engen, holprigen Straßen Roms und spürte die Hitze. Alles schienen in Panik. Selbst die erwachsenen Kinder der Bewohner waren ratlos. Die Bewohner wirkten völlig verblüfft und verwirrt.

Richard erreichte schließlich sein Haus und untersuchte zusammen mit seinem Nachbarn, einem Neurophysiologen, den angerichteten Schaden. Der war bislang allerdings minimal. Doch Richard spürte noch immer die Hitze. Es war als schwele das Feuer in seinem Innern. Er griff in die Toga und zog sein neu erworbenes Handy heraus. Weil er wusste, dass die Feuerwehr ihn und sein Haus schützen würde, wählte er die Nummer der Leitstelle. Er musste die Nummer zehnmal tippen, bis schließlich jemand antwortete.

«Tut uns leid, Bürger Taylor, wir sind zurzeit überlastet. Es rufen uns so viele Leute wegen des Feuers an.», sagte die Stimme am anderen Ende. «Wir wissen nicht genau was los ist, aber sobald wir klarer sehen, werden wir Ihnen sofort helfen, je nach Höhe Ihrer Feuerversicherung, verlassen Sie sich darauf. Im Moment raten wir allen Leuten, rund um ihre bedrohten Häuser ein feuerhemmendes Mittel zu verteilen, das die Flammen sechs Monate lang aufhält. Dieses Mittel hat bereits in vielen Fällen die Ausbreitung des Feuers verlangsamt.»

«Aber danach wird mein Haus doch bis zum Grund niederbrennen!», flehte Richard in den Apparat.

«Wir wissen einfach zu wenig über dieses Feuer, oder was für ein Feuer es eigentlich ist, um jetzt schon mit chemischen Substanzen dagegen vorzugehen. Wir wollen die Sache nicht verschlimmern. Sie kennen unser Motto: ‹Füge keinen

Schaden zu.› Mehr können wir im Augenblick nicht tun. Im Moment sind unsere Hände und Schläuche gebunden.»

«Aber mein Haus wird niederbrennen!», entgegnete ein verängstigter und zunehmend niedergeschlagener Richard.

«Ich habe gehört, dass in der Feuerwehrakademie Doppelblindstudien laufen. Rufen Sie doch mal an, vielleicht können Sie teilnehmen.»

Richard rief bei der Akademie an und sagte zum Leiter: «Mein Haus brennt nieder. Was können Sie für mich tun?»

Der Leiter antwortete: «Schön, dass Sie anrufen. Wir führen derzeit mehrere Studien durch, manche bis ins Stadium 2 der Feuerverhütung und Feuerverzögerung. Es tut mir wirklich sehr Leid, aber etwas Besseres hat Ihnen die Akademie zur Zeit nicht zu bieten. Bedaure, wir können keine Wunder wirken.»

«Leute, versteht ihr denn nicht?», sagte Richard. «Mein Haus steht bereits in Flammen! Ich brauche einen der sie löscht, nicht jemanden, der dem Feuer vorbeugt oder es hinauszögert. Ich stehe in Flammen! JETZT!»

Innerhalb der nächsten sechs Tage legte das Feuer 60 % der Stadt Rom in Asche.

Tacitus, ein Aristokrat und Geschichtsschreiber, wollte Kaiser Nero für das Feuer verantwortlich machen. Bei diesem Gleichnis geht es nicht um Schuldzuweisung. Es geht nicht darum, wer das Feuer gelegt hat. Es geht nicht um die Feuerwehr, die nicht über die technischen Mittel verfügte, um das Feuer zu bekämpfen. Es geht um die Bürger und Bürgerinnen der Stadt Rom, die im Feuer umkamen, weil sie das Pech hatten, im falschen Jahrhundert gelebt zu haben.

> Es ist viel zu verlieren. Tun wir, was wir heute tun können, um die Opfer, ihre betreuenden Angehörigen und die Ärzteschaft zu unterstützen.

Wenn Rom brennt, ist keine Zeit zu verlieren. Tun wir, was wir heute tun können, um die Opfer, ihre pflegenden Angehörigen und die Ärzteschaft zu unterstützen. Die Alzheimer-Krankheit ist wie ein Brand, der unzählige Menschen um viele produktive, glückliche Lebensjahre bringt.

«Hilfe! Ich stehe in Flammen!»

1.19
Wie soll ich mir das erklären?

Wie erklärt sich ein Mensch, der bereits Anzeichen von Plaques in seinem Gehirn aufweist, was in seinem Kopf vorgeht? Was verstehe ich unter Verstehen? Wie verstehe ich, wie ich verstehe? Inwiefern unterscheide ich mich von anderen Menschen? Was folgt aus diesem Unterschied?

Wer «rauskriegen» will, was es mit der Alzheimer-Krankheit auf sich hat, und selbst davon betroffen ist, kann genau so gut versuchen «rauszukriegen», wie man einen Spaceshuttle baut, und zwar anhand von Plänen, die in zehn verschiedenen

Sprachen abgefasst, unterwegs fallen gelassen und willkürlich wieder zusammengesetzt wurden. Ach, übrigens: Wir sind uns weder sicher, dass die Pläne vollständig, noch dass es die richtigen Pläne waren, weil es unethisch wäre, sie an Menschenwesen auszuprobieren. Vermutlich gibt es – selbst an guten Tagen – auf Erden keinen einzigen Menschen, der wirklich alles über den Bau eines Spaceshuttles weiß. Weil die Sache so kompliziert ist, sind die dabei auftauchenden Probleme überwiegend Kompatibilitätsprobleme (der Ingenieur rechts weiß oder versteht nicht, was der Ingenieur links tut, weshalb ihre Computerprogramme fehlerhafte Daten liefern, wenn sie sich im Prozessor begegnen). Mische alle Seiten ihrer Entwürfe, und es wird wenig oder gar nichts nutzen, mehr als die erste Seite zu lesen, weil die nächste Seite mit der vorhergehenden nicht logisch verknüpft ist. Im Grunde behindern Logik und Vernunft das Verständnis, weil die Seiten durcheinander sind.

Heute sind manche meiner logischen Schaltkreise falsch verbunden. Manche produzieren unter bestimmten Umständen Fehlzündungen, dann wieder funktionieren sie gut. Manche sind einfach überhaupt nicht verbunden. Manche Informationen habe ich nicht richtig eingegeben. Andere waren schlicht erfunden, wieder andere sind einfach nicht da. Trotzdem versuche ich hartnäckig, den Datenmüll sinnvoll zu ordnen. Ich versuche zu verstehen, was mit mir geschieht. Ich versuche vorherzusehen, was ich tun werde und wann. Ich versuche mir zu erklären, was ich getan habe und warum. Ich versuche, mein widersprüchliches Verhalten zu verstehen und mir die Widersprüche zu erklären.

Wie kommt es, dass ich etwas am Morgen «richtig», am Nachmittag «falsch» mache? Warum erinnere ich mich an Einzelheiten, die allen anderen entfallen sind, und vergesse wichtige Dinge, die alle kennen? Inzwischen befasst sich eine wachsende Zahl von Fachleuten gewerblich mit dieser Frage und kann immer genauer erklären, warum Menschen mit der Alzheimer-Krankheit tun, was sie tun (vielleicht in ein paar kleineren Studien), sind aber weniger erfolgreich, wenn sie vorhersagen sollen, was wir unter welchen Umständen künftig tun werden. Bestimmte Verhaltensweisen können sie vorhersagen, doch diese betreffen meist Menschen in den fortgeschrittenen Krankheitsstadien, wenn sich der physiologische Zustand so verschlechtert hat, dass dieser und nicht die Psychologie im Vordergrund steht.

> Wie kommt es, dass ich etwas am Morgen «richtig», am Nachmittag «falsch» mache? Warum erinnere ich mich an Einzelheiten, die allen anderen entfallen sind, und vergesse wichtige Dinge, die alle kennen?

Pflegende Angehörige, die meist immer noch hoffen, wir litten nicht an der Alzheimer-Krankheit, auch wenn eigentlich keine Zweifel mehr angebracht sind, verweisen auf unser widersprüchliches Verhalten – vorhersehbar vs. unvorhersehbar, normal vs. unnormal, erwartet vs. unerwartet – und äußern: «Siehst du, hab' ich dir nicht gesagt, dass es kein Alzheimer ist? Wenn du wirklich diese Krankheit hättest, würdest du dich auch stets krank verhalten.»

Im Grunde wissen wir recht wenig darüber, wie und warum ein «normales» Gehirn funktioniert; meist meinen wir nur zu wissen. Die Tatsache, dass Sigmund Freud überwiegend falsche Schlüsse gezogen hat (ein Schluss, den ich selbst und ein paar tausend andere gezogen haben), veranlasst uns nicht, innezuhalten und uns zu fragen, ob die Annahme richtig ist, dass sich durch Nachdenken über das Denken sämtliche Fragen über das Denken beantworten lassen. Derzeit raten wir herum (wenn auch recht gescheit), wenn es um die Beziehung zwischen Gehirnaktivität und Verhalten geht. Wenn wir uns die Farbe Rot vorstellen, färbt sich dieses Gehirnareal in der Computertomographie grün. Na und?

Wir haben ein paar Vorstellungen. Wir haben ein paar Untersuchungsmethoden. Wir haben ein paar Medikamente, welche die chemischen Vorgänge im Gehirn und dadurch wohl das Verhalten verändern. Wie oder warum sie wirken, auch darüber kann lediglich spekuliert werden. Wir haben ja nicht einmal die chemischen Abläufe im Gehirn wirklich ganz verstanden. Wie können wir erklären was falsch läuft, wenn wir nicht erklären können, wie es richtig läuft?

Wir wissen zwar sehr viel mehr über die Alzheimer-Krankheit als Dr. Alois Alzheimer gewusst hat, allerdings immer noch nichts über die Ursache. Wir wissen immer noch nicht, warum manche Menschen sehr schnell, andere jahrelang langsam verfallen. Wir wissen nicht, was wir tun, im Hinblick auf das Gesamtbild der Gehirnfunktionen, auf welches wir uns geeinigt haben, weil es kein Gesamtbild gibt. Wir wissen, dass wir noch nicht genügend wissen, und deshalb nichts tun können, um die Krankheit zum Stillstand zu bringen, ihren Verlauf umzukehren oder zu verhindern, dass Menschen überhaupt erkranken (Letzteres bleibt leider wahr, auch wenn in den Schlagzeilen steht, die Forschung habe entdeckt, der Verzehr von diesem oder jenem beuge der Alzheimer-Krankheit vor. *Nichts kann der Alzheimer-Krankheit vorbeugen*).

Unser Nicht-Wissen würde mehr Bücher füllen als unser Wissen! Da stehe ich nun und versuche, mir die Sache zu erklären, mich zu erklären. Ich kann allerdings nur eine einzige betroffene Person studieren. Ich kann den Verlauf nicht stoppen und mich auf ein Stadium konzentrieren. Im besten Falle blicke ich durch eine von Rissen durchzogene trübe Glasscheibe auf mich. Meine Angehörigen, die sich um mich kümmern, blicken durch den Boden einer Glasflasche oder verschiedene andere Filter. Wir stellen einander Fragen, rätseln herum, und antworten uns dann etwa so: «Nun ja, meiner Erfahrung nach …». Wir fragen die Ärzte, und jeder gibt uns eine andere Antwort. Manche antworten überhaupt nicht, wechseln das Thema und erhöhen die Dosis unserer Medikamente.

Was soll ich tun? Ich, der Informationen braucht, um seine Ängste zu lindern, ich, der glaubt, nur herausfinden zu müssen, was passiert ist und warum es passiert ist, um sich weniger zu fürchten, ich, der wissen will, was mich erwartet.

Ich höre nicht auf zu lesen. Ich konsultiere Mr./Ms. Google und Dutzende andere Lieblingsseiten im Web. Ich rede mit meinen Mit-Passagieren an Deck der *SS Alzheimer*. Ich beobachte sie. Ich höre ihnen zu. Ich rede mit ihnen. Verstehe ich inzwischen ein wenig besser, was in mir vorgeht? Vielleicht, so in etwa, manchmal – ehrlich gesagt, vermutlich nicht! Wozu weitermachen? Ich weiß es nicht. Es lenkt mein pausenloses Grübeln in bestimmte Bahnen, so in etwa. Es nimmt Zeit in Anspruch, die ich damit zubringen könnte, Blumen zu bewundern oder mich zu bemitleiden.

Hat das Ganze einen Sinn? NEIN! Die Alzheimer-Krankheit aber ebenso wenig. Ich will die Krankheit so lange beherrschen, bis sie über mich herrscht. Ziemlich ironisch, nicht wahr?

1.20
Zwischenmeldung aus der Pause …
Mit der Alzheimer-Krankheit leben: Wie geht das?

Das wird wohl eine der längsten Pausen meines Lebens sein! Sie begann vor etwa einem Jahr mit dem Ende von Akt I meiner Alzheimer-Krankheit. Ich hatte gehört, dass Akt II von mir verlangen würde, zwischen meinem alten und meinem neuen Selbst hin und her zu pendeln, mich mal hier, mal dort aufzuhalten, und fürchtete mich davor. Zwei Rollen zu übernehmen und zwar gleichzeitig; die Aussicht auf zwei Identitäten war wenig verlockend.

> Ich hatte gehört, dass Akt II von mir verlangen würde, zwischen meinem alten und meinem neuen Selbst hin und her zu pendeln, mich mal hier, mal dort aufzuhalten, und fürchtete mich davor.

Zugegeben: Ich habe während dieser Pause mehrfach heimlich vom ersten Rang einen Blick aufs Ensemble geworfen – mein Ersatzmann war auch dabei – und die Proben für den zweiten Akt beobachtet. Jemandem zuzusehen, wie er deine Rolle spielt, ist ein komisches Gefühl. Einerseits bist du diese Person, andererseits nicht!

Während dieser ausgedehnten Pause haben mich meine Betreuungskräfte auf mehrere Zwischenfälle aufmerksam gemacht, bei denen ich mich unbewusst falsch verhalten hatte. Was mich allerdings noch mehr erstaunte, war die Tatsache, dass mir die Schilderungen meines Fehlverhaltens überhaupt nichts ausmachten! Ehrlich gesagt habe ich bis heute nicht das Gefühl, sie sollten mir etwas ausmachen. Ich weiß, es ist nicht richtig, aber so denke und fühle ich nun mal in diesem Moment, während ich an meiner Bloody Mary nippe und auf den Beginn des zweiten Akts warte. Wirklich sehr erstaunlich, dass ich mir dessen, was ich nicht tun will, bewusst bin, es mir dann aber egal ist, wenn ich es tue. Werde ich zu einem Androiden, bin ich bald ein Maschinenmensch, dem es völlig egal ist, wo er sich befindet, was um ihn herum und was mit ihm geschieht? Ich bin weggelaufen, und es hat mich nicht gekümmert und kümmert mich nicht, obwohl es viele Leute wirklich in Angst und Sorge versetzt hat. Ich selbst war weder verängstigt noch besorgt. Das haben andere für mich übernommen.

Während sich die Pause hinzieht und ich noch immer meinen wässrigen Drink in der Hand halte, ist mir aufgefallen, dass ich verstärkt dazu neige, Dinge zu vergessen. Immer öfter vergesse ich, was mir die Leute sagen, ihre Namen zum Beispiel. Zweimal habe ich vergessen, wo die Toilette ist. Mir fehlt inzwischen der Überblick; ich weiß nicht mehr, wie oft ich etwas zu tun versprochen und es dann vergessen habe. Früher hätte ich mich über so ein Verhalten aufgeregt. Vor Kurzem hätte es mich noch frustriert. Heute stört es mich nur noch wenig. Warum ist meine Umgebung so beunruhigt? Ich habe etwas vergessen – na und?

Ich spaziere also im Foyer herum und warte auf das Lichtsignal für den Beginn des zweiten Akts. Geblinkt hat das Licht noch nicht, aber ist es nicht schon schwächer geworden? Vielleicht wird der Beginn von Akt II überhaupt nicht durch blinkende Lichter angezeigt, vielleicht drehen sie die Beleuchtung im Foyer nur langsam herunter, bis es ganz dunkel ist, wir uns nicht mehr erkennen, alle rein gehen, Platz nehmen, und dann Akt II ohne musikalisches Vorspiel beginnt.

Ich weiß es nicht, und eigentlich ist mir auch egal, ob es nun so oder so abläuft.

(Verwässerter Tomatensaft ist mir ein Graus. Wenn die Show nicht bald weitergeht, werde ich mir wohl einen großen Gin Tonic bestellen müssen.)

1.21
Vulkane, Ängste und die Alzheimer-Krankheit

Es gibt über 1500 aktive Vulkane auf der Welt. Als aktiv gilt ein Vulkan, wenn er in den vergangenen 10 000 Jahren mindestens einmal ausgebrochen ist!

Es gibt über 24 Millionen Menschen auf der Welt, bei denen die Alzheimer-Krankheit diagnostiziert wurde. Multiplizieren wir die Zahl der Erkrankten mit der durchschnittlichen Zahl ihrer aktiven Pflegekräfte (2,7), kommen wir auf mehr als *64 Millionen* Menschen, die lebende, atmende Vulkane sind. Sie werden allerdings nicht von der Bewegung ihrer tektonischen Platten geschürt, vielmehr von den Ängsten, die die Alzheimer-Diagnose auslöst.

> Es gibt mehr als *64 Millionen* Menschen auf der Welt, die lebende, atmende Vulkane sind.

Die Temperatur des im Vulkan vorhandenen Magmas hängt von dessen Zusammensetzung und Alter ab. Sie liegt zwischen 700 °C und 1100 °C. (Für die Bewohner des praktisch einzigen entwickelten Landes der Welt, welches das metrische System nicht übernommen hat, liegt die Temperatur zwischen 1292 °F und 2012 °F) Die Temperatur des Magmas wird auch davon bestimmt, wie tief die flüssigen Wurzeln des Vulkans in die Erde reichen und wie nahe sie dem flüssigen Erdkern sind. Die Temperatur des Erdkerns wird auf 7000 °C oder 12 632 °F geschätzt.

Angst verhält sich fast wie Magma, auch die von der Alzheimer-Krankheit ausgelösten Ängste verhalten sich vergleichbar. Magma liegt die meiste Zeit unsichtbar unter der Oberfläche. Manche Ängste reichen tief in den innersten Kern unseres Ich. Wenn Magma ausbricht, brennt es alles nieder, was in seiner Bahn liegt. Es erstarrt recht schnell und bildet eine Kruste, die nicht leicht zu durchbrechen ist. Sollte es einer Person oder einem Ereignis gelingen, die Kruste aufzubrechen, quellen noch mehr Ängste hervor, brennen alles nieder, was in ihrer Bahn liegt, und bilden dann erneut eine Kruste.

Es gibt Menschen, bei denen die Alzheimer-Krankheit diagnostiziert wurde, und Pflegende, die wie Angst-Vulkane sind. Aus der Ferne betrachtet wirken sie ruhig und gefasst, als hätten sie die Dinge unter Kontrolle. Je näher man ihnen kommt, je genauer wir ihnen zuhören, je geschärfter unsere Beobachtungsgabe, desto eher erspüren wir die wahre Situation.

Es gibt Intrusionen und Extrusionen. Magma-Intrusionen bekommen wir nie zu Gesicht; die angstbesetzten Themen bewegen sich an den Wänden des Vulkans entlang und brechen niemals aus. Die Angst-Extrusionen quellen aus den Rissen der Vulkanwände, strömen seitlich herunter und bedrohen alle in ihrer Bahn, insbesondere Personen in ihrer unmittelbaren Nähe.

Hin und wieder besteigen Beobachter aktive Vulkane um festzustellen, was in ihrem Innern geschieht. Es handelt sich dabei um ein sehr gefährliches Unternehmen. Wenn sie oben angelangt sind, bekommen sie oft nur die Kruste, ein paar Luftabzugskamine und gelegentlich kleinere Eruptionen zu sehen.

Ich glaube, dass unsere Ängste, insbesondere meine – Angst vor Kontrollverlust, Angst vor dem, was morgen geschehen mag, Angst davor, was aus mir wird, Angst vor dem Unbekannten; die Liste lässt sich fortsetzen – unseren und meinen Lebensalltag ebenso, wenn nicht gar stärker belasten wie die Krankheit selbst.

Ich habe meine vulkanischen Momente, auch meine pflegenden Angehörigen haben welche. Wir alle bewegen uns in einem Gebiet aktiver Vulkane, die immer wieder ausbrechen, weil die Alzheimer-Krankheit ihre tektonischen Platten erschüttert. Wir können das Gebiet nicht verlassen. Wir sind wie Berge, die auf diesem Flecken Erde feststecken. Wir grollen anderen, grollen einander und uns selbst. Wenn wir ausbrechen, entgleitet uns die Fähigkeit, die Hitze/Angst in uns zu verschließen, die Ängste, deren Wurzeln tief in den innersten Kern unseres Wesens hinabreichen. Wir haben weder die Zeit noch die Kraft, uns auseinander zu bauen, die Teile aufzulesen und sie an anderer, gesünderer Stelle wieder zusammenzusetzen; unsere Leben und die Erde drehen sich viel zu schnell, als dass wir uns weit von unseren Zentren entfernen könnten.

> Wir sind wie Berge, die auf diesem Flecken Erde feststecken. Wir grollen anderen, grollen einander und uns selbst.

Es genügt nicht, ein T-Shirt zu tragen mit dem Aufdruck «Vorsicht! Angstausbrüche vulkanischer Ausmaße möglich.» Ich ärgere mich über Leute, die mir pausenlos versichern: «So bin ich nun mal. Meine Mutter und meine Großmutter waren auch so. Und ich verhalte mich nicht anders.» Sie meinen wohl, die Tatsache, dass sich ihre Angehörigen über Generationen hinweg unangemessen verhalten haben, rechtfertige die Fortführung der Familientradition. Wenn sich viele an der Alzheimer-Krankheit leidende Menschen im Laufe der Zeit defensiv verhalten, was bedeutet das für mich? Ist unangemessenes Verhalten entschuldigt, sobald es erklärt wurde?

Ich denke nicht. Mag meine Mutter manisch-depressiv gewesen sein oder ein Leben wie Mutter Theresa geführt haben: Ich bin und bleibe für mich selbst verantwortlich.

Ich versenke mich in Forschungsarbeiten, die sich mit meiner Erkrankung beschäftigen, in der Hoffnung, mir so meine Ängste vom Leib zu halten. Es funktioniert nicht. Ich widme viel Zeit dem Versuch, den Krankheitsprozess zu verstehen, anstatt mich mit meinen Angstprozessen zu befassen. Im Grunde ängstige ich mich mehr vor meinen Ängsten als vor der Krankheit! Angenommen ich verstünde meine Ängste, wäre ich bei einem Angstausbruch außer Gefahr? Keineswegs. Auch wer viel von Vulkanen versteht ist gefährdet, wenn es Eruptionen gibt. Ich könnte 100 Therapiestunden absolvieren oder 100 Stunden über Vulkane lesen, wenn ich die Alzheimer-Krankheit habe oder am Fuße eines Vulkans lebe, verringert sich damit mein Risiko nicht. Ich kann den Vulkan nicht versetzen und meine Alzheimer-Krankheit nicht heilen. Vermutlich wäre es besser, in mich hinein zu schauen, mich mit meinen Ängsten zu befassen und mich zu fragen, warum ich darauf bestehe, am Fuße eines Vulkans zu leben. Die Lösungen liegen in mir. Ich verkörpere die Lösungen.

1.22
Hemingway, Alzheimer und Taylor*

> Alle Menschen beenden ihr Leben auf die gleiche Art. Lediglich die Details, wie sie ihr Leben gelebt und wie sie gestorben sind, unterscheiden einen Menschen vom anderen.
> *Ernest Hemingway*

Ernest Hemingway und ich haben vieles gemeinsam. Er hatte einen grauen Bart, ich auch. Wir sind beide gerne fischen gegangen. Er mochte Daiquiris, ich mag Daiquiris. (Im Alter redete sich Hemingway ein, er sei Diabetiker. Er erfand einen Daiquiri ohne Zucker, aber mit der doppelten Ration Rum! Wenn Sie bei Google das Wort «Mojito» eingeben, stoßen Sie auf sein Rezept.) Wir haben noch weitere Dinge gemeinsam, außer dass ich nicht über meine lebenslange Suche nach dem Sinn des Lebens geschrieben habe.

---

* Dieses Kapitel widme ich vor allem den Erstsemestern und Studierenden mit Englisch als Hauptfach sowie meinem Bruder, Robert Taylor, der über 20 Jahre lang Englischlehrer war, dann aber feststellte, dass der Ruhestand administrativen Aufgaben, Kontrollen und den an heutigen Oberschulen herrschenden Verhältnissen vorzuziehen ist.

In jungen Jahren waren wir beide Idealisten und suchten nach Vorbildern. Für Hemingway war es die Schriftstellerin Gertrude Stein. Für mich waren es mein Rhetoriklehrer John Walsh und die Chicago Seven (Näheres bei Google unter «Chicago Seven»).

Ernest wollte groß werden und wie Gertrude sein; ich wollte groß werden und wie meine Helden sein. Als wir unsere Vorbilder dann kennen lernten, merkten wir, dass sie nicht so perfekt waren, wie wir dachten oder sie uns wünschten. Sie waren nicht allwissend. Der Sinn ihres Lebens war nicht so deutlich zu erkennen oder ihnen selbst so klar, wie wir es uns wünschten. Sie praktizierten im eigenen Leben nicht immer, was sie anderen predigten!

Hemingway und Taylor, beide stellten fest, dass viele ihrer Helden für falsche Ideale lebten! Sie suchten nach dem eigenen Lebenssinn, indem sie andere kopierten, wurden desillusioniert und wandten sich darauf hin nach innen. Hemingway schrieb *Der alte Mann und das Meer*, Taylor trennte sich von seinem Vorbild und wurde Lehrer an einer High School (Ich widerstehe der Versuchung, Santiagos [des alten Fischers] Kampf mit dem großen Fisch ausführlich zu interpretieren, und darzulegen, wie die Abwesenheit seines besten und einzigen Freundes Manolin dem Fischer am Ende zeigt, dass er die Anerkennung von und Interaktion mit anderen Menschen braucht).

Hemingway brachte es zu Ruhm und Reichtum sowie dem Gefühl, ein unerfülltes Leben zu leben (wenn er nüchtern war). Taylor wurde ein erfolgreicher Dozent und Debattierklubleiter und brachte es zum Gefühl tiefer, existenzieller Einsamkeit. Obwohl beide ziemlich erfolgreich waren, zumindest in den Augen ihrer Mitmenschen, spürten sie im Grunde ihrer Seele eine große Leere.

Wenn ich meinen Lebenssinn nicht finden konnte, indem ich andere kopierte, und nicht in mir selbst, wo dann? In Beziehungen!

Hemingway schrieb *Inseln im Strom*, eine Erzählung, die starke Parallelen mit seinem Leben hat und so was wie kleine Anspielungen auf Taylors Leben enthält. Richard Taylor schweifte umher, zog schließlich nach Houston, wo er sich verliebte und Linda, die große Liebe seines Lebens, heiratete. Mit zwei Kindern gesegnet, empfand Taylor diese Beziehungen als belebend und erfüllend. Beide, Taylor und Hemingway, waren überzeugt, endlich den Schlüssel zur Selbstverwirklichung, zu sich selbst sowie einen Lebenssinn gefunden zu haben und von liebevollen Beziehungen getragen zu sein.

Taylors Kinder wuchsen heran. Sein Sohn ging zur Luftwaffe und zog weg. Er heiratete eine Frau, die Taylor erst am Tag der Hochzeit kennen lernte. Sein Sohn bekam Kinder und lebte in einem 1 000 Meilen entfernten Ort, fern vom väterlichen Einfluss und Wissen. Die jungen Leute lebten ihr eigenes Leben – was Taylor gefördert und erwartet hatte, allerdings nicht immer so, wie es dann tatsächlich stattfand.

Ich begegnete Dr. Alzheimer zur denkbar ungünstigsten Zeit in meinem Leben. War ich doch noch eifrig mit der Suche nach meiner *raison d'être* beschäftigt (meiner Daseinsberechtigung, meinem Lebenszweck oder -sinn, für den Fall, dass

Sie nicht Französisch sprechen), als Alois Alzheimer anfing, sich in mein Hirn zu drängen, ganz sicher meine Lebenszeit zu verkürzen und mich zwang, mich auf die wirklich nihilistische Erfahrung eines Lebens völlig ohne Beziehungen und Introspektion einzustellen. Ich glaube nicht, dass mein Leben nur einen einzigen, eindeutigen Sinn in Einheitsgröße hat. Ich glaube, das Leben, die Welt, das Universum ist einfach da. Ich mache daraus, was ich will und brauche. Ich bin einmalig. Ich bin Teil des sinnlosen Universums. Deshalb … Sie ahnen es: Ich bin der Sinn meines Lebens. Mein Denken erschafft mich. Wenn mir bewusst ist, wie andere Menschen mich wahrnehmen, kann ich deren Wahrnehmungen letztlich als Teil meiner Persönlichkeit akzeptieren oder zurückweisen. Was mich angeht, so ist der Sinn und Zweck meines Lebens eng mit Beziehungen verknüpft. Zu dieser Erkenntnis bin ich erst nach längerer Zeit und durch ziemlich viele Beziehungen gekommen. Derzeit sind meine Gegenwart, meine Zukunft und meine Beziehungen völlig durcheinander geraten. Es gibt unzählige externe Mächte und Zwänge, denen die meisten Menschen nicht gewachsen sind, denen niemand Stand hält, es sei denn es handle sich tatsächlich – oder dem Anschein nach – um eine ganz außergewöhnliche Persönlichkeit. Selbst Mutter Theresa hatte bestimmte Eigenheiten, die manche als Charakterfehler oder Sünden bezeichnen würden. Ich weiß, und zwar schon seit Langem, dass ich nicht zur Heiligkeit bestimmt bin. Meine Aufgabe war es, ein Leben zu leben, das mich zufrieden stellt. Um das zu erreichen, liebte ich andere Menschen und wollte sie zufrieden stellen. Ich war – fast – völlig damit zufrieden, wenn ich für andere da sein konnte, ohne eine Gegenleistung zu erwarten. Das alles ist einfacher gesagt als getan. Natürlich steckt der Teufel im Detail.

Inzwischen fürchte ich mich nicht mehr vor dem Nihilismus und dem Gedanken an das Sterben. Die meiste Zeit meines Lebens habe ich mein Bestes getan – manchmal auch nicht. Ich habe mir – fast immer – große Mühe gegeben, sinnvoll zu leben und andere sinnvoll einzubeziehen. In meinen Augen habe ich ein erfülltes, aktives und nützliches Leben gelebt. Zumindest ist das die Hoffnung, zu der ich im Laufe der Zeit gefunden habe. Kognitive Einschränkungen komplizieren die Erfahrung des Lebensendes. Ich werde mich auf meinem Sterbebett weder bekehren, noch werde ich helle Lichter sehen, ich werde also keine Abschiedsworte sprechen und meinen Lieben keine weisen Ratschläge erteilen können.

Die meisten Alzheimerkranken wünschen sich einen schmerzlosen Tod und geben sich mit diesem Ziel zufrieden. Doch Schmerzfreiheit allein ist es nicht. Sie ist eine wünschenswerte Voraussetzung, doch wofür? Ich wollte, ich wüsste es. Ich wollte, ich könnte darüber spekulieren. Ich kann es nicht.

> Ich glaube nicht, dass mein Leben nur einen einzigen, eindeutigen Sinn in Einheitsgröße hat.
> Ich glaube, das Leben, die Welt, das Universum ist einfach da. Ich mache daraus, was ich will und brauche.

1.23
Warten auf ...

> «Warten auf Godot» wird manchmal als Stück bezeichnet, «in dem nichts passiert». In Wirklichkeit gibt es in diesem Werk jedoch viel zu sehen und zu genießen. Das Fehlen einer schlüssigen Handlung oder eines schlüssigen Ausgangs ist nur frustrierend, wenn wir glauben, dass jedes Leben ein festgelegtes Ziel und ein vorherbestimmtes Ende hat. Wir gehen aber doch alle Antwort suchend durchs Leben. Wir warten und suchen bei anderen Kräften Antworten und Weisungen. «Warten auf Godot» enthält keine geheimnisvolle, unterschwellige Botschaft. Beckett hat immer gesagt: «... es bedeutet nur, was zu sehen ist.»
> htt://72.14.207.104/search?q=cache:LIMeGEtilSkJ:www.rondotheatre.co.uk/
> production.php%3FID%3D52+looking+for+godot&hl=en&gl=us&ct=clnk&cd=13

Als Dr. Alzheimer zum ersten Mal meinen Weg kreuzte, spielte er mir nur gelegentlich lästige Streiche. Mal räumte er diesen Raum voller Erinnerungen leer, mal jenen, ein paar Türen klemmten, doch ich hatte meine Strategien entwickelt und kam damit zurecht. Später wurde er zu einer frustrierenden Nervensäge. Von Zeit zu Zeit brachte er meine Denkvorgänge durcheinander. Ich konnte mir die Dinge nicht mehr so erklären wie früher, bevor ich ihm begegnete. Jetzt ist er mein ständiger Begleiter. Jeden Tag, jede Stunde, alle paar Minuten verlieren meine Gedanken die Spur und entgleisen. Sie entgleisen nicht nur, ich vergesse auch den Namen des Zuges, das Ziel und den Grund meiner Reise. Die Gesichter kommen mir noch irgendwie bekannt vor; der Name ist spurlos verschwunden. Dr. Alzheimer hat in meinem Kopf improvisierte Sprengkörper hinterlassen, die meine Denkvorgänge unterbrechen. Sie explodieren da oben, ohne dass Außenstehende etwas davon merken. Mein Leben ist ein einziger Kampf: Ich will die Spur halten, einen Gedanken zu Ende führen, im Gespräch die richtigen Worte finden, und auf andere Menschen beherrscht wirken. Mischt sich eine dritte Person ins Gespräch, verliere ich sofort den Faden. Wo war ich stehen geblieben? Was habe ich soeben gesagt? Die Gespräche ziehen an mir vorüber, während ich mich verzweifelt bemühe, Schritt zu halten, in der Spur und im Spiel zu bleiben.

Die Finger verlieren den Kontakt mit dem Gehirn oder umgekehrt. Wenn ich versuche, den Stift aufs Papier oder Wort an Wort zu setzen, bricht die Verbindung zusammen. Wie die beiden Landstreicher in *Warten auf Godot* stehe ich herum und hoffe, dass etwas geschieht, dass jemand kommt und alles in Ordnung bringt. In der Zwischenzeit verrinnt mein Leben; ich warte einfach ab und beobachte, einen anderen Zweck hat es wohl nicht. Ich klammere mich angestrengt an das Gestern. Ich verpasse das Heute, an morgen will ich gar nicht denken.

Godot wird wohl nie erscheinen. Worin liegen heute der Sinn, der Zweck und das Glück, ICH zu sein? Je länger ich warte, desto geringer werden vermutlich meine kognitiven Möglichkeiten. Auf wen oder worauf warte ich denn überhaupt? Auf mich? Auf Besserung? Dass keine Verschlechterung eintritt?

Ich bin mir sicher, dass es Humor in meinem Leben gibt, selbst jetzt. Ich bin mir sicher, dass mein Dasein einen bestimmten Sinn und Zweck hat, ganz beson-

> Ich bin mir sicher, dass es Humor in meinem Leben gibt, selbst jetzt. Ich bin mir sicher, dass mein Dasein einen bestimmten Sinn und Zweck hat, ganz besonders jetzt.

ders jetzt. Vielleicht sollte ich nicht so angestrengt danach suchen, mich nicht so oft vergeblich um Erkenntnis bemühen, und dann frustriert sein; nicht so sehr um Veränderung kämpfen und mich dann enttäuschen.

Ich werde wohl noch eine Zeitlang wartend herumstehen; mal sehen, wie es sich anfühlt und was kommt. Das hätte ich wohl bereits in der Vergangenheit öfter tun sollen!

1.24
Behindernde Helfer

Bitte entschuldigen Sie, wenn ich ein wenig jammere. Sind Fachleute nicht da, um mir zu helfen? Sind Betreuungskräfte nicht da, um mich zu unterstützen, damit ich möglichst lange ein «normales» Leben führen kann?

Im besten Fall drücken die Fachleute meinem Betreuungsteam Listen in die Hand, auf denen steht, wie sie mich davon abhalten können, mich und andere zu verletzen, wann ich nicht mehr Auto fahren oder mit Geld umgehen soll, wie mir das zu vermitteln ist, und wie sich verhindern lässt, dass ich mich im eigenen Haus oder in der Nachbarschaft verlaufe. Professionelle Kräfte unterweisen pflegende Angehörige im Umgang mit ihren eigenen Gefühlen und mit mir. Wenn uns Erkrankten Aufmerksamkeit gewidmet wird, steht oft die Frage im Mittelpunkt, wie es sich verhindern lässt, dass wir uns selbst und/oder anderen Schaden zufügen.

Im schlechtesten Fall treffen sich die Fachleute meines Betreuungsteams ohne mich mit meinen Angehörigen, wobei diese reihum ihre Klagen über mich vorbringen; sagen, was sie an mir ärgert und um Vorschläge bitten, die geeignet sind, ihre Lebensqualität zu verbessern, was vorwiegend durch Verbesserung meines Verhaltens geschehen soll. Die Fachleute werden zu Cheerleadern für Pflegende und zu mitfühlenden Beobachtern meiner Person. Sie meinen es gut, aber es geht schneller und leichter, pflegenden Angehörigen aus der Klemme zu helfen als mir zuzuhören, mich zu verstehen und womöglich gar zu versuchen, mir aus der Klemme zu helfen. Die Bedürfnisse pflegender Angehöriger sind klarer, folgerichtiger und leichter zu handhaben als meine! Meinen Erinnerungen ist nicht zu trauen. Meine Wünsche ändern sich von Tag zu Tag und sind anderen schwer verständlich – mir im Übrigen auch.

Wo finde ich die Bücher, in denen steht, wie ich mit meinem Leiden leben kann? Ich will mein Leben jederzeit, trotz der Erkrankung, voll und ganz ausschöpfen. Wie können mir meine Angehörigen dabei helfen, ohne mich zu behindern? Bislang galt und gilt die Sorge eindeutig überwiegend den pflegenden Angehörigen und dem Erhalt ihrer Kräfte; auch die Suche nach der Krankheitsursache (wenn es denn eine einzige Krankheit mit einer oder mehreren einfachen Ursachen ist) stand und steht im Mittelpunkt. Ich merke, dass ich weniger Unterstützung bekomme und weniger Fürsorge erfahre, wenn meine Angehörigen nicht in der Nähe oder deprimiert und ängstlich sind. Es liegt ganz in meinem Interesse, dass sie psychisch und physisch in Hochform bleiben. Trotzdem: Wäre es nicht möglich, ein wenig mehr Zeit und Mühe in Gespräche mit direkt von der Krankheit betroffenen Menschen zu investieren? Unsere Bedürfnisse zu ermitteln? Ideen zu entwickeln, die unser Leben sicherer und erfüllter machen (nicht unbedingt in dieser Reihenfolge)? Warum nicht weniger Zeit mit Nacktmäusen zubringen, dafür mehr Zeit mit früh erkrankten Leuten im frühen Stadium der Alzheimer-Krankheit? Warum uns nicht als Quelle von Antworten auf unsere Probleme betrachten, anstatt als Quelle von Problemen, auf die unsere Angehörigen eine Antwort brauchen. Auch wir wollen aktiv sein und bestimmen, wie mit unseren Symptomen umgegangen wird, und unsere Probleme nicht nur passiv hinnehmen!

Liebe Fachleute, bitte ermuntert pflegende Angehörige, sich mit uns über ihre Probleme zu unterhalten, und ermuntert sie zuzuhören, wenn wir über unsere Probleme sprechen. Setzt weniger Zeit für Beratungsgespräche in Euren Praxen an, dafür mehr Zeit für Unterhaltungen am Küchentisch, an denen sich alle beteiligen und versuchen, die gemeinsamen Probleme zu lösen, nicht nur die ihren. Zeigt unseren Pflegekräften, wie sie auf unsere Probleme eingehen können als handle es sich um reale Probleme. Für uns sind sie nun mal real. Wir geben uns Mühe und versuchen zu kommunizieren, auf unsere Art. Bitte würdigt das. Sagt uns nicht, die Art sei falsch oder unsere Methode sei unverständlich. Pflegende können Probleme sehr viel flexibler angehen und lösen als wir es können.

> **Wir geben uns Mühe und versuchen zu kommunizieren, auf unsere Art. Bitte würdigt das.**

Es liegt in der Natur der Symptome des Leidens, das wir *Alzheimer-Krankheit* nennen, dass die Symptome in unserem Kopf ein Chaos anrichten, und genau so viel oder mehr psychologische Probleme auslösen, wie sie physiologische Probleme spiegeln. Was die chemischen Abläufe in meinem Kopf angeht, so wird sich in der nächsten Zeit wohl nicht viel tun. Warum also nicht mehr Zeit der Chemie widmen, die zwischen meiner Frau und mir besteht, und daran arbeiten? Der Beziehungschemie zwischen Müttern und Töchtern? Innerhalb von Familien? Im Freundeskreis?

Ich bin der Meinung, dass im Kampf gegen die Alzheimer-Krankheit diese Front bislang vernachlässigt wurde. Wir können heute bereits auf das Leiden reagieren, wie wir auf eine Krebserkrankung der Ehe oder einen komplizierten Bruch zwischen Vater und Sohn reagieren würden. Wir müssen nicht bis nach meinem Tod warten, um ganz sicher zu sein, dass Zukunftsangst, Angst vor Ich-Verlust und dem Sterben in Raten verheerende Auswirkungen hat, und mir und meinen Angehörigen erheblich schaden.

Wer heilt diesen Teil der Erkrankung, die wir *Alzheimer* nennen?

1.25
«Ach, das ist mir auch schon oft passiert!»

Heute saß ich mit einem Freund beim Mittagessen und erzählte ihm, dass tief in meinem Innern eine existenzielle Angst sitzt, die mir langsam in Herz und Hirn kriecht. Ich fange an, mich vor meinem herannahenden Ende zu fürchten. Nicht vor dem *Tod* meiner Person, vielmehr vor dem *Ende* des Wesens das ich kenne und andere gekannt haben. Mein Körper wird noch da sein, doch dann ergeht es mir wie dem Einsiedlerkrebs meiner Enkelin: Es kommt jemand oder etwas, kriecht in mich hinein und trägt mich eine Weile herum, bis die Last zu schwer wird. Dann entfernt sich der Krebs, und mein Körper wird aufhören zu funktionieren. Es wäre interessant, der Frage nachzugehen, wann ich tatsächlich sterbe, doch das ist ein anderes, noch nicht geschriebenes Kapitel.

Eine Folge dieser schleichenden Angst ist, dass ich mich immer stärker zurückziehe. Ich merke, dass ich mich vor dem Alleinsein mit einer fremden Person fürchte, mit einer Person, die ich vielleicht nicht mag und bestimmt nicht so verstehe wie ich mich heute verstehe, ferner, dass ich dabei bin, den Prozess zu beschleunigen, indem ich mich zurückziehe. Rückzug ist wohl ein Muster, nach dem die meisten alzheimerkranken Menschen handeln. Bereits bevor wir zum Rückzug gezwungen werden, weil unsere kognitiven Funktionen versagen, fangen wir an, uns zu verschließen.

Je mehr «Fehler» ich mache, desto mehr fürchte ich mich. Je mehr ich mich vor der Zukunft fürchte, desto rascher bewege ich mich darauf zu. Mich in einem dunklen Schrank zu verstecken, ist auf seltsame Weise sicherer, auch wenn ich mich vor der Dunkelheit fürchte. Niemand kann mich sehen. Wenn ich beim Vorlesen Fehler mache, wenn ich vergesse die Türe zu schließen oder den Hund auszuführen – niemand erfährt davon. Inzwischen weiß ich bestimmt, dass der Punkt erreicht ist, an dem ich nicht mehr weiß, ob ich etwas weiß oder nicht. Ich weiß einfach nicht, wenn ich etwas nicht weiß. Ich verstehe Dinge falsch. Ich bringe Abläufe durcheinander und ziehe manchmal die falschen Schlüsse, weil meine Zeitschiene durcheinander geraten ist. Es ist nicht so, dass ich vergesse und mich wieder erinnere, wenn mir jemand oder etwas einen Hinweis gibt. Ich muss innehalten und überlegen, warum ich worauf hingewiesen werde. Ich muss mir die Sache überlegen und tun als sei sie tatsächlich passiert, auch wenn ich noch immer keinerlei Erinnerung an das Geschehen habe. Was wäre, wenn es tatsächlich so gewesen wäre, wie mir jemand sagt? Wie würde es das verändern, was ich derzeit fühle und glaube? Ich erinnere mich wirklich nicht. Ich habe keinerlei Erinnerung! Kann ich mich denn in einer Welt behaupten, von der mir immer größere Teile des Geschehens fehlen?

> **Kann ich mich denn in einer Welt behaupten, von der mir immer größere Teile des Geschehens fehlen?**

Nun machen wir aber alle fortwährend Fehler. Wir alle haben unsere Neigungen, Filter, Idiosynkrasien und persönlichen Eigenheiten. Dennoch gelingt es uns irgendwie, ein gewisses Einvernehmen herzustellen, das es uns ermöglicht, füreinander zu sorgen und einander zu lieben, Verpflichtungen einzugehen, Familien zu gründen und uns wohl zu fühlen. Ich weiß, dass ich gelegentlich *nicht* okay bin; leider weiß ich nicht, wann das jeweils ist. Ich weiß nicht, wie ich mir diese Momente in Erinnerung rufen kann, um das Geschehene wenigstens im Rückblick zu verstehen. Ich kann mich immer weniger darauf verlassen, dass ich mit meinem Leben alleine zurecht komme. Ich weiß, dass ich nie perfekt war. Ich hätte ein besserer Mensch sein können. Ich weiß, dass ich mir große Mühe gegeben und mich wirklich angestrengt habe; die meiste Zeit zumindest. Jetzt muss ich mich mit der Tatsache herumschlagen, dass diese Tage vorbei sind. Mein persönliches Entwicklungspotenzial entzieht sich zunehmend meiner Kontrolle. Meine Fähigkeit zur Selbsterkenntnis entzieht sich meiner Kontrolle. Diese Kontrollverluste lösen die existenzielle Angst aus, mich selbst zu verlieren.

Da kommt mein Freund daher und sagt, ich solle mir keine Sorgen machen, schließlich mache jeder Mensch Fehler, vergesse etwas oder sei manchmal verwirrt. Ich glaube, er sprach von *Hirnfürzen*! Ach wären sie doch nur ein Zeichen dafür, dass ich Bohnen verspeist habe, kein Zeichen, das ich in ein anderes Krankheitsstadium eintrete! Mögen andere meine Fehler nicht von ihren unterscheiden, mir bestätigen sie, was mir andere seit drei Jahren sagen: «Sie haben eine Demenz, vermutlich vom Alzheimer-Typ.»

Die Alzheimer-Krankheit verwandelt menschliche nicht in außerirdische Wesen. Auch wenn das Leiden fortschreitet, die Erkrankten bleiben Menschen, nur eben auf eine andere, sehr spezielle Art und Weise. Die Symptome und Folgen des Leidens sind, für sich genommen, nicht spezifisch. Wenn sie zusammentreffen, aus welcher Ursache auch immer (auf welche Krankheitsursache man sich auch schließlich einigen wird), wird der Krankheitsprozess *Demenz, vom Alzheimer-Typ* genannt. Es mag ja zutreffen, dass einzelne Verhaltensweisen «menschlich» sind und bei vielen Leuten gelegentlich auftreten, was der alzheimerkranken Person jedoch überhaupt nichts nützt.

Meine Angehörigen und mein Freundeskreis, die es ja so gut mit mir meinen – die es ja so verwirrt und ängstigt, wenn sie bei mir Symptome bemerken, die bei anderen Verdauungsgeräusche («Hirnfürze») genannt würden –, sie fürchten, mich zu verlieren, und ich fürchte, mich selbst zu verlieren. Was nicht heißt, dass die eine Angst größer oder tiefer ist als die andere. Im Grunde glaube ich, dass auch Pflegende, wenn sie die gleichen Symptome bemerken wie ich (und sie bemerken wesentlich mehr, weil ich mich inzwischen an einem anderen Ort befinde, von dem aus ich meine Fehler nicht mehr sehen und verstehen kann), existenzielle Ängste entwickeln und sich fragen, ob sie es schaffen und erfolgreich sein werden; woraufhin sie sich noch mehr anstrengen, keineswegs zurückziehen.

Ich ziehe mich also zurück, meine Umgebung gibt sich noch mehr Mühe mich zu erreichen, und beide Seiten können nicht hinnehmen, dass die andere Person fremd wird oder begreifen, warum das so ist.

Ich glaube, dass sich Menschen, die mit den fortgeschrittenen Stadien der Erkrankung konfrontiert sind, vorzeitig zurückziehen, weil es leichter ist, weil es sicher ist, und weil ihnen nichts anderes einfällt. Pflegende, die mit den fortgeschrittenen Stadien der Erkrankung konfrontiert sind, ziehen stärker an uns, damit wir uns sicherer fühlen. Je mehr sie ziehen, desto stärker widersetzen wir uns. Komisch, nicht wahr?

Wir müssen anders miteinander umgehen, andere Verbindungen knüpfen. Wenn wir bislang nicht wirklich verbunden waren – du beobachtest mich und sagst mir, was ich *nicht* tun soll – ich versuche es, komme aber an einen Punkt, an dem ich nicht weiß, ob mein Versuch erfolgreich ist oder nicht – ist es sehr, sehr schwierig, plötzlich aufeinander «bezogen» zu sein. Wir haben schreckliche Angst, wir versuchen doch bereits, für beide Teile das hoffentlich Beste zu tun, wir sind im Widerspruch und wissen das, leider fällt uns aber nichts anderes ein, weshalb wir es weiter versuchen.

Bitte denken Sie daran: Je mehr wir versuchen, unsere eigenen Strategien umzusetzen, desto schwerer fällt anderen Personen die Umsetzung ihrer Strategien. Bei diesem Tauziehen kann es nur Verlierer geben. Ich werde mich vor der Zeit in mein Inneres zurückziehen, andere werden vor der Zeit gezwungen sein, mich in einem Zustand zu sehen, von dem sie wünschen, er möge nicht eintreten.

«Oje! Oje! Herrjemine.» würde meine Großmutter seufzen.

2 From the Inside Out – Innenansichten

2.1
Die Jagd nach dem Gestern

Spielabhängige Menschen kennen ein Prinzip, das sie «Jagdfieber» nennen. Nachdem ein Spielsüchtiger den ersten wirklich großen Gewinn abgeräumt hat, wird er sein Leben lang dem Gefühl nachjagen, das ihn bei diesem ersten großen Treffer überkommen hat. Leider passiert auch hier, was bei anderen Süchten passiert: Immer mehr von der Suchtsubstanz erzeugt immer weniger Hochgefühl. Die Person wird dieses Hochgefühl beim ersten großen Gewinn im Leben nie wieder empfinden. Es gibt kein Zurück mehr!

Ich befinde mich im frühen bis mittleren Stadium des Alzheimer-Jagdfiebers. Ich jage dem Gefühl nach, das mich ausfüllte, bevor der Neurologe sagte: «Sie haben Alzheimer. Wir haben inzwischen ein Medikament, von dem wir annehmen, dass es bei manchen Patienten den Krankheitsverlauf eine gewisse Zeit verlangsamt.» Unglücklicherweise produzierte das verordnete Anti-Alzheimer-Medikament literweise Magensäure, zumindest war das mein Eindruck. Ich schluckte also eine weitere Tablette, gegen die Magensäure. Mein Gastroenterologe teilte mir mit, die Säure habe bereits die Innenwand der Speiseröhre angegriffen. «Es besteht die Gefahr», sagte er, «dass Sie am Ende einen Kehlkopfkrebs entwickeln, wenn nichts gegen die Säure getan wird.» Nun nehme ich noch einen weiteren Protonenpumpenhemmer und eine Pille gegen die Angst, die mich befiel, als ich von einem möglichen Kehlkopfkrebs hörte. Als die Tabletten schließlich diese Nebenwirkungen beseitigt hatten, dämmerte mir langsam die Tragweite der Diagnose dieser lebensverkürzenden, würderaubenden Erkrankung. Jetzt fühlte ich mich wirklich sehr, sehr niedergeschlagen. Ich schluckte zweimal täglich zwei Tabletten, weil ich mich unbedingt wieder wie in Prä-Alzeimertagen fühlen wollte; zumindest war das meine Hoffnung. Ach ja, ich bin kürzlich 60 Jahre alt geworden, nehmen wir also eine leicht vergrößerte Prostata dazu und noch mal zwei Tabletten. Ich schluckte zweimal täglich eine gehäufte Hand voll Arzneimittel,

> Ich bin ein leeres Gefäß, in das ich zweimal am Tag eine gehäufte Hand voll Tabletten werfe, in der verzweifelten Hoffung, sie würden mich wieder zu der Person aufbauen, die ich gewesen bin.

was mir Gelegenheit bot, mich noch mehr zu ängstigen. Wie wär's mit einer Verdoppelung meiner Antidepressiva? Probleme mit meiner Libido? Dafür gibt es eine blaue Pille. Nicht zu vergessen das frei verkäufliche Zeug: Vitamin E, Vitamin C, Vitamin-B-Komplex, Lebertran und eine Multivitamin- und Mineralienmegapille.

Ich bin ein leeres Gefäß, in das ich zweimal am Tag eine gehäufte Hand voll Tabletten werfe, in der verzweifelten Hoffung, sie würden mich wieder zu der Person aufbauen, die ich an dem Tag gewesen bin, bevor das Jagdfieber einsetzte – am Tag bevor ich zum Neurologen ging.

Wann wird meine Jagd enden?

Was bringt es mir, unter hohen Kosten und Einsatz all meiner Kräfte an der Jagd teilzunehmen?

Werde ich je wieder «Ich» sein?

Von der Spielsucht betroffen sind 1–2 % der erwachsenen Bevölkerung, im Umkreis von 50 Meilen eines Casinos sind es bis zu 4 %. Es handelt sich dabei vermutlich um eine Gehirnerkrankung, vergleichbar etwa mit Alkoholismus oder Drogensucht. Diese Störungen wirken sich meist auf einen Teil des Gehirns aus, der das Verhalten steuert, z. B. Essen und Sexualverhalten. Der Teil des Gehirns wird manchmal «Glückszentrum» genannt, weil er das «Glückshormon» Dopamin ausschüttet.

Personen, die zu pathologischem Spielen neigen, entwickeln durch gelegentliche Glücksspiele oder gelegentliches Wetten eine Spielabhängigkeit. Wie Alkohol- und Drogensucht ist auch pathologisches Spielen eine chronische Störung, die sich, wenn unbehandelt, tendenziell verschlimmert. Aber auch mit Behandlung sind Rückfälle nicht selten. Trotzdem können spielabhängige Menschen von einer angemessenen Behandlung sehr profitieren.

http://www.nlm.nih.gov/medlineplus/ency/article/001520.htm

2.2
Hat die Alzheimer-Krankheit auch Vorteile? Wenn ja, welche?

In Amerika fürchten sich die Leute mehr davor, an Alzheimer zu erkranken als eine Herzschwäche zu entwickeln, einen Schlaganfall oder Diabetes zu bekommen.
MetLife Foundation Alzheimer's Survey
(http://www.metlife.com/Applications/Corporate/WPS/CDA/PageGenerator/
0,4132, PI2046,00.html)

Spontan fällt mir zwar nichts ein, dennoch frage ich mich manchmal, wie sich mein Leben verändert hat, seit meine Alzheimer-Krankheit diagnostiziert wurde. Hier einige Ergebnisse dieser Überlegungen:

Ich telefoniere öfter und länger mit meinen nicht am Ort wohnenden Angehörigen.

Wir sprechen mehr über unsere innere Befindlichkeit als über äußere Lebensumstände.

Wir treffen uns jetzt häufiger, nicht nur bei Hochzeiten, Beerdigungen und gelegentlich an Weihnachten.

Ich habe entdeckt, dass zwischen meinem Bruder und mir ein Gleichklang der Gedanken und Empfindungen besteht, der eigentlich bereits in der Zeit vor der Erkrankung bestanden hat. Das Zusammenleben mit meiner Frau ist inniger und intensiver geworden, wir haben eine stärkere eheliche Intimität entwickelt. Einer meiner Söhne hat seine Arbeit bei der Luftwaffe vorzeitig beendet und ist hierher nach Houston gezogen, um uns behilflich zu sein. Mit Sohn und Schwiegertochter sind nun auch meine beiden Enkeltöchter in der Nähe. Anstatt sie wie früher viermal im Jahr zu sehen, sehe ich sie jetzt viermal am Tag!

Ich habe wieder angefangen, mein *Dankbarkeitstagebuch der einfachen Freuden* zu führen (Liste jeden Tag vier Sachen auf, für die du dankbar bist, wobei jede nur einmal vorkommen darf.) Ich gehe länger mit Annie, meinem Hund spazieren. Wir reden mehr, zumindest was mich angeht.

Ich bin ein besserer Lehrer. Ich kümmere mich um alle jungen Leute, die bei mir studieren und versuche allen zu zeigen, dass ich sie mag, auch denen, die mich nicht mögen. Ich knüpfe mehr E-Mail-Kontakte und beantworte prompt alle Mails, die ich bekomme. Ich plane einen immer wieder aufgeschobenen Rafting-Trip auf dem Grand Canyon und würde gerne eine Windjammerfahrt mitmachen (mit einem großen Schoner, wobei die Passagiere Teil der Crew sind).

Ich verbringe mehr Zeit damit, dem nachzuspüren was in meinem Innern vorgeht und darüber nachzudenken. Das ist manchmal gut, meistens aber nicht. Ich bin mehr in Verbindung mit *mir*.

Ich habe gelernt, zwischen Sympathie und Empathie zu unterscheiden und beides zu akzeptieren. Das Abschneiden der Chicago Bears in dieser Saison ist mir nicht mehr so wichtig. Früher war ich fast den ganzen Montag übellaunig, wenn sie am Sonntag ein Spiel verloren hatten.

> Ich habe gelernt, zwischen Sympathie und Empathie zu unterscheiden und beides zu akzeptieren.

Vielleicht könnte man sagen, dass ich besser unterscheiden kann, wofür es sich lohnt, mich emotional zu engagieren und wofür nicht.

Ich gebe mehr von mir und erwarte meist keine Gegengabe. Ist das nun ein «Vorteil» oder hätte ich nicht immer schon so leben sollen? Wie dem auch sei: Diese Reaktionen auf die Erkrankung fühlen sich gut an.

Dennoch kann ich, im Gegensatz zu manchen anderen alzheimerkranken Personen eigentlich nicht sagen, ich sei froh, dass ich meine Diagnose kenne und die Alzheimer-Krankheit frühzeitig diagnostiziert wurde.

Wenn Sie zu den Menschen gehören, die lieber Zitronenlimonade trinken als an einer Zitronenscheibe zu lutschen, empfehle ich Ihnen das Zentrum für Positive Psychologie. Dort widmet man sich der Erforschung, Verbreitung und Anwendung der Positiven Psychologie sowie dem Training und der Ausbildung.

Positive Psychologie will verstehen, welche Kräfte und guten Eigenschaften den einzelnen Menschen oder Gruppen befähigen, zu gedeihen, und will diese Kräfte stärken.

http://www.ppc.sas.upenn.edu/

2.3
Hochmut kommt vor dem Fall

> Die sieben Todsünden, auch *Hauptsünden* oder *Kardinalsünden* genannt, sind eine Klassifikation von Lastern, die in der frühen christlichen Lehre eingesetzt wurde, um ihre Anhängerschaft über niedere menschliche Regungen zu erheben und sie davor zu schützen. Eine dieser niederen Regungen, der Stolz, treibt Menschen dazu, andere übertreffen zu wollen.
> http://en.wikipedia.org/wiki/Seven_deadly_sins

Ich habe mich nie für eine eitle Person gehalten, für eine stolze durchaus. Ich bin stolz auf meine geschickte Art, Dinge zu erledigen. Ich bin stolz auf meine Tatkraft.

Seit 22 Jahren stelle ich zu Weihnachten für meine Angehörigen, Freundinnen und Freunde diverse Liköre her. Das Flaschenetikett versehe ich mit dem Namen des Empfängers. Das sollte auch heuer so sein. Ich habe vergessen, wie oft mich meine Frau und mein Sohn gefragt haben, ob ich dabei Hilfe brauche. «Natürlich nicht.» gab ich laut zurück. «Schließlich mache ich das seit 22 Jahren.»

Ich vergaß, Vanille zu meinem Amaretto zu geben und machte zwei Rechtschreibfehler bei der Beschriftung der Etiketten. Erst nachdem ich alle Flaschen verschickt hatte, merkte ich diese und andere Fehler. Ich brachte die Flaschen und Adressen durcheinander. Manche Leute bekamen eine Flasche, die für eine andere Person gedacht war. Ich verwässerte eine Portion Amaretto, sodass sie nur halb so stark war. Und das sind nur die Fehler, die ich bemerkt habe!

Ich war immer stolz auf meine Arbeit. Ich bin kein Perfektionist – fragen Sie meine Frau, die eine Perfektionistin ist! Ich genieße das Tun, und das freudige Gefühl dabei speist sich überwiegend aus der Tätigkeit an sich, nicht so sehr aus der Vollendung eines Projekts. Es ist mir wichtig, wie die Dinge schließlich aussehen, richtig stolz bin ich aber auf die Art, wie ich sie getan habe.

Ich bin nun an einem Punkt des Krankheitsverlaufs angelangt, an dem ich viele «Fehler» mache. Manche Fehler bemerke ich sofort. Auf manche werde ich hingewiesen, und ich fürchte, dass ich viele einfach nicht bemerke. Diese Situation ist mir sehr unangenehm. Ich kann mein Tun nicht immer steuern und muss deshalb auf das stolze Gefühl verzichten, das sich einstellt, wenn ich eine Sache gut mache.

Tatsache ist, dass ich mein Verhalten manchmal nicht steuern kann.

Warum bitte ich nicht um Hilfe?

Warum mache ich keine Hilfe ausfindig?

Warum lehne ich Hilfsangebote ab, wenn absehbar ist, dass mir Fehler unterlaufen werden?

Mein Stolz wehrt sich dagegen, die Hilfe anderer Menschen anzunehmen, besonders bei einfachen Aufgaben. Es ist demütigend, mir bei Dingen helfen zu lassen, die ich seit 22 Jahren mache, etwa Liköre herstellen! Leider ist es in diesem Stadium der Erkrankung inzwischen so, dass das Streben nach Erhalt meines Selbstwertgefühls kontraproduktiv geworden ist. Zur Krankheit kommt hinzu, dass ich mir selbst zum Feind werde!

> Ich genieße das Tun, und das freudige Gefühl dabei speist sich überwiegend aus der Tätigkeit an sich, nicht so sehr aus der Vollendung eines Projekts.

Hochmut, in Verbindung mit der Alzheimer-Krankheit, wird zu einer «Todsünde». Ich falle und verliere meinen Stolz, beides zur gleichen Zeit. Hochmut/Stolz kann meinen Fall beschleunigen!

Man kann nie *wirklich* in den Schuhen eines anderen Menschen gehen. Trotzdem gilt, dass es beiden Seiten hilft, wenn sich Gesunde wirklich Mühe geben und versuchen, die Welt mit unseren Augen zu sehen und sich in die Lage von Leuten mit der Alzheimer-Krankheit hineinzuversetzen.

Hochmut, Stolz (Eitelkeit, Narzissmus)
Der Wunsch, wichtiger oder anziehender zu sein als andere Menschen, anderen die verdiente Anerkennung vorenthalten oder übertriebene Selbstliebe (insbesondere im Hinblick auf die eigene Stellung vor Gott). Dante definierte den Begriff so: «Selbstliebe, pervertiert zu Hass und Verachtung des Nächsten.» Luzifers Hochmut hat seinen Höllensturz ausgelöst. In der stärksten Ausprägung ist Hochmut die Sünde einer Person, die meint, alle Dinge beherrschen zu können. Die sieben Todsünden sind: Stolz, Geiz, Neid, Zorn, Wollust, Völlerei und Faulheit.

http://en.wikipedia.org/wiki/Seven_deadly_sins

Wie viele Menschen leiden an einer Demenz?
Die Weltbevölkerung altert. Derzeit leben weltweit etwa 24 Millionen Menschen mit einer Demenz, davon zwei Drittel in Entwicklungsländern. Diese Zahl wird sich bis zum Jahr 2040 auf über 80 Millionen erhöhen. Der Anstieg

wird sich überwiegend in bevölkerungsreichen Schwellenländern wie China, Indien und Lateinamerika vollziehen.

Demenz betrifft überwiegend alte Menschen. Bis zum Alter von 65 Jahren entwickelt nur eine von 1000 Personen dieses Leiden. Mit zunehmendem Alter steigt das Erkrankungsrisiko rapide und beträgt bei über 65-Jährigen 1 zu 20, bei über 80-Jährigen 1 zu 5.

http://www.alz.co.uk/alzheimers/faq.html#howmany

2.4
Gesund und wohlbehalten ... oder lieber nicht?

Letzte Woche war ich im Einkaufszentrum und bemerkte, dass unsere Polizeistation einen Infotisch aufgestellt hatte, an dem ein Polizist anbot, Kindern zu Identifikationszwecken die Fingerabdrücke abzunehmen und sie zu filmen. Kinder bis zu 12 Jahren standen Schlange, fühlten sich aber offensichtlich nicht recht wohl dabei. Heutzutage werden unsere Kinder registriert wie Diamantringe, Autos und Großmutters Silberbesteck, für den Fall, dass sie gestohlen werden oder verloren gehen. Das Programm heißt «Safe Return».

Gestern bat ich meine vierjährige Enkelin, mir bei der Befestigung meines Identitätsarmbands behilflich zu sein. Das hatte ich mir schon seit Monaten vorgenommen. Ich bat meine Enkelin um Hilfe, weil ich keine große Sache daraus machen wollte, weder für meine Betreuungspersonen, noch – vielleicht noch wichtiger – für mich.

Gelegentlich verirre ich mich. Ich gehe irgendwo hin, ohne es gewollt zu haben. Es gibt Momente, besonders an fremden Orten, in denen ich nicht nur durcheinander bin, sondern völlig verwirrt und verblüfft. Dann weiß ich für den Bruchteil eines Augenblicks nicht mehr, was um mich herum geschieht. Es fällt mir sehr schwer zu akzeptieren, dass ich Safe Return tatsächlich irgendwann einmal brauchen werde, besonders unangenehm aber ist der Gedanke, Safe Return vielleicht schon heute, morgen oder übermorgen nötig zu haben.

Ich fühle mich nicht wie ein Diamantring oder ein Automobil, nicht einmal wie Großmutters angelaufenes Silberbesteck, aber ich glaube es Kindern nachempfinden zu können, wie verwirrt und ängstlich sie sich fühlen, wenn ihnen Fingerabdrücke genommen oder wenn sie gefilmt werden. «Menschen, von denen ich abhängig bin, weil sie manchmal für mich sorgen müssen, räumen ein, dass auch sie manchmal nicht für mich sorgen können. Sie können sich nicht darauf verlassen, dass ich alleine zurechtkomme. Für uns, die wir nicht immer für uns selbst sorgen können, ist die Welt ein unwirtlicher Ort geworden. Weil man sich vielleicht nicht immer an unser Aussehen erinnert, werden wir gefilmt. Weil die Leute sicher gehen wollen, dass ich es bin, auch wenn sie mich nicht wiedererkennen, werden unsere Fingerabdrücke abgenommen.»

Ist das beruhigend oder nährt es Unsicherheiten und Ängste? Beruhigt mich der Gedanke an den Schutz von Safe Return oder werde ich damit stets daran erinnert, dass ich demnächst nicht mehr wissen werde, wo und wer ich bin?

> **Beruhigt mich der Gedanke an den Schutz von Safe Return oder werde ich damit stets daran erinnert, dass ich demnächst nicht mehr wissen werde, wo und wer ich bin?**

Ich teile aller Welt mit, dass ich mir nicht sicher bin, immer zu wissen, wer ich bin. Ich trage meine Hilfsbedürftigkeit stets wie ein Plakat vor mir her, auch wenn ich keine Hilfe möchte oder brauche. Ich gebe damit anderen stets Auskunft über mich. Was geht sie das an? Vielleicht will ich manchmal gar keine Auskunft geben? Meine Angehörigen wissen Bescheid, und das ist gut so. Manche Leute informiere ich freiwillig, auch das ist gut. Aber soll tatsächlich alle Welt Bescheid wissen? Ich bin mir nicht sicher.

Ich bin mir ständig bewusst, dass ich das Identitätsarmband trage. Ich dachte, nach ein, zwei Wochen hätte ich mich daran gewöhnt, wie man sich an einen Ring gewöhnt. Es wird mir vermutlich immer bewusst sein, so lange, bis ich mir nicht mehr bewusst bin.

> Jedem Menschen, der von einer Demenzerkrankung betroffen ist, kann ich keinen besseren Rat geben als sich bei Safe Return registrieren zu lassen. Dieses landesweite Identifikationssystem soll dafür sorgen, dass Leute, die sich beim Herumwandern verirren, wieder sicher und wohlbehalten nach Hause kommen. Näheres erfahren Sie bei Ihrem Ortsverband der Alzheimer Gesellschaft.

2.5
Ich bin ein Verb

VERB/TÄTIGKEITSWORT
Eigenschaft: Nomen/Hauptwort (Ist es nicht witzig, verwirrend und interessant, dass das Wort Verb ein Hauptwort ist?)
Bedeutung: Ein Wort, das eine Tätigkeit oder einen Zustand bezeichnet.
Web Dictionary, 2006

Weil Präsident Abraham Lincoln mit General McClellans eher passiver Strategie im Bürgerkrieg unzufrieden war, unterhielt er sich mit Ulysses Simpson Grant, dem er das Oberkommando über die Unionsarmee übertragen wollte. Lincoln sah in General Grant einen Mann der Tat, einen aktiven Strategen. In seiner Autobiografie schreibt Grant, Lincoln habe ihn gebeten, sich mit einem Wort zu beschrieben. Er erwiderte: «Ich bin ein Verb». Grant hielt sich für Tätigkeitswort, einen Macher. In einer Welt voller Nomen lebend und kämpfend, war Grant ein Mann der Tat. Nach einer blutigen Niederlage erhob sich der Ruf nach seiner Entlassung. Lincoln entgegnete: «Ich kann ihn nicht entlassen. Grant ist ein General, der kämpft.» Er war ein Verb, das wusste, wie Nomen auf ihren Plätzen gehalten werden.

Ich dagegen war ein Personalpronomen, ein persönliches Fürwort. Ich war eine Person, ein Ort oder eine Sache. Nach 61 Jahren kannten mich viele Leute als das Pronomen *Richard Taylor*. Ich war ein beständiges, fürsorgliches und bequemes Pronomen. Gesellig und offenherzig wie ich war, konnten sich die Leute recht gut vorstellen, was ich dachte und woran ich glaubte. Ich darf wohl sagen, dass ich berechenbar war. Wenn ich den Mund aufmachte, gab es keine Überraschungen. Ich hielt meine Ansichten für die besten, bis mich jemand von einer anderen überzeugte. Nur der Einsatz eines starken Verbs konnte mich dazu bringen, meine Meinung zu ändern! Die Nomen um mich herum ignorierte ich weitgehend; ich tat, was ich für nötig und richtig hielt, und richtete mich dabei nicht nach den Nomen, nach den Verben aber genau so wenig. Ich war ein starkes Pronomen, das sich von lästigen Verben selten beeinflussen ließ. Wenn ich versprach, etwas zu tun, tat ich es. Wenn ich glaubte, ein Problem verstanden zu haben, löste ich es. Ich war beständig, ehrlich und verlässlich.

> **Wenn ich versprach, etwas zu tun, tat ich es. Wenn ich glaubte, ein Problem verstanden zu haben, löste ich es. Ich war als Anführer beständig, ehrlich und verlässlich.**

Auch ich bin ein Verb. Ich bin noch immer ein Mann der Tat, verändere mich aber von Zeit zu Zeit, je nach Tempus, also meiner Zeitform. Ich verwandle mich unmerklich, je nach meinen Morphemen (den kleinsten bedeutungstragenden Einheiten im Sprachsystem, Wortendungen, wie *e, en, end*). Tempus, Aspekt, Genus, Modus, insbesondere aber die Stimmung haben großen Einfluss darauf, wer ich bin und wie ich handle. Ich bin ein Mann unberechenbarer Taten, unangemessener Taten. Hinter meinen Taten verbirgt sich ein verwirrtes, manchmal erschrockenes Verb, das sich gelegentlich nicht ganz sicher ist, ob, wann, wo und wie es auf die Nomen, die es umgeben, reagieren soll. Richard Taylor, das Pronomen, ist jetzt Richard Taylor/ Alzheimer-Krankheit. Ich bin ein Verb – ich bin, ich handle. Was genau «ich bin» und wie genau «ich handle» aussieht hängt von meiner Erkrankung ab. Wer ich morgen sein werde? Das weiß der Himmel. Wer ich heute Abend, in einer Stunde oder in den nächsten fünf Minuten sein werde? Auch das weiß nur der Himmel. Wie Ulysses Grant bin auch ich ein unberechenbares Wesen – gut für einen General, der seinen Gegner unvorbereitet treffen will, schlecht für einen Menschen, der will, dass man ihm vertraut, ihn liebt und als verlässlich einschätzt.

Seit der Diagnose und meinem daraufhin einsetzenden «Ruhestand» habe ich wesentlich mehr Zeit für mich. Ich lerne eine Menge neuer Hauptwörter: Amyloid, Tau-Protein, endoplasmatisches Retikulum, personenzentrierte Pflege und Schmerzmanagement. Ich bin von Nomen umgeben, die offenbar auf mich einwirken, nicht ich auf sie. Meine Anweisungen an diese Nomen verändern sich von einem Arztbesuch zum anderen. Sie hängen davon ab, wie ich mich fühle und woran ich mich erinnern kann. Es gibt keine Garantie, dass ich zweimal gleich reagieren werde. Wenn ich verspreche, etwas zu tun, tue ich es manchmal, manchmal auch nicht. Ich vergesse Dinge. Ich schreibe Listen, um mich an andere Listen zu erinnern, und vergesse dann manchmal beide Listengruppen. Wenn ich glaube, ein Problem verstanden zu haben, weist mich jemand darauf hin, dass ich ein paar Tatsachen berücksichtigen sollte, die ich vergessen habe, oder die je gewusst zu haben ich mich nicht erinnere. Ich bin inzwischen beständig unbeständig. Offen und ehrlich bin ich immer noch, aber wer ich bin und was ich denke verändert sich fortlaufend, manchmal von Tag zu Tag oder von Stunde zu Stunde. Dass ich nicht verlässlich bin, darauf können Sie sich verlassen, aber das ist so ziemlich das Einzige, worauf Verlass ist.

> Offen und ehrlich bin ich immer noch, aber wer ich bin und was ich denke verändert sich fortlaufend, manchmal von Tag zu Tag oder von Stunde zu Stunde.

Ich bin jetzt unablässig unberechenbar. Zusammen mit dem Tätigkeitswort verändert sich auch das Hauptwort. Die Sicherheit, dass ich morgen sein werde, wie ich gestern war und heute bin, gibt es inzwischen nicht mehr.

Wenn ich mich untypisch verhalte, schreiben meine Betreuungspersonen die Handlung dem Verb zu, nicht dem Nomen – gnädigerweise. «Es ist die Krankheit, nicht Richard.» Grammatikalisch betrachtet mag es einen Unterschied geben, in der Realität sind jetzt beide gleich. Ich bin die Alzheimer-Krankheit und umgekehrt. Ich habe gekämpft und wollte ein Pronomen bleiben, während das stets sich verändernde Verb darum kämpft, mich zu verändern. Das Verb bekommt zunehmen die Oberhand und gewinnt. Alle Erkrankungen, insbesondere jedoch Krankheiten wie Alzheimer, die sich im Kopf abspielen, veranlassen uns, als Verben zu handeln. Die Leiden schreiten fort, verändern uns und produzieren dabei mehr und unterschiedliche Symptome.

Als General Grant im Sterben lag – er hatte Kehlkopfkrebs – waren, wie einer seiner Chronisten berichtet, seine letzten verständlichen Worte: «Ich bin ein Verb.» Wenn ich sterbe, werde ich vermutlich außer Stande sein, etwas zu sagen. Doch alle, die dann bei mir sind, werden wissen, dass ich in dem Moment «die Alzheimer-Krankheit bin» – die Krankheit, die mich von einem Pronomen in ein Verb verwandelt hat.

Hiram Ulysses Grant wurde in Point Pleasant, Clermont County, Ohio, geboren. Mit 17 Jahren – er war nur knapp groß genug, um die Aufnahmekriterien der Militärakademie zu erfüllen – wurde Grant an die West Point Akademie berufen. Sein Kongressabgeordneter, dem er die Berufung zu verdanken hatte, nannte ihn fälschlicherweise Ulysses Simpson Grant, weil er den Mädchennamen seiner Mutter kannte, und vergaß, dass Grant in seiner Jugend als «H. Ulysses Grant» oder «Lyss» bekannt war. Grant selbst trug sich als «Ulysses

Hirham Grant» ins Anmelderegister ein. (Seine Vornamen stellte er um, weil seine Initialen sonst H.U.G [Umarmung] ergeben hätten …), doch die Akademieverwaltung beharrte auf dem im Berufungsformular angegebenen Namen.

Mein voller Name lautet Richard Ralph Taylor (RRT). Ich hatte tatsächlich einen Onkel, der mich «Rail Road Track» [Eisenbahngleis] nannte!

http://en.wikipedia.org/wiki/Ulysses_S._Grant

2.6
Wo ist nur die Hoffnung geblieben?

Geben Sie bei Google das Wort *Hoffnung* ein und Sie bekommen 1 100 000 000 Webseiten genannt, auf denen das Wort *Hoffnung* vorkommt. Hoffnung scheint ziemlich wichtig zu sein, zumindest unter den Webseitenentwicklern. (Beim Wort *Sex* gibt es nur 746 000 000 Treffer!) Ich war immer ein hoffnungsvoller Mensch. Ich habe immer etwas erhofft, was es nicht gab: Weltfrieden, keine Löcher in den Zähnen, eine Idealfamilie wie im Fernsehen, einen dichteren Rasen, einen nachsichtigeren Charakter, mehr Geld, ein größeres und längeres Auto usw. usf. Ich kenne viele Leute, die hoffen, dass sich ihr Leben verbessert wenn: die Kinder ausziehen, sie heiraten, sie geschieden sind, befördert werden, sich auf ihrem Rasen im nächsten Jahr nicht wieder dieser braune Fleck bildet, sie endlich in Rente gehen oder nach ihrem Tod an einem «besseren Ort» sind.

Seit meine Alzheimer-Krankheit diagnostiziert wurde, hoffe ich nicht mehr. Ich habe zu hoffen aufgehört, als ich begriff, dass Hoffnung das beschleunigte Absterben meiner Gehirnzellen und meinen frühzeitigen Tod nicht verhindern wird. Ich habe zu hoffen aufgehört, als ich begriff, dass Hoffen notgedrungen Enttäuschung produziert, weil das, worauf man hoffte, nie genau so passiert, wie man es erhofft hat. Nur für Jimmy Stewart gingen sämtliche Hoffnungen in Erfüllung. Aber halt, war das nicht ein Kinofilm?

Ich stellte das Hoffen ein, als mir klar wurde, wie viel Aufmerksamkeit und Energie mir die anhaltende Hoffnung auf ein besseres Morgen abverlangte, zum Nachteil des Heute. Die Hoffnung hält mich nicht am Leben; sie sorgt lediglich dafür, dass ich nie heute glücklich bin, weil ich hoffe, dass die Dinge morgen besser sein werden.

Alles, was ich sicher habe und sicher weiß, ist der heutige Tag, warum sollte ich also heute Zeit und Energie auf die Hoffnung verwenden, dass die Dinge morgen, nächste Woche oder in einem Jahr besser sind?

Die Hoffnung hat mich davon abgehalten, Verantwortung zu übernehmen und das Beste aus dem heutigen Tag zu machen. Morgen ist alles besser, dachte ich, und so verging die Zeit. Die Hoffnung war der Grund, warum ich nicht das Beste aus jedem Tag machte. Hoffnung ersetzte mir die Tat, hoffte ich doch, irgendwer oder irgendwas würde den morgigen Tag besser machen, und ich selbst müsste heute nichts dafür tun.

Es gibt Leute – ich gehöre nicht dazu – die glauben, dass es morgen durchaus besser sein kann, weil sich eine höhere Macht der menschlichen Angelegenheiten erbarmt und die geliebte Person von der Alzheimer-Krankheit kuriert hat. Sie hoffen und glauben fest daran, dass ihnen eine höhere Macht zuhört und dann ihrem speziellen Wunsch entsprechend interveniert. Während sie auf ein freudigeres Morgen hoffen, entgeht ihnen ein Teil der Lebensfreude des Heute.

Die Tatsache, dass ich von meiner Erkrankung weiß, veranlasst mich, aktiv zu werden und den heutigen Tag besser zu gestalten als den vergangenen, und nicht darauf zu hoffen, dass der morgige Tag besser wird als der heutige.

> Die Tatsache, dass ich von meiner Erkrankung weiß, veranlasst mich, aktiv zu werden und den heutigen Tag besser zu gestalten als den vergangenen, und nicht darauf zu hoffen, dass der morgige Tag besser wird als der heutige.

Carpe diem! (Pflücke den Tag!!)

Meine Ansichten über die Rolle, die Hoffnung in meinem Leben spielt, haben bei der Leserschaft durchweg heftige Reaktionen ausgelöst. Es gab beides: viel Zustimmung und viel Ablehnung. Hier nun ein paar andere Sichtweisen:

Hoffnung kann der emotionale Glaube an die Möglichkeit sein, dass Ereignisse und Umstände im eigenen Leben positiv verlaufen. Sie setzt ein gewisses Maß an Beharrlichkeit voraus. Hoffnung ist etwas anderes als:

Glaube: Hoffnung ist insofern dem Glauben nachgeordnet, als Glaube eine göttlich inspirierte und aufgeklärte Form des positiven Glaubens, Hoffnung dagegen emotional ist. Das Gegenteil von Hoffnung ist Verzweiflung. Wie mit dem Begriff Verzweiflung auch Unkenntnis des religiösen Glaubens gemeint ist, schwingt beim Wort Hoffnung auch Aufgeklärtheit mit.

Optimismus: Optimismus bedeutet, auf abstrakter oder intellektueller Ebene eine positive Sicht der Dinge zu haben, Hoffnung dagegen bedeutet, auf emotionaler Ebene positiv eingestellt zu sein. Optimismus kann rational und von Tatsachen abgeleitet sein, während Hoffnung auch ohne starken Realitätsbezug auskommt.

Positives Denken: Hoffnung ist etwas anderes als positives Denken, bei dem es sich um einen therapeutischen oder systematischen Prozess handelt, dessen sich die Psychologie zur Abkehr vom Pessimismus bedient.

http://en.wikipedia.org/wiki/Hope

2.7
Übergangszeit: Wann bestimmt der erkrankte Verstand mein Leben?

In meinem Kopf gibt es zurzeit zwei geistige Abteilungen. Kaum war meine Alzheimer-Krankheit diagnostiziert, hat der Verstand in meinem Kopf angefangen, ein Eigenleben zu führen, eine eigene Form anzunehmen, ja sogar eine imaginäre eigene Persönlichkeit zu sein. Ich bin – zumindest in meiner Vorstellung – ein Mensch mit zwei geistigen Abteilungen im Kopf. Dieser Dualismus in meinem Kopf und von diesem hergestellt, erlaubt es mir, weiterhin ein gewisses Bewusstsein davon zu haben, wer ich bin, wer ich war und sein werde. Ich mache mir Gedanken um den alzheimerkranken Teil meines Gehirns. Ich kann ihn mir mit dem Rest meines «anderen» Denkvermögens vorstellen. Dieser Teil hat gute und schlechte Tage. Er hat eine Krankheit, die ihn langsam umbringt.

Ich weiß, dass es nicht gesund ist, mit mehr als einer inneren Stimme oder Person zu leben, aber es ist mir gelungen, meinen erkrankten Verstand in eine Ecke zu drängen und mich, zumindest teilweise, davon abzusondern. Ich lebe mit der Erkrankung, aber diese lebt in meinem Verstand, nicht in mir. Ich kann sie beobachten. Ich kann über sie sprechen, nachdenken und besorgt sein. Bislang hat sie mir noch nicht geantwortet, dem Himmel sei Dank! Bald schon werden die beiden Teile meines Verstandes zusammentreffen – was nichts Gutes ahnen lässt – und täglich mehr zu einer Einheit verschmelzen. Ich werde in meinen erkrankten Verstand hinein absorbiert. Im Laufe der Zeit werde ich ein einziger erkrankter Verstand sein, in diesem Geisteszustand leben und nicht mehr in der Welt, wie ich sie heute kenne.

Im Moment beschäftigt mich der Übergang, der Prozess, die Reise von einem Zustand mit zwei geistigen Abteilungen in den Zustand mit einem einzigen, erkrankten Verstand. Ich weiß, dass ich den Verlauf nicht beeinflussen und nicht bestimmen kann, wie meine Geschichte ausgeht. Der Gedanke, zwischen meinem erkrankten Verstand und meinem Selbst hin- und herzuspringen, jagt mir Angst ein. Wenn ich mich mit Leuten im zweiten und dritten Stadium der Erkrankung unterhalte, wenn ich höre und beobachte, wie sie mit der Erschütterung kämpfen, die mit dem Hin- und Herspringen verbunden ist, bekomme ich Angst. Es betrübt mich, wenn ich höre und beobachte, wie pflegende Angehörige mit der Erschütterung ihrer Schützlinge kämpfen, wenn diese von einem Leben mit Verstand im Kopf überwechseln in ein Leben, das von ihrem erkrankten Verstand bestimmt wird.

Warum versteht es mein Verstand nicht, sich endlich für den einen oder den anderen Zustand zu entscheiden? Warum muss ich Jahre damit zubringen, mal zu

> Im Moment beschäftigt mich der Übergang, der Prozess, die Reise von einem geistigen Zustand mit zwei geistigen Abteilungen in den Zustand mit einem einzigen, erkrankten Verstand.

wissen und zu sein wer ich war, dann wieder zu stürzen und einzutauchen in das, was ich geworden bin? Wissen ist nicht immer Macht, manchmal ist es ein Fluch!

Die Alzheimer-Krankheit verläuft in drei Stadien. Anfangs bemerkt die Person vielleicht, dass sie vergesslicher wird, bittet andere um Hilfe oder schreibt sich Merklisten. In der zweiten Phase kommt es zu schweren Gedächtnisverlusten, wobei besonders das Kurzzeitgedächtnis betroffen ist. Erkrankte können sich oft an lange zurückliegende Ereignisse erinnern, nicht aber daran, was sie soeben im Fernsehen gesehen haben. In diesem Stadium setzt meist auch Desorientiertheit ein; es können auch Dysphasie (Wortfindungsstörung) und abrupte Stimmungsschwankungen auftreten. In der dritten Phase sind alzheimerkranke Menschen stark verwirrt und desorientiert, bisweilen leiden sie an Halluzinationen oder Wahnvorstellungen. Manche werden gewalttätig oder bösartig, andere fügsam oder hilflos. In diesem Stadium wandern viele ziellos herum, sind inkontinent und vernachlässigen die Körperpflege.

http://www.fda.gov/fdac/features/1998/398_alz.html

2.8
Und der Name des Riesenelefanten ist «Angst»

> Ich fürchte, ich bin nicht ganz bei Verstand.
> Mir ist, ich sollt Sie kennen und den Herrn:
> Doch weiß ich nicht so recht: denn ich begreif gar nicht,
> Wo ich hier bin, und müh mich wie ich will,
> Kenn ich die Kleidung nicht; noch weiß ich, wo
> Ich letzte Nacht schlief. Lacht nicht über mich.
> *William Shakespeare, König Lear (IV,7)*

Es ist morgens vier Uhr. Beim Versuch, meine Gedanken von einem grässlichen Albtraum abzulenken, stieß ich unverhofft auf eines der wohl am besten gehüteten Geheimnisse, das tief unter den von Dr. Alzheimer angelegten Gehirnzellenbunkern verborgen liegt. Seit Monaten bemühe ich mich in der Therapie darum, meine brisanten und alles vergiftenden Alzheimer-Primär-Probleme aufzudecken. Ich vergleiche Probleme mit Tumoren, die bereits lange in meinem Innern wachsen, eigentlich von dem Moment an, als sich meine Mutter weigerte, mich aufzunehmen und zu füttern, als ich hungrig war. Hat sie mich wirklich geliebt? Würde sie jemals Zeit für mich haben und meine Bedürfnisse stillen? Wo war Papa, als ich ihn brauchte? (Alle Fans der Psychoanalyse wissen, wie das Psychogebrabbel weiter geht.)

Jetzt kommt die Alzheimer-Krankheit daher, und der Geist lässt eine weitere Tumorgruppe wachsen, die jedoch aus den ursprünglichen Tumorgruppen hervorgeht und von diesen abhängig ist. Diese Alzheimertumore wachsen sehr viel schneller als die Primärtumore und erreichen rasch die Oberfläche meiner Persönlichkeit.

Sie wachsen auch ohne Blutversorgung. Sie werden ernährt von reichlichen Mengen Angst, einem Überbleibsel der Evolution, das in uns allen steckt, noch aus der Zeit animalischer Flucht-/Kampfreflexe. Die Verkündigung der Diagnose geht mit einer gewaltigen Angstinjektion einher, die ein dem Empfänger bislang unbekanntes Volumen hat. Sichere Menschen werden ängstlich. Ängstliche Menschen fühlen sich zutiefst erschüttert. Zutiefst erschütterte Menschen haben das Gefühl, zusammenzubrechen.

Meine beiden größten und aktivsten Tumore – sie werden von meinen Ängsten gespeist, die bei meiner Geburt aktiviert wurden, weil Dr. Hennan mir dabei versehentlich den Daumen ins Auge bohrte (nur Spaß!) – sind das wachsende Gefühl, meine Unabhängigkeit zu verlieren und meine wachsende Abhängigkeit von anderen Menschen. Diese Ängste gibt es nur im Doppelpack!

Ich kann nicht Auto fahren; deshalb bin ich von anderen abhängig, die mich herumfahren. Ich kann nicht kochen; deshalb bin ich abhängig von jemandem, der oder die mich bekocht. Ich kann mich nicht um meine Geldangelegenheiten kümmern; deshalb bin ich abhängig davon, dass jemand meine Finanzen regelt. Ich kann mich nicht darauf verlassen, dass ich mir die einfachsten Dinge merke; deshalb muss ich mich darauf verlassen, dass mir andere sagen, wo ich hingehen soll, was und wann etwas zu tun ist. Die paarige Liste ließe sich fortsetzen.

Ich glaube, dass sich im Laufe der Zeit, vermutlich recht bald, die beiden parallelen Tumore treffen und zu einem gigantischen Tumor verschmelzen werden. In dem Moment wird mich der Tumor nichts mehr angehen. Ich werde mich nicht mehr ängstigen. Wenn mein Geist diesen Grad der Bösartigkeit erreicht hat, werden neue Ängste aus einem bislang noch unentdeckten Bunker auftauchen; Ängste, die meine früheren an Stärke weit übertreffen, und ich werde in einer neuen Welt leben, die kein Mensch, der nicht selbst bereits dort lebt, versteht. Ich werde ein anderer oder etwas anderes sein als heute.

Selbst wenn ich mir die allergrößte Mühe gebe und sich die besten Therapeuten in meiner Reichweite die allergrößte Mühe geben, werde ich vermutlich nicht genug Zeit oder Geisteskräfte haben, um diese Ängste zu überwinden. Tag für Tag geht ein Stück meiner Unabhängigkeit verloren, Tag für Tag nimmt meine Abhängigkeit zu. Meine beste und vielleicht einzige Therapie und Hoffnung besteht darin, den Folgen meiner anwachsenden Ängste zu entkommen – die wohl mit dem Wort *Depression* erfasst werden! Allmorgendlich blicke ich den Ängsten ins Gesicht und sage mir: «Na und? Wenn ich Angst habe, dann ist das meine eigene Entscheidung.» Jeden Tag sage ich mir: «Was ist schon dabei? Was ist schon dabei, wenn du etwas von deiner Unabhän-

> In vielen Fällen ist es alzheimerkranken Menschen physisch unmöglich, auf der Basis von Vernunft und Augenschein irrationale Vorstellungen zu bekämpfen und zu überwinden.

gigkeit verlierst und mehr Abhängigkeit einstecken musst? Hast du vielleicht gedacht, du wärst der erste Mensch, der nicht älter wird? Hast du gedacht, du würdest ewig leben? Bleib auf dem Teppich, Richard. Du hast mit deinem Körper genügend Probleme, du brauchst dir nicht auch noch quälende Gedanken konstruieren!»

«Ja, aber was ist mit der Angst, der Angst vor dem Tod; der Angst, mich nicht mehr steuern zu können; der Angst vor dem, was ich mit dem Leben meiner betreuenden Angehörigen anrichte; der Angst vor dem Verlust der Würde; der Angst vor dem Ich-Verlust; der Angst vor dem Unbekannten; der Angst vor der Angst – die Liste meiner Ängste könnte ein Gigabyte einer Festplatte füllen.»

Ich weiß, dass meine Ängste irrational sind. Ich weiß, dass die Angst, wie ich sie jetzt fühle, irrational ist. Eine Spur von Angst hie und da ist gut für Kleinkinder und Jugendliche. Sie hilft «anständigen» Leuten, anständig zu bleiben. Sie schützt uns vor unangemessenen und ungesunden Entscheidungen.

Sehr wahrscheinlich werde ich den Moment, wenn ich völlig von anderen abhängig bin und meine Unabhängigkeit verloren habe, gar nicht bewusst wahrnehmen. Beim Älterwerden habe ich festgestellt, dass ich bereits auf diesen beiden abschüssigen Straßen dahin stolpere. Die Alzheimer-Krankheit hat das Gefälle der beiden Straßen verstärkt. Was als Spaziergang begann, ist nun zum Trab geworden, ein Sprint wird folgen, und dann am Ende ein völlig außer Kontrolle geratener Taumel, hinein in ein abgrundtiefes Loch, wo mich die völlige Hilflosigkeit erwartet. Ist es vernünftig zu glauben, ich allein würde den Grad der Unabhängigkeit halten können, den ich hatte, als ich aus dem Elternhaus auszog? Als ich meine erste Stelle bekam? Ist es vernünftig zu glauben, ich allein würde den Grad der Steuerungsmacht halten können, den ich zum Zeitpunkt meines höchsten Einkommens hatte? Als ich mich endlich selbst erkannte und liebte?

Im Unterschied zu den Problemtumoren, die ich bereits mein Leben lang mit mir herumtrage, sind Alzheimer-Tumore gegen rationale und logische Angriffe immun. In vielen Fällen ist es alzheimerkranken Menschen physisch unmöglich, auf der Basis von Vernunft und Augenschein irrationale Vorstellungen zu bekämpfen und zu überwinden. In der Therapie entdeckte ich die irrationale Basis meiner Ängste. Ich erkannte viele meiner kontraproduktiven und selbstzerstörerischen Verhaltensweisen. Doch kaum hatte ich die Tür der psychotherapeutischen Praxis hinter mir geschlossen, verfiel ich wieder und wieder in mein altes, angstorientiertes Verhalten. Das geht vielen Menschen ohne Alzheimer zwar nicht anders (menschliches Verhalten zu ändern ist nicht so einfach wie Albert Ellis es darstellt), doch sie haben stets die Möglichkeit sich grundlegend zu verändern. Ich verliere diese Möglichkeit. Ich spüre, wie mir mein freier Wille entgleitet. Meine Fähigkeit, mich zu beobachten und aufgrund meiner Beobachtungen zu verändern, hat nachgelassen. Manchmal, eigentlich oft, ist mir gar nicht bewusst, dass ich etwas mache. Doch damit nicht genug: Ich weiß auch nicht mehr, was ich denn gemacht habe. Diese größer werdenden mentalen blinden Flecken stehen einer rationalen Lebensführung sehr im Wege! In der Vergangenheit waren

Gedächtnis, Gedanken und Einsichten meine Werkzeuge, mit denen ich analysieren und verändern konnte. Heute arbeite ich mit einem unsicheren Gedächtnis, manchmal verqueren Gedanken (sind tatsächlich alle gegen mich?) und Einsichten, die immer seltener werden und denen ich immer weniger traue.

Ich glaube, dass alle Leute fürchten, um damit die Tumore ihrer Persönlichkeiten zu nähren. Was Menschen mit atypischen physiologischen Gehirnveränderungen vom Rest der Bevölkerung unterscheidet, ist, dass wir unseren rationalen Denkwerkzeugkasten mit den Abwehrinstrumenten gegen unsere Ängste einsetzen können. Wenn aber alzheimerkranke Menschen die befruchtenden Auswirkungen von Angst auf ihre Persönlichkeiten zu ignorieren versuchen, setzen sie sich der realen Gefahr aus, von ihren Ängsten überwältigt zu werden!

Das doppelte Pech, über den Verlust meiner Unabhängigkeit und meine wachsende Abhängigkeit nachdenken zu müssen, hat mich klarer erkennen lassen, dass nicht alle Menschen im Alter davon betroffen sind. Speziell für mich, einer an Alzheimer leidenden Person, ist die Angst jedoch ein tonnenschwerer Elefant, der in meinem Kopf herumtrampelt. Wenn ich ihn ignoriere und so tue, als wäre er nicht da, geschieht das auf eigene Gefahr. Ich habe nie gelernt, diesen Elefanten zu erziehen. Ich fürchte, dass er jetzt, wo er plötzlich so schreckliche Ausmaße angenommen hat, außer Kontrolle geraten ist und einfach nicht mehr unter Kontrolle zu bringen ist! Ich fürchte die Folgen. Ich fürchte die Folgen für meine Angehörigen!

(Sind schräge Metaphern nicht interessant und schwerlich ganz zu erfassen?)

Angst ist das unangenehme Gefühl einer drohenden Gefahr, wobei diese real oder nur in der Vorstellung vorhanden sein kann. Angst kann auch als Gefühl extremer Abneigung gegen bestimmte Zustände, Objekte, Menschen oder Situationen (z. B. Angst vor der Dunkelheit, vor Gespenstern) beschrieben werden. Sie ist eine der wichtigsten Empfindungen und stark mit den Mandelkernneuronen verknüpft.

Angst kann die Ursache sein, wenn sich jemand anders als erwartet verhält.

Die Angst eines Menschen hat unterschiedliche Grade und variiert von Person zu Person. Wenn mit der Angst nicht angemessen umgegangen wird, kann sie zu sozialen Schwierigkeiten führen und Gesundheitsprobleme auslösen.

Manche Philosophen oder Denker haben Angst, als nutzlose Emotion betrachtet zu werden, andere weisen auf ihre Nützlichkeit als Warnzeichen vor potenziell unangenehmen Situationen oder Folgen hin. Wieder andere glauben, Angst sei der Treibstoffe für die Ego-Maschine (also Teil des «Unterscheidungs-/Urteilsvermögens»)

http://en.wikipedia.org/wiki/Fear

2.9
Es liegt mir auf der Zunge

Wir alle kennen Situationen, in denen wir zwar spüren, dass wir das richtige Wort wissen, aber nicht darauf zugreifen können. Wir sagen dann: «Es liegt mir auf der Zunge.» Dieses «Zungenspitzenphänomen» wurde von Psychologen, Linguisten und anderen Fachleuten untersucht, um herauszufinden, wie externe Auslöser mit den im menschlichen Gehirn stattfindenden Prozessen zusammenhängen. Wir haben das deutliche Gefühl, dass in unserem Gehirn irgendein Prozess abläuft, können ihn aber nicht fassen. Wir müssen der Sache einfach ihren Lauf lassen, bis das Produkt soweit ist, dass es die Zunge aussprechen kann.

Ich muss mir vor nicht allzu langer Zeit, ohne es zu merken, die Zungenspitze abgebissen haben. Eine gewisse Zeit lang dachte ich, wenn ich mich entspanne und keine Panik aufkommen lasse, wird der gesuchte Gedanke Gestalt annehmen und wie eine Blase an die Oberfläche meines Bewusstseins steigen. Ich musste nur lernen, mir zu vertrauen.

Bitte versetzen Sie sich in meine Welt: Ich kann mir, meiner Zunge und meinem Gehirn nicht mehr vertrauen, dass sie das gesuchte Wort oder den gesuchten Gedanken aufspüren, formulieren und ins Bewusstsein bringen. Ich spreche nicht von mehrsilbigen Wörtern. Ich suche nur den Namen meiner Enkeltochter. Ich warte darauf, dass der Name des Profi-Football-Teams, dem ich seit 40 Jahren anhänge, wie ein Bläschen an die Oberfläche meiner bewussten Wahrnehmung aufsteigt. Ich muss doch meine Adresse, meine Telefonnummer, mein Geburtsdatum kennen und weitergeben können!

> **Ich spreche nicht von mehrsilbigen Wörtern. Ich suche nur den Namen meiner Enkeltochter.**

Derzeit merke ich gewisse Veränderungen: Ich suche nicht nach dem richtigen Wort, inzwischen suche ich nach dem Gedanken! Es geht zunehmend nicht darum, auf das plötzliche Hochsteigen und Aussprechen des korrekten Begriffs, Verbs, Adverbs oder Adjektivs zu warten. Inzwischen gilt das Warten dem Auftauchen einer ganzen Tatsache. Habe ich mein Auto hier abgestellt? Habe ich das bereits gelesen? Habe ich sogar meine Schlüssel dabei? Ich sehne mich nach dem «Zungenspitzenphänomen» – dem Gefühl, dass es da ist und nur eine Frage der Zeit, bis es erscheint. Ich weiß nicht, ob es da ist oder nicht. Ich weiß, dass es womöglich nicht erscheint. Ich kann mich einfach nicht mehr darauf verlassen, dass es schließlich erscheint!

Was tun, wenn das Gedächtnis nachlässt?
Gedächtnissprechstunden sind ein gutes Angebot!

- Die Untersuchung der Gedächtnisleistung ist ein erster Schritt, um herauszufinden, ob Sie an der Alzheimer-Krankheit oder einer verwandten Demenz leiden, oder ob eine andere Erkrankung für das nachlassende Gedächtnis verantwortlich ist.

- In der Gedächtnissprechstunde wird keine bestimmte Krankheit diagnostiziert. Sie dient dazu, Gedächtnis, Sprechfähigkeit, Denkvermögen sowie weitere Gehirnleistungen zu testen. Die Untersuchung kann Aufschluss darüber geben, ob weitere Tests angezeigt sind. Wenn sich Auffälligkeiten ergeben, suchen Sie bitte Ihren Hausarzt oder eine andere medizinische Fachkraft auf, um sich von Kopf bis Fuß untersuchen zu lassen.
- Das Gedächtnis kann von vielerlei Faktoren beeinträchtigt sein, angefangen von Stress und Schlafmangel bis zu Erkrankungen wie Alzheimer und vaskuläre Demenz.
- Wenn eine leichte kognitive Einbuße (mild cognitive impairment, MCI) früh erkannt wird – ein leichtes Nachlassen der intellektuellen Fähigkeit, woraus sich eine Demenz entwickeln kann – gibt es die Möglichkeit, den Zustand medizinisch zu behandeln und möglicherweise den Niedergang des Gedächtnisses und anderer Funktionen zu verlangsamen.
- Bei irreversiblen Leiden, wie der Alzheimer-Krankheit, kann Früherkennung Ihren künftigen Gesundheitszustand verbessern. Es gibt derzeit keinen Wirkstoff, der die Krankheit heilt, allerdings stehen bereits immer mehr Medikamente zur Verfügung, die das Fortschreiten der Symptome möglicherweise verlangsamen. Je früher diese Medikamente eingesetzt werden, desto besser wirken sie. Das ist erwiesen.
- Eine frühzeitige Diagnose kann die Lebensqualität verbessern. Betroffene können sich über die Erkrankung informieren, eine Beratungsstelle aufsuchen und andere Unterstützungsangebote wahrnehmen, sich um rechtliche und finanzielle Angelegenheiten kümmern und verstärkt einbringen, wenn es um die eigene Betreuung geht.   http://www.nationalmemoryscreening.org

2.10
«Ich kann lesen!» – «Ich nicht.»

Ich versuche meiner fünfjährigen Enkeltochter das Lesen beizubringen. Sie kennt das Alphabet, weiß, wie die Buchstaben klingen, kennt einige phonetische Verbindungen und ein paar Worte. Kürzlich las ich ihr zum Mittagsschläfchen ein Buch vor und dabei begegneten wir einem Satz, den sie vollständig lesen konnte. Sie unterbrach mich, las den Satz und verkündete, übers ganze Gesicht strahlend: «Ich kann lesen, Großpapa. Ich kann lesen!» (Ich war schwer gerührt.)

Am Abend, als ich ihr eine Gute-Nacht-Geschichte vorlas, stolperte ich über manche Worte, ließ andere aus, ich wiederholte mich und sagte Sätze, die einfach keinen Sinn ergaben. Sie wandte sich zu mir und sagte: «Großpapa, kannst du nicht mehr lesen? Hast du es vergessen?»

Vor zwei Jahren, als ich an einer Selbsthilfegruppe für Alzheimerkranke teilnahm, fragte die Therapeutin: «Wer von Ihnen kann nicht lesen?» Fast die halbe Gruppe hob die Hand. Ich erinnere mich, dass ich gedacht habe: «Wie kann man das Lesen vergessen? Was ist das für ein Leben ohne Lesen? Warum regen sie sich nicht mehr darüber auf, dass sie nicht mehr lesen können?»

Inzwischen kenne ich die Antworten auf meine Fragen. Es ist nicht so, dass ich nicht lesen könnte. Ich verstehe die Worte, die Grammatik und den Vorgang. Ich weiß, wie Lesen geht! Ich kann es nur nicht. Weil es mir so große Mühe bereitet, mich durch einen einfachen Zeitungsartikel zu kämpfen und ihn mehrmals zu lesen, bis ich ihn ganz verstanden habe, bin ich dazu übergegangen, die Schlagzeilen zu überfliegen. Schließlich kann ich mir nicht viel vom Gelesenen merken (was ich früher als Tragödie gewaltigen Ausmaßes empfunden hätte), weshalb also Zeit mit Lesen verschwenden, um Einzelheiten zu verstehen? Straßenschilder, Anweisungen usw. kann ich durchaus noch lesen. Zu sagen: «Ich kann nicht lesen» ist nicht korrekt. Ich begreife nicht ganz. Ich kann nicht immer alles verstehen. Ich spreche Worte falsch aus, verstehe sie falsch und überspringe beim Lesen Worte – besonders beim Vorlesen. Dem Himmel sei Dank für das Spracherkennungsprogramm. Es hat mir dieses Buch ermöglicht. Es hat mir vermutlich über ein Jahr länger die Fähigkeit erhalten, per E-Mail zu kommunizieren!

> Es ist nicht so, dass ich nicht lesen könnte. Ich verstehe die Worte, die Grammatik und den Vorgang. Ich weiß, wie Lesen geht! Ich kann es nur nicht.

Aus mir unerklärlichen Gründen kann ich immer noch prima reden! Die Leute in meiner Gruppe redeten alle gut, auch solche, die die Hand gehoben hatten. In letzter Zeit fällt mir auf, dass ich manchmal die ersten vier oder fünf Worte eines Satzes zweimal schreibe, als würde ich stottern. Gelegentlich taucht ein einzelnes verirrtes Wort plötzlich in einem meiner E-Mail-Sätze auf. Wer immer Rechtschreib- und Grammatikprogramme erfunden hat … Segen auf dieses Haupt! Ich schreibe immer öfter mit einem Diktierprogramm. Ich brauche viel, sehr viel Zeit, um die Transkriptionen zu überarbeiten und mir und anderen verständlich zu machen, damit sie veröffentlicht werden können.

Meine Enkelin und ich gehen nun dazu über, Hörbüchern zu lauschen. Anstatt selbst vorzulesen, lasse ich vorlesen, während wir das Buch betrachten. Das gefällt ihr sogar besser, weil die «anderen Stimmen» besser sind als meine Stimme. Es gibt Musik und Geräuscheffekte, die ich nicht halb so gut nachmachen kann. Wir hören zu, schauen die Bilder an und sprechen über die Geschichte und die Bilder. Ich bin mir nicht sicher, ob ihr das beim Lesen hilft, aber sie findet es viel unterhaltsamer und interessanter, und ich, ehrlich gesagt, auch.

Aber: Ich kann eben nicht lesen, selbst wenn ich es kann … wenn Sie verstehen, was ich meine.

2.11
Wir singen mit Alois und Richard

Gestern Abend stieß ich beim Fernsehen zufällig auf die Wiederholung einer Wiederholung eines alten, sehr, sehr alten Berichts über eine Massenkundgebung, die Billy Graham in irgendeinem Ort der Welt abhielt, an dem nur er und George Beverly Shea Englisch sprachen. Am Schluss seiner Predigt bat er die Leute zu sich, und die Menschenmenge fing an zu singen «Just as I am without one plea …», wobei sie Worte benutzten, die ich nicht aussprechen konnte. Etwa bei der Hälfte der ersten Strophe ertappte ich mich beim Mitsingen (auf Englisch natürlich). Die zweite Strophe schmetterte ich aus voller Kehle mit. Als der Chor ungeschickt zu «What a Friend we have in Jesus» wechselte, wechselte auch ich ungeschickt mit. So kam es, dass wir weitere zehn Minuten miteinander sangen, bis uns Cliff Barrows mit einer Werbung für das Billy Graham Missionswerk zum Schweigen brachte.

Ich eilte nicht zum Bildschirm, um mit den Händen sein Gesicht zu berühren, noch zückte ich umgehend mein Scheckbuch, um einen Scheck auszustellen über eine Summe, von der ich dachte, sie würde ein paar Monate lang reichen und meiner Beziehung zu Gott gut tun (Ich bin als Lutheraner aufgewachsen, dann zu den Unitariern abgewandert, heute scheinen sich meine religiösen Neigungen und Überzeugungen der herkömmlichen organisierten Religion zu entziehen).

Ich war nicht bekehrt.

Ich war erhoben!

Die Alzheimer-Krankheit vertilgt mein Gedächtnis, verdreht meine kognitiven Fähigkeiten und verwirrt mich unzählige Male. All das zehrt an meinem Lebensmut, aber zerstören kann ihn das Leiden nicht. Das kann nur ich.

Singen, irgendetwas singen, Kinderlieder oder Kirchenlieder, vom Halleluja aus Händels Messias (an den ersten Ton der Tenorstimme erinnere ich mich noch heute), bis zu irgendeinem, ja eigentlich jedem Song der Beatles, verschafft mir das Gefühl, dass ich mich normal, ja sogar gut fühle.

> Singen, irgendetwas singen, Kinderlieder oder Kirchenlieder … verschafft mir das Gefühl, dass ich mich normal, ja sogar gut fühle.

Auch Summen tut gut. Lippen, Mund und Kehle fühlen sich gut an dabei, aber auch Kopf und Herz werden angeregt, sich gut zu fühlen.

Am besten ist es, laut und lauthals zu singen. Ans Singen zu denken ist wie an Sex denken. Es ist sehr viel befriedigender, dabei den ganzen Körper einzusetzen, nicht nur das Gehirn. Es ist sehr viel befriedigender, wenn andere mitmachen können und tatsächlich mitmachen.

Ich bin ferner ein überzeugter Anhänger des Musikhörens mit guten Kopfhörern. Wenn Sie nicht singen können, hören Sie wenigstens zu! Noch besser, Sie hören zu und singen mit so gut es eben geht! Ich liebe vor allem Klassik, Opern,

Country- und Westernmusik. Ich bin aber durchaus offen und kann mir denken, dass andere Formen der Musik auf andere die gleiche Wirkung haben wie diese auf mich.

Fest steht, dass die Worte allein zwar bestimmt nicht schaden, laut gesungen können sie darüber hinaus Erinnerungen und Gefühle wecken sowie die Seele stärker berühren, als es dem Lesen oder Zuhören auch nur annähernd gelingt. Ja, Sie müssen nicht einmal den Text können. «La, la, la» auf die ungefähre Melodie gesungen, wirkt genau so. Versuchen Sie, sich die Melodie einzuprägen (Wenn Sie die zweite Strophe nicht kennen, singen Sie einfach die erste noch einmal. Das merkt niemand!). Noch besser ist es, harmonisch zu singen oder zu glauben, harmonisch zu klingen. Ich verbringe viel Zeit damit, mich über die Alzheimer-Krankheit zu informieren, darüber nachzudenken und mich mit den realen Widrigkeiten der Erkrankung herumzuschlagen. Das ist meine erlernte Methode des Umgangs mit meinen Ängsten und meiner Situation. Im Laufe der Zeit wird sie die Oberhand bekommen, und ich werde sterben.

Meinen Lebensmut kann sie mir nicht nehmen.

Ich werde künftig öfter singen. Wenn ich singe, fühle ich mich sicher, intakt, kerngesund und lebendig!

> Dies ist mein Lieblingstext. Aus irgendeinem Grund komme ich oft auf ihn zurück und lese ihn immer wieder. Er verschafft mir einfach ein gutes Gefühl. (R.T.)

2.12
Mein Hemd ist eben kaputt

Irgendwann in der Jungsteinzeit (6 800–3 300 v. Chr.) war es jemandem lästig, dass sein/ihr Lendenschurz dauernd runterrutschte und die empfindlichen Körperteile dem Wind und dem Regen, der Kälte, der Sonne und den Blicken anderer preisgegeben waren. Er (oder sie) hob ein Knochenstückchen vom Boden auf, riss kleine Löcher in beide Teile des Lendenschurzes, steckte den Knochen durch und erfand den Knopf.

Römische Frauen der höheren Stände, aber auch Sklavinnen waren verpflichtet, ein bestimmtes Obergewand zu tragen. Sie versuchten, sich durch fantasievolle Frisuren voneinander zu unterscheiden. Eines Tages beschloss eine Frau, deren Name im Dunkel der Geschichte verloren gegangen ist, den Ärmel ihres Obergewands mit einem von ihr verzierten Knochenstück zu befestigen. Der Knopf war noch einmal erfunden!

Zuerst schloss ich mit Windeln und Sicherheitsnadeln Bekanntschaft (ich stamme aus der Vor-Klettverschlusszeit), danach mit dem Knopf. Seit Jahrzehnten knöpfe ich meine Hemden auf und zu. In letzter Zeit kommen Knöpfe wieder etwas aus der Mode. Nur wenige Männer machen sich noch fein. Erst kamen Reißverschlüsse, dann Klettverschlüsse, es folgten T-Shirts, und heute überwiegt auch im Geschäftsleben der sportliche Look. All diese Erfindungen und Trends haben zum derzeitigen Niedergang des Knopfes beigetragen.

Seit ich in Ruhestand gegangen bin (ein Euphemismus für «Ich musste den Lehrerberuf wegen der Auswirkungen der Krankheit auf mein Gedächtnis und meine kognitiven Fertigkeiten früher aufgeben als gewünscht.»), gibt es nur noch wenige Anlässe, die mir vorschreiben, das feine Hemd anzuziehen und zuzuknöpfen. Nicht, dass ich jetzt nackt oder im Bademantel herumliefe, es gibt eben nur selten einen Anlass, der mich bewegt, etwas zu tragen, was geknöpft wird. Wenn dann mal ein solcher Hemd-Anlass gegeben ist, taucht sofort Dr. Alzheimer an meiner Seite auf.

Wir gehen mit meinem Sohn und seiner Familie in ein «feines» Restaurant zum Essen. Ich bin der Meinung, dass ich dafür ein Hemd tragen muss, das vorne geknöpft wird, und ein T-Shirt unpassend wäre (Obwohl dort dann zahlreiche T-Shirts, viele Baseballmützen und zwei Hemden zu sehen waren, die ich nur als farbige Unterhemden bezeichnen kann. Ein Typ mit einem recht knappen Leibchen war auch da, allerdings hatte der reichlich Tätowierungen.).

Doch zurück zu meinem Hemd. Wie ich so vor dem Badezimmerspiegel stehe und das Hemd anziehe, erinnere ich mich, dass es mir manchmal schwer fällt, Knöpfe und Knopflöcher so miteinander zu verbinden, dass am Schluss unten keine Knöpfe und keine Knopflöcher übrig sind. Ich rufe mir das ins Gedächtnis und nehme mir vor, mit dem Knöpfen gleich richtig anzufangen. Wenn das Hemd fast ganz zugeknöpft ist, versuche ich, mich an den Namen des betreffenden Restaurants zu erinnern, um schon vorher entscheiden zu können, was ich essen will. Jetzt putze ich die Zähne, und meine Frau sagt: «Schatz, schau' dir mal die Hemdknöpfe an.» Ich inspiziere jeden einzelnen Hemdenknopf: Alle sind in gutem Zustand.

> **Ich inspiziere jeden einzelnen Hemdenknopf: Alle sind in gutem Zustand.**

Jetzt kämme ich mich, und meine Frau sagt: «Schatz, hast du dir die Hemdknöpfe angeschaut?» Ich blicke in den Spiegel und betrachte die Knöpfe; alles in Ordnung, finde ich. Dann schaue ich am Hemd entlang und merke, dass es unten seltsam ungleichmäßig ist. Schon wieder! Ich habe mein Hemd nicht richtig zugeknöpft. Ich knöpfe es wieder ganz auf und fange von vorne an, konzentriere ich mich dabei völlig auf meine kognitiven Fähigkeiten und biete alle Ressourcen auf, die mein Hippocampus noch besitzt. Ich bin fest entschlossen, diesmal alles richtig zu machen. Schon leicht ungeduldig am letzten Knopf angekommen, blicke ich noch einmal prüfend in den Spiegel und merke, dass links am Kopf, direkt über dem Ohr, noch ein bisschen Gel nötig ist. Dieser Wirbel hat mir ab meinem sechsten Lebensjahr Probleme gemacht! Wir gehen aus dem Haus, und meine Enkelin begrüßt mich mit: «Großpapa, du hast dein Hemd falsch zugeknöpft!»

Sofort erwidere ich selbstsicher: «Mein Hemd ist eben kaputt.»

Ich reagiere spontan defensiv. Ohne bösen Willen und ohne Vorsatz verschleiere ich meine Einbußen. Nicht mein Hemd ist kaputt, ich bin es, der kaputt ist. Bin ich wirklich kaputt oder kämpfe ich nur gegen einen sich verschlechternden geistigen Zustand an? Wie auch immer: Ich will die Sache offenbar vor anderen verbergen, vielleicht auch vor mir! Oder bin ich einfach nur ein komischer Großvater?

Der Knopf ist eine interessante Sache. Er hat eine Geschichte, eine Evolution. Anfangs war er eine simple An-Aus-Vorrichtung, inzwischen ist er zu einem zentralen Bestandteil unserer Kultur geworden. Wir betätigen Schalter und bedienen Apparate. Wir drücken Knöpfe und wie von Zauberhand passieren Dinge.

Erst ging nur das Licht an und aus. Inzwischen finden wir auf Knopfdruck unsere Freunde und Verwandten. Wir bestellen Geschenke und versenden sie per Schiff. Wir werfen Bomben ab. Der Knopf ist das Zentrum unserer Macht.

http//www.louisrosenfeld.com/home/bloug_archive/000455.html

2.13
Bin ich halb leer oder halb voll?

Wird aus mir etwas oder einer, was oder der ich nie gewesen bin, oder verliere ich etwas, was ich war und nie mehr sein werde? Ist mein Leben angefüllt mit neuen Wachstumschancen, Glück und Freude, oder ist mein Leben chancenleer geworden, weil ich zu einem traurigen Wesen schrumpfe, das niemand kennt, selbst ich nicht?

An guten Tagen bin ich fast überzeugt, dass mir die Alzheimer-Krankheit die Chance eröffnet, mich enger an meine Familie zu binden, das Heute mehr zu schätzen und bislang unbeachtete Kleinigkeiten des Lebens zu genießen. An anderen Tagen bin ich fast davon überzeugt, dass mich die Krankheit langsam den Meinen entfremdet, dass sie meinem Leben die Freude und den Genuss der Kleinigkeiten raubt. Bin ich nun halb leer oder halb voll? Der optimistische Teil der Menschheit sagt, so lange man sich selbst verwirklichen kann im Leben und im Kopf, sollte man diese Möglichkeiten nutzen. Tod, Schmerz und Unglücklichsein sind Mittel, die helfen, uns mehr auf die Lebensfreude zu konzentrieren. Der pessimistische Teil der Menschheit sagt, es ginge vom Zeitpunkt der Diagnose an rapide bergab, und man könne den Moment, in dem man unweigerlich dem Tod in die dunklen Arme stürzt, lediglich etwas hinauszögern. Ach ja, auch das noch: Wer nicht gleich aufgibt und der Sache ihren Lauf lässt, sondern den Sturz hinauszögert, wird einen zusätzlichen Preis bezahlen, nämlich mehr und länger leiden und enttäuscht sein.

Ich weiß nicht warum, aber die Leute fragen mich immer, ob ich mich als halb voll oder halb leer betrachte. Bislang ist mir keine zufriedenstellende Antwort eingefallen – eine Antwort, die sie und ich akzeptieren können. Vielleicht ist die Frage falsch. Vielleicht ist dieser Blick auf das Leben allzu simpel.

Weiß ein Fisch, ob er halb leer oder halb voll ist? Denken Wale über ihren Zustand nach? Stellen sie sich in rülpsenden Stößen die Frage: «Sind wir halb leer oder halb voll?» Und was ist mit den Delphinen, die im Delphinarium herumschwimmen und durch einen Reifen springen, um sich ein paar Fische schnappen zu können? Kehren sie nach der Fütterung in ihre Käfige zurück und beklagen mit schrillen Schreien ihr trauriges Los mit den Begriffen halb leer oder halb voll?

Das menschliche Gehirn ist mit relativ riesigen Frontallappen gesegnet, weshalb Menschen über «ich bin hungrig oder nicht» hinausgehen und darüber nachdenken können, wie hungrig sie sind. Sind sie so hungrig, dass sie in Reality-Shows im Fernsehen auftreten und Nacktschnecken und Kakerlaken essen? Wie unglücklich sind sie? So unglücklich, dass sie keine Zukunft sehen und deshalb ihrem Leben ein Ende setzen? So unglücklich, dass sie trotz Zuzahlung einen Therapeuten aufsuchen, um über ihre Zukunft zu sprechen?

Nach 62 Jahren gelebten Lebens fange ich schließlich an, das Grau im Leben als Essenz des Lebenswegs zu betrachten. Ich bin nicht enttäuscht darüber, dass er nicht der allerbeste oder allerschlechteste war. Ich vergleiche nicht einen Lebensweg mit dem anderen oder mit einem, der mir im Fernsehen als Standard empfohlen wird. Inzwischen weiß ich die verschiedenen Grautöne zu schätzen. Ich messe das Leben nicht mehr an meinem ersten Zahnarztbesuch einerseits und meinem ersten sexuellen Erlebnis andererseits. Auf der Strecke zwischen diesen beiden Polen sind so viele interessante Dinge passiert. Ja, es ist so, dass ich die wertvollsten Erfahrungen nicht auf diesem Kontinuum gemacht habe. Sie schweben in einer vagen, schlecht definierten Wolke, die dauernd ihre Form verändert, darüber.

Ich mag den Ablauf und tauche manchmal in den Handlungsprozess ein, ohne mich nur oder überwiegend auf das Resultat zu konzentrieren. Ich bin gerne tätig. Ich mag und schätze das Tun. Im Tun weiß ich mich lebendig und weiß, wie gerne ich lebe.

Je stärker ich mich beobachtet und über mein Leben seit der Diagnose nachgedacht habe, desto klarer wurde mir, wie mir vor allem Aristoteles das Leben vergiftet. Sie wissen natürlich, dass er von Beruf Biologe war und als solcher das Ziel hatte, alles zu katalogisieren. Ob Fisch oder Reptil, induktives oder deduktives Argument, Richtig oder Falsch, Aristoteles hatte eine Schublade dafür. Je erleuchteter ein Mensch, desto mehr Schubladen hatte er. Je schlauer jemand war, desto besser konnte er die vielen Schubladen zu immer weniger Türmen übereinander stapeln.

> **Es geht im Leben nicht um Kataloge, Schubladen, Gut und Böse, Richtig oder Falsch. Es geht im Leben um Erfahrung, Gefühle, Blickwinkel und Wachstum.**

Es geht im Leben nicht um Kataloge, Schubladen, Gut und Böse, Richtig oder Falsch. Es geht im Leben um Erfahrung, Gefühle, Blickwinkel und Wachstum.

Es ist richtig, in einem erklärten oder unerklärten Krieg Tausende von Menschen zu töten, die man nicht kennt, aber hasst. Es ist falsch, eine Person zu töten, die man nicht kennt oder hasst, weil man Essen fürs Baby oder Dope für die Seele haben will. Du sollst deinen Nächsten lieben wie dich selbst, aber ganz ehrlich: Bislang ist mir noch keine einzige Person begegnet, die sich selbst so musterhaft liebt, dass sie der ganzen Welt ein Vorbild sein könnte.

Es gibt massenhaft Ratgeberliteratur über Lebensführung, wer aber die Lebensläufe der Autorinnen und Autoren genauer betrachtet, wird sich fragen, warum sie nicht praktizieren was sie predigen.

Als Student im ersten Semester war ich in künstliche Intelligenz verliebt. Ich war fest davon überzeugt, dass es nur eine Frage der Zeit sei, bis wir einen Computer bauen würden, der so groß ist, dass er alle An-Aus-Schalter des menschlichen Gehirns emulieren kann.

Als ein Mensch, der Alzheimer hat, weiß ich aus eigener Erfahrung, dass Denken, Fühlen und Verhalten Funktionen sind, die von einer endlosen An-Aus-Schalterreihe nicht angemessen erfasst oder akkurat emuliert werden können.

Ich würde mich nicht als Glas, Tasse, Flasche oder Gefäß beschreiben, das als Barriere zwischen mir und dem Rest des Universums steht. Ich bin eine Erweiterung meiner Familie und sie ist eine Erweiterung meiner Person. Ich bin der Sohn meiner Mutter und meines Vaters, und sie sind meine Eltern. Es gibt zwischen einem menschlichen Wesen und seiner Umgebung mehr als nur den Austausch durch eine undichte Stelle. Ich bin nie halb voll oder halb leer, ich bin immer Ich. Und ich kann nie anhand beobachtbarer und irgendwelcher bestimmter, sich gegenseitig ausschließender Grade irgendeines inneren Zustands akkurat beschrieben werden (pardon, meine Kollegen Psychologen und pardon die Psychiater, unsere Vettern zweiten Grades, die inzwischen eigene Wege gehen).

Ich bin stets von meiner Vergangenheit geprägt und beeinflusst, ich widersetze mich meiner Vergangenheit stets und nehme sie stets an. Daran ändert auch die Alzheimer-Krankheit nichts. Bitte vergessen Sie dieses Halb-voll/halb-leer-Zeug – es ist nicht hilfreich, weil Sie mich genauso gut fragen könnten, ob ich ein Pentium 3 oder ein Pentium 4 bin.

Für Leserinnen und Leser, die den Myers-Briggs-Test absolviert haben und ihren Typ kennen (ich bin ein eNTj), hier einige mögliche Antworten auf die Frage: *Ist das Glas halb leer oder halb voll?*

iNTj: Das Glas besteht aus Silikondioxyd, erhitzt auf eine Temperatur von ...

iNTp: Das Glas ist voll – halb Wasser, halb Luft!

eNTp: Voila! 0,157 l Wasserstoffoxid, von Mikro-Kobolden hergestellt.

eNTj: He! Das ist ein Bierglas, kein Wasserglas!

iNFj: Dieses Glas Wasser ist eine Metapher für mein Leben.
iNFp: Sieh' dir das an:
Ein kristallklares Gefäß, voll mit schimmerndem, lebensspendendem Nektar!
eNFp: Ooohhh! Der Kampf um's Wasser!
eNFj: Trinkt, Freunde, es gibt mehr als genug davon.
iSfJ denkt: Bestimmt wünscht sich mein Freund gerade eben ein wenig Wasser …
iSfP: (Hält das Glas hoch, kippt es nach rechts und links, steckt den Finger hinein, leckt ihn ab, grinst, geht weiter.)
eSfP: Hier, ein Glas Wasser! Man soll ja viel Wasser trinken! Ich erinnere mich, dass wir früher, als Kinder …
eSfJ: Unglaublich! Wer hat denn dieses schmutzige Glas hier stehen gelassen? Los, räum' diese Schweinerei sofort weg!
iStJ: Jetzt ist es halb leer, aber ich würde mich nicht wundern, wenn es bald völlig austrocknete.
iStP: Na und? Wasser eben. Was soll's?
eStP: Das nennst du ein Glas Wasser? Na, da, wo ich herkomme …
eStJ: Heda! Wer hatte den Auftrag, das Glas aufzufüllen?

http://soli.inav.net/~catalyst/Humor/full.htm

2.14
Das Fleisch ist schwach (schwächer), doch mein Geist ist (noch) stark

Der Geist ist willig, doch das Fleisch ist schwach.
Matthäus 26, 41

Ist etwas/jemand in mein Gemüt eingedrungen, damals, als ich den ersten Atemzug tat und meine Lungen mit der schlechten Luft des Jackson Park Hospitals füllte (dort wurde ich nämlich geboren, in Chicago, Illinois, South Side, 71st/Stony Island)? Als ein Spermium meines Vaters die richtige Drehung vollzog und auf ein Ei meiner Mutter traf … hatte neben den mütterlichen und väterlichen Beiträgen noch etwas anderes Anteil an meiner Entwicklung? Besitze ich einen Geist, der wächst und schrumpft? Ein bewegliches Wesen, eine wandelbare Seele? (*Ihm sank das Herz, als er sah, dass …*) Ist etwas in mir, das kommt und geht (*Der Lebensmut verließ ihn, weil …*), das vernichtet oder wiedererweckt werden kann (*Seine Lebensgeister kehrten zurück, als …*), das sich aufteilt und in die Körper anderer eingeht (*Sein Geist lebt weiter in …*), etwas, das nun die Alzheimer-Krankheit verändert?

Nachdem ich mich erschöpfend mit den Auswirkungen meines Leidens auf meine religiösen Überzeugungen und Empfindungen befasst habe – es sind derzeit nur wenige, kollidierende, vage, widersprüchliche, wirre – wende ich mich nun einem anderen Thema zu: meinem «Spirit», meiner Seele, dem Geist/Wesen/Herzen. Wenn ich bei meinen Überlegungen von Gott (in verschiedenen Formen und mit verschiedenen Namen) absehe, ist dann die Summe aller Teile meines von Plaques übersäten Gehirns größer als all seine Teile (mit oder ohne Plaques)? Wenn ich mich im Bett umdrehe und meiner Frau in die Augen schaue, mit meiner Enkeltochter lache, in einer kristallklaren Nacht den Hund ausführe, fast pausenlos Mozart höre – ist dann etwas in meinem Innern, das auf meine Eindrücke reagiert, ein Ich, nicht im physikalischen, vielmehr ein Ich in irgendeinem nicht-physikalischen Sinn? Als ich den Satz hörte: «Sie haben eine früh einsetzende Demenz, vermutlich vom Alzheimer-Typ.», war da etwas in mir, das zu Weinen begann, noch bevor ich tatsächlich weinte? Und das womöglich noch immer weint.

Jetzt endlich weiß ich auf diese Fragenserie eine eindeutige Antwort: Ja und Nein. Ja, ich glaube, dass ich einen Geist, eine Seele, ein inneres Wesen habe. Ja, ich glaube, dass «es» durch das Wissen um meine Alzheimer-Krankheit verletzt wurde. Ja, ich glaube immer deutlicher zu fühlen, dass «es» da ist.

Nein, mit logischen und naturwissenschaftlichen Begriffen kann ich «es» nicht beschreiben. Ich weiß nicht, wo in meinem Körper es sich befindet. Ich weiß nicht, welche physikalisch fassbaren Auswirkungen die Krankheit auf dieses «es» hat. Ich kann es mir nicht erklären, wie ich mir die meisten «Dinge» erkläre.

«Ich spüre es stets, also ist es.», René Descartes möge mir die Formulierung verzeihen. Ich weiß, das es mein Ich ist, weil es perfekt spiegelt was ich denke, fühle und weiß. Dennoch ist es fähig, mich in Zustände zu versetzen – meistens durch Empfindungen – gegen die ich machtlos bin, die ich mit meinem Verstand nicht lenken oder erreichen kann. Ich bin fest davon überzeugt, dass «es» sich in allen Menschen entwickelt. Es ist nur noch nicht so weit entwickelt, dass wir es wirklich wahrnehmen und verstehen können. Gut, «es» wird von unserem logischen Radarsystem nicht erfasst, was aber nicht heißt, dass es nicht da ist. Meine eigenen Grenzen, plus etwa zehn, definieren die Grenzen oder Chancen meines Geistes/meines Wesens. Zehn *was*, weiß ich allerdings nicht. Ich weiß, dass mich mein Geist in Abgründe reißen und in höchste Höhen erheben kann, dass er mir wunderbare Erfahrungen ermöglicht, die mir, auf meine intellektuellen Fähigkeiten beschränkt, sonst versagt blieben. Es heißt, dass die Leute meist sterben, wie sie gelebt haben. Waren sie zu Lebzeiten großzügig, werden sie auch im Tod großzügig sein. Sind sie mit ihren nächsten Angehörigen unsensibel umgegangen, werden sie dem Tod ebenso begegnen. Ich glaube, mit meinem «Spirit» verhält es sich nicht anders. Wenn ich mich entfalte und entwickle, entfaltet und entwickelt sich auch mein Geist, und die bloße Feststellung, dass irgendeine Erkrankung mein Gehirn verklebt, beeinflusst meine geistig-seelischen Veränderungsmöglichkeiten im Grunde nicht gravierend.

2.15
Der echte Dr. Alzheimer, bitte erheben Sie sich!

Es war einmal vor langer, langer Zeit, da gab es in einem Land, fern unserer Heimat, eine Fernsehsendung, die hieß *What's My Line? (Was ist meine Masche?)*. Drei oder vier Leute stellten sich als die gleiche Person vor, und ein Rateteam, das aus mehr oder weniger berühmten Leuten bestand, stellte jeder oder jedem Einzelnen Fragen, um festzustellen, wer die echte Person ist und wer schwindelt. Wenn sämtliche Berühmtheiten auf die falsche Person tippten, durften sich die Schwindler bis zu 100 Dollar teilen!

Wenn ich im Internet so von Seite zu Seite, von Chatroom zu Chatroom hüpfe, verwende ich das Pseudonym *Dr. Alzheimer*. Das Wort fällt den Leuten auf, es nennt den Hauptgrund meiner Anwesenheit und ist vage mit der Tatsache verknüpft, dass ich einen Doktortitel habe, wenn auch nur einen der Philosophie, und vor meinen Namen ganz legal einen *Dr.* setzen kann. Wir sind nicht, was wir zu sein behaupten, besonders wenn wir den anderen mal unseren Familiennamen, mal unser Pseudonym nennen. Schließlich: Wie viele «scharfe» Frauen und «gut ausgestattete» Männer kann es auf der Welt geben? Und: Wie groß ist die Wahrscheinlichkeit, dass sie sich alle zur gleichen Zeit im gleichen Chatroom aufhalten?

Trotzdem entstehen, wenn Sie Ihre Person mit dem Wort *Alzheimer* in Verbindung bringen, in den Köpfen der Leserinnen und Leser einige interessante und vorhersehbare «Bilder».

Sie sind alt, zumindest älter als sie es sind. Sie haben mehr weiße oder graue Haare als sie. Sie gehen leicht gebückt und langsamer als sie und hören nicht mehr so gut. Mehrsilbige Wörter verstehen Sie bestimmt nicht, und zusammengesetzte oder komplexe Sätze verwirren Sie. Vielleicht sind Ihnen die Namen Ihrer Enkelkinder entfallen. Es ist überflüssig, Sie nach Ihrer Adresse zu fragen und dem Gebrabbel zuzuhören, mit dem Sie Fragen beantworten, ist eigentlich Zeitverschwendung – obwohl man Ihrem Brabbeln stets mit einem Lächeln lauschen wird. Gut, das ist stark übertrieben. Nicht alle reagieren so. Trotzdem entspricht es meiner Erfahrung. Aufgrund eigener Erfahrung weiß ich auch, dass manche Leute manchmal so reagieren, wenn das Wort *Alzheimer* mit Ihnen oder mir in Verbindung gebracht wird.

> Wenn ich im Web neue Leute treffe und diese mein Pseudonym lesen, sind sie manchmal völlig perplex und fragen sich, wer ich bin, und warum in drei Teufels Namen ich mich *Dr. Alzheimer* nenne.

Wenn ich im Web neue Leute treffe und diese mein Pseudonym lesen, sind sie oft völlig perplex und fragen sich, wer ich bin, und warum in drei Teufels Namen ich mich *Dr. Alzheimer* nenne.

Im Familienkreis sind wir bisweilen authentischer und anders als wir uns dem Rest der Welt zu zeigen gewillt sind. An guten Tagen bin ich offen und direkt, nehme die

Dinge oft viel weniger ernst als meine Mitmenschen und habe häufig eine etwas schräge Sicht auf Alltagssituationen, was andere nicht immer lustig, interessant, stimmig und/oder verständlich finden. Ich lebe nun seit etwa drei Jahren mit der Alzheimer-Diagnose. Ich war praktisch-klinischer Psychologe und Organisationspsychologe. Gleich nachdem die Diagnose feststand, gab ich meine Praxis auf und begab mich an einen Ort, an dem Alzheimer-Verhalten nicht auffällt, wo auch Leute, die keineswegs an der Alzheimer-Krankheit leiden, vergesslich sind, wo es aussieht als verstünden sie nicht immer was los ist, als hätte jeder Einzelne einen ganz eigenen Kopf, als wären sie nicht auf dem Laufenden über Dinge, die anderen geläufig sind, jedoch auf dem Laufenden über Dinge, die anderen nicht geläufig sind, wo sich die Leute manchmal nicht kleiden oder pflegen wie andere, oder auf andere anders reagieren wie diese auf sie. Kurzum: Ich schloss mich der akademischen Gemeinde an und begann zu unterrichten. Eines Tages überreichte ich meinem Assistenten einen Beurteilungsbogen: Er war leer, und ich dachte, ich hätte ihn ausgefüllt. Von dem Tag an hörte ich auf zu lehren. Jetzt befasse ich mich mit der Einrichtung von Chatrooms für Pflegende und ihre Schützlinge. Mein persönliches Ziel ist es, mit jedem einzelnen Arzt in Houston/Texas über meine Behandlung zu sprechen. Ich will ein Buch schreiben, hauptsächlich über meine Reaktionen auf die Akteure im Gesundheitswesen und darüber, wie diese auf mich und meine Krankheit reagieren. Ich bin, neben anderen Aktivitäten, im Vorstand der lokalen Alzheimer Gesellschaft engagiert. Vor allem aber spiele ich täglich mit meinen jetzt fünf und zwölf Jahre alten Enkeltöchtern.

> **Mein persönliches Ziel ist es, mit jedem einzelnen Arzt in Houston/Texas über meine Behandlung zu sprechen.**

Ich denke viel nach und schreibe viel davon nieder. Manche sagen, ich denke zu viel nach und mache mir zu viele Sorgen, andere sagen, meine Gedanken sind erhellend und hilfreich, wieder andere sagen, vielen Dank, wir haben unsere eigene Gedanken, wenden sich ab und befassen sich wieder mit ihren persönlichen Lieblingslebensthemen.

Glauben Sie mir: Ich weiß sehr wohl, dass ich nicht Dr. Alzheimer bin. Schließlich war er ein in den Paradigmen seiner Zeit gefangener Arzt. Die von ihm behandelte Patientin, anhand deren Gehirns die Erkrankung entdeckt wurde, galt zu Lebzeiten als geisteskranke, schwierige, alte, demente Frau und wurde entsprechend behandelt. Er interessierte sich fast ausschließlich für die physiologischen Aspekte des neu entdeckten Leidens. Zusammen mit seinen Medizinstudenten, eine Zigarre im Mundwinkel, starrte er stundenlang durch Mikroskope. An der Zahl der Zigarrenstummel im Aschenbecher neben dem Mikroskop eines Studenten war abzulesen, wie sehr er ihn mochte.

Meine Mission ist es, denen, die mich behandeln und betreuen, aus erster Hand zu berichten, was ich empfinde und denke. Wenn ich über mich und meinen Zustand sprechen kann, hilft mir das, mich weiterhin wohl zu fühlen. Mir entgehen Dinge an mir, die andere hören und sehen. Ich bringe Erinnerungen an geführte oder nicht geführte Gespräche durcheinander. Ich brauche mehr Rückmeldungen von meinen Mitmenschen. Sie brauchen mehr Rückmeldungen von mir. Meine Wahrnehmungen unterscheiden sich zunehmend von den Wahrnehmungen anderer. Das müssen sie sich klar machen, das muss ich mir klar machen. Wir alle müssen dabei im Fluge lernen, das Leben auch künftig zu verstehen, aus dem Gegenüber und uns selbst klug zu werden. Das Leben verändert sich von Tag zu Tag. Im Laufe der Tage, Wochen und Jahre entgehen mir zunehmend die Veränderungen. Das ist mir jetzt bewusster denn je. Es gibt Veränderungen, mit denen ich mich bislang nie auseinandersetzen musste. Das Leben ist nicht nur anders, es ist anders verändert.

Wie gut, dass es Dr. Alzheimer gegeben hat. Er hat als Erster angefangen mich zu verstehen, oder zumindest, mich nach meinem Tod zu verstehen. Ich arbeite nun daran, *lebend* verstanden zu werden – ein Gemeinschaftsprojekt mit meinen Betreuungspersonen.

Ich will einer von Millionen Dr. Alzheimern sein.

2.16
«Alzheimer. Alzheimer. Alzheimer!»

Was soll schon dabei sein, das Wort *Alzheimer* auszusprechen? «Alzheimer, Alzheimer, Alzheimer.» Na bitte – ich habe es dreimal gesagt und geschrieben. Warum winden sich pflegende Angehörige und ihre Schützlinge, wenn die Worte *Alzheimer-Krankheit* fallen? In einer Selbsthilfegruppe für früh Erkrankte war ich mit einer Frau befreundet, die von sich sagte, sie habe «eine kleine Schlagseite». Dass sie alzheimerkrank war, hat sie sich nie eingestanden. Ich kenne Leute, die sich im Nebel des Endstadiums der Alzheimer-Krankheit verloren, ohne je begriffen zu haben, woran sie eigentlich litten. Ich habe gehört, wie sich Pflegende miteinander unterhalten und dabei vom «Problem» gesprochen oder «na, Sie wissen schon» gesagt haben.

Ich habe das Wort zum ersten Mal aus dem Mund meines Hausarztes gehört, und zwar ausgerechnet auf MICH bezogen! Natürlich wusste ich, dass er nicht von *mir* sprach, weshalb es mich kaum berührte, obwohl sich außer mir und ihm kein weiteres menschliches Wesen im Raum befand. Ich suchte einen Neurologen auf, mit dem ich gut befreundet war, und der achtete sehr darauf, mir das Wort *Alzheimer-Krankheit* nicht ins Gesicht zu sagen, weil es ihm peinlich war, und weil er seiner Diagnose erst ganz sicher sein wollte. Als nächstes war ich zwei Tage mit neurologischen Untersuchungen beschäftigt. Ich glaube, sie mussten endlich Schluss machen, weil ihnen die Testverfahren ausgegangen waren. Zwei Wochen danach, ich war gerade in meiner Praxis mit einem Klienten beschäftigt, bekam ich einen Anruf aus der Praxis des Psychologen: Mein Bericht sei fertig. Dummerweise sagte ich: «Bitte gleich faxen.»

Bis heute, drei Jahre nach diesem Tag, sehe, höre, rieche und fühle ich das Faxpapier Blatt für Blatt aus der Maschine kommen. Ungeachtet meiner eigenen Bemühungen, gewisse Dinge zu vergessen und der Bemühungen der Krankheit, mich gewisse Dinge vergessen zu lassen, erinnere ich mich noch äußerst lebhaft an die Zusammenfassung auf der letzten Seite: *Meines Erachtens und aufgrund der Untersuchungsergebnisse ist klar, dass Mr. Taylor an einer Demenz leidet, vermutlich vom Alzheimer-Typ. Er und seine Angehörigen sollten sich umgehend mit der örtlichen Alzheimer Gesellschaft in Verbindung setzen, die notwendigen rechtlichen Schritte einleiten und sich einer entsprechenden Selbsthilfegruppe anschließen.* Ich las die Worte und war wie betäubt. Ich brach die Sitzung ab, stieg ins Auto und fuhr nach Hause. Ich rief meine Frau an, die bei der Arbeit war, und las ihr die letzten Sätze vor; danach blieben wir beide stumm. Ich legte auf, goss mir ein steifes Glas Orangensaft ein und begann zu weinen. Ehrlich gesagt weiß ich nicht, ob ich bei der Nachricht vom Tod meiner Mutter und meines Vaters mehr Tränen vergossen habe, was ich aber genau weiß, ist, dass ich niemals mehr Tränen vergießen kann als an dem Tag. Ich lief raus in den Garten hinter dem Haus und weinte, nicht stärker, aber lauter. Das ging etwa eine halbe Stunde so, bis ich buchstäblich zusammenbrach und dabei drei Paprikastauden zerdrückte.

> Ich rief meine Frau an, die bei der Arbeit war, und las ihr die letzten Sätze vor; danach blieben wir beide stumm. Ich legte auf, goss mir ein steifes Glas Orangensaft ein und begann zu weinen.

Aus meiner Schulzeit weiß ich, dass Worte nicht die Dinge sind, die sie beschreiben. Sie sind Symbole. Sie sind sehr individuelle Pläne oder Landkarten für Länder, Regionen und Gebiete, die kaum ein Menschen je gesehen oder begangen hat. Andere Worte haben uns eine Vorstellung von diesem Gebiet vermittelt – Worte aus erster Hand von Leuten, die das Gebiet selbst erlebt haben, Worte aus zweiter oder dritter Hand, einem Buch entnommen, im Fernsehen gesehen oder aus dem Mund einer Person, die jemanden kennt, deren Wohnungsnachbarin eine Mutter hat, die das Gebiet persönlich durchwandert hat.

Warum ist dieses Wort in unserer Sprache und unserer Gesellschaft dann so mächtig? Ich glaube, dass die Alzheimer-Krankheit für sehr viele Leute bedeutet, «vor der Zeit» sterben zu müssen, eine gewisse Zeit vor dem Tod der Persönlichkeit und Erinnerungen beraubt und ein nicht vorstellbares Wesen zu sein. Du hast keine Würde, spürst dich nicht mehr, sitzt nur herum und wartest darauf, dass dein Körper vergisst, sich am Leben zu halten.

Ich muss zugeben, dass die beiden Worte *Alzheimer-Krankheit* ein riesiges Gebiet abdecken müssen und mit Bedeutung überfrachtet sind. Das Wort Alzheimer ist sicher mehr als der Familienname eines Arztes, der das Leiden durch die Autopsie einer seiner Patientinnen erstmals identifizierte. Dass die Krankheit nach ihm benannt wurde, entsprach nicht unbedingt seinem Wunsch. Es hat sich im Laufe der Zeit einfach so ergeben. Wie es sich auch bei Dr. Joseph Guillotine ergeben hat. Er hatte nach einer humaneren Hinrichtungsmethode gesucht. Ihm schien der langsame Tod durch Erhängen oder das Ausreißen von Gliedmaßen inhuman. In einem Buch über Hinrichtungen in England stieß er auf eine guillotineartige Maschine. Es liegen genügend Beweise für die Behauptung vor, dass er nicht als «Vater der Guillotine» in die Geschichte eingehen wollte. Vermutlich wollte auch Dr. Alois Alzheimer nicht für immer und ewig mit dieser Krankheit assoziiert werden.

Ich bin der Meinung, dass sich die Bemühungen darauf konzentrieren sollten, alle, die irgendwie von der Krankheit berührt sind, mit den Themen und Problemen vertraut zu machen, denen sie unweigerlich begegnen werden. Es sollte nicht um die Frage gehen, ob die Leute das Wort aussprechen oder benutzen, vielmehr darum, ob sie über das Gebiet reden, das ihrer (richtigen oder falschen) Überzeugung nach mit dem Wort beschrieben wird. Ich war in Gruppen, in denen die betreuende oder leitende Person alles daran setzte, ihren Schützling so weit zu bringen, dass er sagte: «Ich habe Alzheimer». Die Frage, ob das Wort nun für die eine Seite das Gleiche bedeutet wie für die andere, geht beim Tauziehen um das Aussprechen des Wortes unter.

Für die meisten ist schon das Wort *Demenz* angstbesetzt. Wir wollen nicht alt werden, wir fühlen uns nicht so alt, wie wir Gleichaltrige empfinden. «Sechzig ist wirklich nicht *so* alt.» sagen Leute, die eben sechzig geworden sind. Ich glaube, dass die meisten Leute nicht zwischen *Demenz* und *Alzheimer* unterscheiden. In ihrer Vorstellung ist «Alzheimer nur ein wirklich schwerer Fall von Demenz». Wir Insider wissen, dass wir von zwei verschiedenen Gebieten sprechen, doch selbst für uns ist die Vorstellung beängstigend, in einem der beiden Gebiete leben zu müssen.

Ich glaube, wir sollten uns nicht so sehr mit den Worten befassen, die wir zur Beschreibung unserer Gesundheit (unseres Gebiets) verwenden, vielmehr sollten wir verstärkt nachfragen, was denn gemeint ist, wenn wir bestimmte Worte verwenden. Hat ein Wort für Betreuende und ihre Schützlinge die gleiche Bedeutung? Wie nah liegen die Bedeutungen tatsächlich beisammen? Was müssen wir tun, damit beide Teile mit dem Wort das Gleiche meinen? Dass es für jede Seite unterschiedliche Auswirkungen hat, wenigstens darüber sind wir uns einig.

Manche Worte sind so mächtig, weil wir glauben, dass sie ein furchterregendes, skandalöses, sündiges und anstößiges Gebiet beschreiben. Wir nehmen das Wort nicht in den Mund, weil wir glauben, dann nicht über dieses Gebiet nachdenken zu müssen. In solchen Fällen haben wir das Symbol (das Wort) und das Gebiet (seine Bedeutung) bereits miteinander verknüpft. Wir meinen, unsere Angst vor dem Gebiet unter Kontrolle halten zu können, wenn wir die Kontrolle über das Aussprechen des Wortes behalten. Wenn ich nicht sage, dass ich schwanger bin, heißt das, dass ich nicht schwanger bin?

> Wir meinen, unsere Angst vor dem Gebiet unter Kontrolle halten zu können, wenn wir die Kontrolle über das Aussprechen des Wortes behalten. Wenn ich nicht sage, dass ich schwanger bin, heißt das, dass ich nicht schwanger bin?

Bitte setzt euch zusammen und sprecht erst mal über das Gebiet. Es ist nichts dabei gewonnen, aber viel zu verlieren, wenn das laut ausgesprochene Wort alle Beteiligten dermaßen traumatisiert, dass sie nicht mehr hören, was auf die Worte *Alzheimer-Krankheit* folgt.

Wenn *Personen, die selbst von der Alzheimer-Krankheit betroffen sind*, das Stigma fürchten, wird das Leiden durchschnittlich 3,5 Jahre (40,1 Monate) nach Auftreten der Symptome diagnostiziert.
Wenn *pflegende Angehörige* das Stigma fürchten, wird die Diagnose noch länger hinausgezögert, nämlich durchschnittlich 6 Jahre (71,4 Monate).

http://www.kusi.com/health/2499656.html

2.17
Bin ich mein Gehirn? Oder umgekehrt?

Wenn René Descartes Recht hatte und unsere Existenz von der Tatsache, dass wir denken bestimmt, bestätigt und erhalten wird – «Ich denke, also bin ich.» – ist dann *wer* ich bin, über die bloße Existenz hinaus, davon abhängig, wie und was ich denke? Viele Menschen behaupten, ihr Herz und das, was sie im Herzen tragen, definiere, wer sie sind. Andere definieren sich über das Funktionieren verschiedener Organe als junge oder alte Menschen. Ich habe die Nieren eines Dreißigjährigen, die sexuelle Ausdauer und den sexuellen Appetit eines Zweiundzwanzigjährigen (oder einer 32-jährigen Frau), die Augen eines Achtzigjährigen, die Lungen eines Sportlers. Wird das, was ich bin, tatsächlich durch Form und Länge, Gewicht, Zustand und Fassungsvermögen eines oder mehrerer meiner Organe bestimmt? Oder ist das, was mich von anderen unterscheidet, was mich als menschliches Wesen definiert, mehr als die physikalischen Parameter meiner Organe, Knochen und Haut?

Und was diejenigen unter uns angeht, deren Gehirn von irgendeiner Form der Demenz betroffen ist, sind wir tatsächlich die gleichen Menschen, die wir vor dem Einsetzen der Demenz waren? Gibt es etwas oder jemand, das sich gegenseitig ausschließt, und das wir als «die Krankheit» bezeichnen? Wenn die Krankheit nach und nach immer mehr von unseren Gehirnen zerstört, zerstört sie dabei auch immer mehr von uns? Zerstört sie, wer wir sind? *Falls* wir tatsächlich sind?

Ich habe Angehörige, die sich jahrelang um einen nahestehenden Menschen im Endstadium der Alzheimer-Krankheit gekümmert haben, laut sagen hören: «Wenn er nur im Schlaf sterben könnte, das wäre das Beste für ihn. Gnädigerweise lieber früher als später.»

Moment mal! Können wir das besprechen, bevor du meine Schmerzmitteldosis erhöhst? Bevor du den Stecker ziehst? Mir Medikamente, Essen oder Wasser verweigerst? Hast du nicht bislang zwischen meiner Person und der Krankheit unterschieden? Bin ich jetzt weniger Mensch? Befindet sich meine Existenz auf dem geordneten Rückzug, weil die Krankheit fortschreitet? Ist meine Existenz immer weniger wichtig, weil sich in meinem schrumpfenden Gehirn immer mehr amyloide Plaques, Degenerationsfibrillen und von der Alzheimer-Krankheit abgetöteten Zellen ablagern?

> Moment mal! Können wir das besprechen, bevor du meine Schmerzmitteldosis erhöhst? Bevor du den Stecker ziehst?

Ist da noch ein «Richard», das Gegenteil der Krankheit? Wer bin ich, nachdem meine Angehörigen, die mich sicher nach wie vor lieben, angefangen haben, konkret darüber nachzudenken, ob es nicht das Beste für mich wäre, wenn ich aufhörte zu existieren?

Ist Richard dann lediglich eine mit Alzheimer-Krankheit gefüllte Hülle? Bedeuten die Stadien 3 oder 7, oder wie das Endstadium auch immer klinisch nüchtern bezeichnet wird, den Verlust des Selbst und den Sieg der Krankheit?

Nun gut, vielleicht sollte ich jetzt aufhören zu fragen und ein paar Antworten anbieten, zumindest mir selbst. An guten Tagen, und die sind noch weit in der Überzahl, stimme ich Pflegenden zu, die sagen: «Es handelt sich dabei um einen philosophischen Streit von der Art, der Planstellen schafft für Leute, die unverdrossen darauf bestehen, im Hauptfach Philosophie zu studieren. Das ist nicht der Richard, den ich gekannt habe. Er würde sich nicht mehr wiedererkennen oder mögen, wenn er noch gesund wäre, und sich im heutigen Zustand beobachten könnte. Das ist nicht, wie Richard sein und seinen Lebensabend verdämmern wollte. Wie er dasitzt, wie er dreinschaut, die Tatsache, dass er in keiner Art und Weise und Form für sich selbst sorgen kann – das ist einfach nicht Richard! Er hat das Gefühl für seine Würde verloren, das Gefühl von sich selbst, er nimmt andere Menschen, insbesondere ihm nahestehende Menschen, offenbar nicht mehr wahr.»

> Ich habe keine Ahnung, wer ich sein werde, wenn man mich zum letzten Akt auf die Alzheimer-Bühne rollt. Was ich aber sicher weiß, ist, dass ich *sein* werde ... immer noch Ich sein werde ... vielleicht ein anderes *Ich*, ein bislang nie dagewesenes Ich.

Ich habe keine Ahnung, wer ich sein werde, wenn man mich zum letzten Akt auf die Alzheimer-Bühne rollt. Was ich aber sicher weiß, ist, dass ich *sein* werde ... immer noch Ich sein werde ... vielleicht ein anderes *Ich*, ein bislang nie dagewesenes Ich. Es geht um folgende Frage: Wenn ich ein Anderer werde und nicht mehr der bin, den alle kennen und viele lieben, wenn es mir faktisch unmöglich geworden ist, meinem Leben ein Ende zu setzen – falls ich das überhaupt wollte – wenn die letzte Entscheidung über den Erhalt meines Lebens weder bei mir noch meinen medizinischen und pflegerischen Betreuungskräften liegt, müssen wir uns bereits jetzt darüber einig werden, was meine Angehörigen dann stellvertretend tun sollen?

Meine Freunde in den Dreißigern würden jetzt sagen: «Darüber müssen wir uns mal unterhalten.» Ja, wir müssen uns in regelmäßigen Abständen darüber unterhalten, und zwar so lange, bis ich der Unterhaltung nicht mehr folgen kann.

2.18
Gute Gewohnheiten und eingefahrene Muster

Vor ein paar Tagen blickte ich von meinem Schreibtisch auf und sah, dass es 17.00 Uhr war. Was an und für sich nicht erwähnenswert ist. Leider war die letzte Uhrzeit, an die ich mich erinnern konnte, 10.00 Uhr gewesen. Was ist in diesen sieben Stunden meines Lebens geschehen? Manchmal untergräbt die Alzheimer-Krankheit mein Bemühen, jeden Augenblick, jede Minute, jede Stunde bewusst und aufmerksam zu erleben. An die Stelle bewussten Verhaltens sind eingefahrene Muster getreten – ich habe bestimmte, repetitive Verhaltensmuster entwickelt, die überwiegend durch äußere Einflüsse geformt und verstärkt werden. Sie müssen nicht unbedingt etwas bewirken, sie werden einfach ständig wiederholt. Nach einer Weile geht es auch ohne externe Einflüsse (ohne die Uhr auf meinem Schreibtisch): Ich höre um 12.00 Uhr auf zu arbeiten und esse zu Mittag, auch wenn ich nicht sonderlich hungrig bin. Ich gehe um 10.00, um 16.00 und um 19.00 Uhr mit dem Hund spazieren, auch wenn er nicht raus muss oder will.

Andererseits helfen uns effektive und effiziente Gewohnheiten, die relativ leicht fallen, dabei, unsere Ziele zu erreichen. In meiner Vorstellung (so wie sie heute beschaffen ist) sind Gewohnheiten Instrumente, die man für eine Aufgabe einsetzt, um einen bestimmten Zweck zu erfüllen oder ein bestimmtes Ziel zu erreichen. Noch weiß ich, was gute Gewohnheiten sind. Noch bediene ich mich ihrer gelegentlich. Doch meine Lebensmuster, Dinge, die ich aufgrund der Erkrankung tue oder lasse, scheinen meine guten Gewohnheiten zu verdrängen. Meine gewohnte Art, etwas zu tun, tritt in den Hintergrund. Ich konnte meine Zeit gut einteilen. Es fiel mir leicht, meine Ziele zu notieren und festzusetzen, in welcher Zeit ich meine Wünsche erfüllt und meine Ziele erreicht haben wollte. Es fiel mir leicht, ein sinnvolles Leben zu führen. Inzwischen werden meine Aktivitäten nicht mehr von guten Gewohnheiten gelenkt, weil ich keine sinnvollen Aktivitäten mehr habe. Ich bin in sinnlose Muster gefallen; natürlich nicht die ganze Zeit über, aber öfter als früher.

Heute bedeutet mir Zeit nicht mehr viel. Ich weiß nicht, ob es Montag, Mittwoch oder Sonntag ist, und meist interessiert es mich auch nicht. Ich weiß nicht, ob es zehn Uhr vormittags, ein Uhr mittags oder vier Uhr nachmittags ist. Ich weiß nicht, ob wir den 1. Januar, den 15. Februar oder den 13. März haben. Es interessiert mich nicht. Es ist für mein Leben ohne Bedeutung.

Ich schreibe mir immer noch auf, was ich alles tun muss, doch das meiste, was auf der Liste steht, bleibt ungetan. Keine dieser Listen ist zielgerichtet! Keine dieser Listen dient einem Zweck, der mich wiederum einem Ziel näher bringt. Ich führe Tageslisten, Wochenlisten, Tageszeitlisten (manchmal zwei oder drei), ja inzwischen sogar Listen der Listen. Sie haben unterschiedliche Farben und Größen, manche sind selbsthaftend, andere gelocht und zum Aufhängen geeignet.

Es gibt Dinge, die ich im Laufe des Tages erledigen muss. Die Listen sagen mir, was ich zu tun habe, wen ich weshalb anrufen oder wem ich was schreiben muss. Sie enthalten unendlich viele Arzttermine, gelegentlich notwendige Lebensmitteleinkäufe und Hausarbeiten, die ich meist vergesse oder nicht ordentlich erledige. Ich bin mir über den Sinn und Zweck meines Lebens nicht mehr so klar wie früher, und das Gefühl von einer Vision meiner Selbst motiviert, begleitet und angetrieben zu werden, hat nachgelassen. Mein Leben ist keine Mission mehr, mir fehlen Aufgaben und Vorstellungen, wie ich meine Lebensziele erreichen kann. Ich wandere herum, verloren in einem unbekannten Wald, ohne Hoffnung, je wieder nach Hause zu finden. Dazu kommt, dass mich das anscheinend nicht weiter kümmert!

Meine guten Gewohnheiten haben mich voran gebracht, doch geistlose Aktivitäten blockieren mich. Angesichts dessen, was sich in meinem Kopf abspielt, ist Blockade vielleicht meine beste Hoffnung.

> Ich führe Tageslisten, Wochenlisten, Tageszeitlisten (manchmal zwei oder drei), ja inzwischen sogar Listen der Listen.

2.19
«Hast du tatsächlich Alzheimer? So wie du redest …!» (The Great Pretender)

Was haben The Platters*, Pedro der Schelm** und Richard gemeinsam? Alle drei werden von manchen Zeitgenossen für «Great Pretender***» gehalten. Bis zum heutigen Tag sagen wohlmeinende Freunde und Verwandte zu mir: «Hast du tatsächlich Alzheimer? Mir fällt überhaupt nichts auf.» Ich glaube, sie meinen damit eine positive Bemerkung und Beobachtung zu machen. «Du verhältst dich normal, so normal wie ich!»

Ich weiß nicht, was ich sagen oder wie ich mich verhalten soll, wenn ich mit dieser Aussage konfrontiert bin. Je länger ich mit der Krankheit lebe, desto kürzer die Zeiten, in denen ich mich «normal» fühle. Früher konnte ich mich leicht zurückversetzen in mein Fühlen und Denken gesunder Tage. Inzwischen erinnert mich mein Denken fast ununterbrochen daran, dass ich nicht normal bin. Weil

---

* Sie haben den Song «The Great Pretender» aufgenommen; Text und Melodie von Buck Ram.
** Die Hauptfigur in der Komödie *Pedro de Urdemalas* (Pedro, der Schelm) von Miguel de Cervantes, besser bekannt als Autor des *Don Quijote de la Mancha*.
*** to pretend: täuschen, heucheln, sich verstellen, sich erdreisten

Denken das Fühlen bestimmt, fühle ich mich fast immer nicht normal. Selbstverständlich ist mir klar, dass *normal* ein relativer Begriff ist, doch muss ich mich jeden Tag mehr anstrengen, nach außen hin normal zu erscheinen. Die unbeabsichtigte Folge dieser Strategie ist, dass ich pausenlos daran erinnert werde, dass ich nicht normal bin und mich, um normal zu wirken, immer stärker anstrengen muss.

> Selbstverständlich ist mir klar, dass *normal* ein relativer Begriff ist, doch muss ich mich jeden Tag mehr anstrengen, nach außen hin normal zu erscheinen.

> Es ist Richard Taylor offenbar gelungen, seine kognitiven Einbußen durch seine ausgeprägten verbalen Fähigkeiten und sein konkretes Wissen mehr oder weniger effektiv zu kompensieren. Seine relativen verbalen Stärken erschweren es möglicherweise, bei der Auswertung einer Standarduntersuchung des neurologischen und mentalen Zustands Einschränkungen zu erkennen. Dank seiner verbalen Fähigkeiten, zusammen mit kompensatorischen Strategien und einer effektiven Medikation, konnte er sich bis vor Kurzem noch im Rahmen der Normalität bewegen. Ungeachtet dieses Befunds setzt Richard Taylor sein verbales Geschick und seine charismatische Persönlichkeit ein, um auch weiter unabhängig zu bleiben (z. B. will er noch alleine Auto fahren). Dennoch weisen die Ergebnisse dieser Untersuchung auf Einschränkungen in vielen kognitiven Bereichen hin, was vermutlich dazu führen wird, dass sich seine Fähigkeiten, die Aktivitäten des täglichen Lebens zu meistern, signifikant reduzieren werden, und er schließlich seinen Alltag nicht mehr bewältigen kann.
> Psychologischer Untersuchungsbericht vom 06.01.2004

Ich war mir nie sicher, ob die Behauptung, ich besäße eine «charismatische Persönlichkeit» tatsächlich zutrifft, bin mir aber zunehmend bewusst, dass ich ganz gezielt die Sprache einsetze, um meine schwindenden kognitiven Fähigkeiten zu kompensieren. Als Schüler las ich bereits das Buch *Erweitere deinen Wortschatz in 30 Tagen*. Als Oberstufenschüler beteiligte ich mich an vielen Diskussionen, und es gehörte zur «Debattensprechkultur», mehrsilbige Wörter zu verwenden. Als ich Kommunikationswissenschaft und Psychologie studierte, begriff ich, wie und warum Worte wirken, dass Worte die Macht haben, unsere Wirklichkeit zu beschreiben, ja tatsächlich zu bestimmen. Die allgemeine Semantik und Albert Ellis haben mir gezeigt, wie Worte als Landkarten, Landkarten als Gebiete und Gebiete als Einheit behandelt werden, und alle zusammengenommen unsere Gefühle erzeugen und beeinflussen.

Sie werden in diesem Buch kein Foto von mir finden, auf dem ich mein Hemd verkehrt herum trage. Was aber jede Woche mehrmals passiert. Sie werden nicht hören, wie ich nach einem Wort suche, weil ich beim Schreiben Pausen einlegen kann. Was aber jeden Tag mehrmals passiert. Sie werden mich nicht herumwandern sehen, nicht wissend wo ich bin und nicht daran interessiert, es zu wissen. Ich sehe «normal» aus und klinge «normal».

Wie kommt es, dass ich alzheimerkrank sein und ein Buch schreiben kann? Wie kommt es, dass ich manchen manchmal als normale Person erscheinen kann? Weil ich mir so sehr wünsche, dass es nicht wahr ist, dass ich erkrankt bin, mache ich allen vor, ich sei gesund. Auch mir selbst. Auf einer meist unbewussten Ebene habe ich gelernt, andere und mich von meinen Defiziten abzulenken, den Fokus auf meine Stärken zu richten und dort festzuhalten. Tun wir das nicht alle?

Der Song *The Great Pretender* wird mit der Musikgruppe The Platters identifiziert. Martha, die Witwe einer der ursprünglichen Platters, verklagte Herb, das einzige noch lebende Mitglied der Gruppe, der noch immer mit einer Gruppe singt, die sich The Platters nennt. Sie wollte sich das exklusive Recht sichern, die Gruppe, deren Managerin sie war, *The Platters* zu nennen. Sie verlor den Prozess. Dem Urteil zufolge war sie diejenige, die etwas vortäuschte, nicht etwa Herb. Das Täuschen findet offenbar nie ein Ende!

Die Diagnose ist gestellt, was nun?

Wer erfährt, dass eine nahestehende Person an Alzheimer erkrankt ist, fühlt sich vermutlich stark belastet, verängstigt und niedergeschmettert. Wenn Sie beginnen, eine Bestandsaufnahme der Situation zu machen, sind Ihnen vielleicht folgende Tipps hilfreich:

- Fragen Sie den Arzt oder die Ärztin alles, was Sie über die Alzheimer-Krankheit wissen möchten. Informieren Sie sich über Möglichkeiten, die Symptome zu lindern oder Verhaltensprobleme zu behandeln.
- Nehmen Sie Kontakt mit Fachstellen auf, etwa mit der Alzheimer Gesellschaft und Selbsthilfegruppen für Angehörige von Demenzkranken, um noch mehr über dieses Leiden, Behandlungsmöglichkeiten und Betreuungshilfen zu erfahren. Manche Ortsgruppen bieten Kurse an, in denen man Hauskrankenpflege, Problemlösungs- und Managementfertigkeiten lernen kann.
- Suchen Sie sich eine Selbsthilfegruppe, in der Sie über Ihre Gefühle und Probleme sprechen können. Oft haben die Teilnehmerinnen und Teilnehmer an solchen Gruppen nützliche Vorschläge oder wissen aus eigener Erfahrung, wo es Hilfe gibt. Es gibt auch telefonische Beratungsdienste, die betreuende Angehörige unterstützen, ohne dass sie aus dem Haus gehen müssen.
- Betrachten Sie Ihren Tagesablauf und überlegen Sie, ob Sie Gewohnheiten entwickeln können, die die Dinge erleichtern. Vergessen Sie nicht, dass der Zustand Ihres Schützlings nicht jeden Tag gleich ist. Versuchen Sie, flexibel zu sein und den Alltag entsprechend anzupassen.
- Ziehen Sie eine Tagesklinik oder familienentlastende ambulante Pflegedienste in Betracht, um sich den Betreuungsalltag zu erleichtern.
- Fangen Sie jetzt an, die Zukunft zu planen. Das kann heißen, die finanziellen und juristischen Dinge zu ordnen, nach Langzeitpflegemöglichkeiten Aus-

schau zu halten und sich zu erkundigen, welche Pflegeleistungen von der Krankenkasse, der Pflegekasse oder staatlichen Beihilfestellen übernommen werden.

2.20
«Klopf, klopf»

(Klopf, klopf)

Gregory: Mr. Taylor, ich bin Gregory, der Junge aus der vierten Klasse, bei dem Sie vorigen Monat Geschenkpapier bestellt haben. Ich liefere es jetzt an.

Richard: Prima!

(Die Eltern steigen aus dem Auto, beide mit zwei Einkaufstüten voller überteuerter Geschenkpapierbögen, Klebebandrollen, die ich für einen Bruchteil des Preises im Laden um die Ecke hätte kaufen können, und zwei Spezialscheren [womit sich die Anzahl der Spezialscheren in unserem Haus auf vier Stück erhöht].)

Gregory: Meine Mama sagt, Sie schulden mir 102,55 Dollar.

Richard: Kein Problem. Linda, ich brauche einen Scheck. Wo ist mein Scheckbuch?

Linda: (aus dem Garten) Wozu brauchst du das Scheckbuch?

Richard: Ich brauche nur einen einzigen Scheck. Wo ist mein Scheckbuch?

Linda: Es liegt in der Küche, aber ich komme rein und hole es dir.

Richard: Sag' mir nur, wo das Scheckbuch ist; ich brauche nur einen einzigen Scheck.

Linda: Es liegt irgendwo in der Küche. Ich habe dir doch gesagt, dass ich reinkomme und es dir hole.

Richard: Ich bin in der Küche; sag' mir einfach, wo ich nachsehen soll.

Linda: Es ist zu kompliziert. In einer Minute bin ich fertig, dann komme ich rein und helfe dir.

Richard: Ein kleiner Junge steht vor der Tür und wartet auf den Scheck.

Linda: Hast du schon wieder etwas gekauft, was wir bereits irgendeinem anderen fremden Kind abgekauft haben?

Richard: Kann sein. Ich brauche nur mein Scheckbuch.

Linda: Ich komme.

Eltern:	Guten Tag, wir sind Gregorys Eltern. Wir möchten uns nur bedanken. Gregory hat einen Preis für die größte Einzelbestellung bekommen.
Richard:	Oh?
Linda:	Jedes Kind, das hier anklopft, etwas verkaufen will und auf meinen Mann trifft, gewinnt so einen Preis.
Richard:	Gibst du mir jetzt bitte mein Scheckbuch?
Linda:	Ich stelle den Scheck aus. Lass dir aber sagen, dass es mich stört, wenn so etwas immer wieder passiert.

Sie müssen wissen, dass ich seit über zwei Jahren keinen Scheck mehr ausgestellt habe. Es war eine große Sache für mich, einen Scheck ausstellen zu können. Was natürlich auch bedeutet hätte, die Diskussion darüber hinauszuschieben, warum ich für 102,55 Dollar Geschenkpapier gekauft habe.

Meine Ehefrau würde sagen, dass ich inzwischen achtlos und verschwenderisch mit Geld umgehe. Ich will immer mehr. Ich habe kein Gefühl dafür entwickelt, wie wir unser Leben finanzieren werden, wenn sie dann mal in Ruhestand geht.

> **Was hat mich veranlasst, so viel Geschenkpapier zu bestellen? War ich es oder die Krankheit?**

Was hat mich veranlasst, so viel Geschenkpapier zu bestellen? War ich es oder die Krankheit? War es ein Beispiel dafür, dass ich mir immer noch beweisen will, dass alles in Ordnung ist mit mir und ich eigene Entscheidungen treffen kann? War ich nur von Gregory bezaubert? Oder habe ich nur nicht begriffen, wie hoch der Gesamtpreis für das bestellte Material ist? (Vielleicht muss ich hinzufügen, dass meine Frau einen roten Stift im Auto mitführt, und – wirklich erstaunlich – fast alle ihre Einkäufe mit Rotstift notiert.)

Es ist, wie so oft im Leben, nicht so leicht, ein bestimmtes Verhalten mit einer einzigen klaren Absicht zu erklären, auch wenn wir das gerne hätten (und B. F. Skinner das anders sieht). Das Leben ist grau, und die Absicht grauer. Ich werde von Tag zu Tag dunkelgrauer! Es muss inzwischen für meine Betreuungspersonen, die mal dachten, mich zu kennen, sehr schwer sein, mich zu begreifen und entsprechend zu handeln. Manchmal bin ich froh, nicht in ihrer Haut zu stecken. Immer häufiger wünsche ich mir, nicht in meiner Haut zu stecken!

Der Hippocampus nimmt unsere spontanen Gedanken und Eindrücke auf und verwandelt sie in Erinnerungen. Die Alzheimer-Krankheit befällt zuerst den Hippocampus, weshalb zuerst das Kurzzeitgedächtnis nachlässt. Im Laufe der Zeit entstehen keine Erinnerungen mehr und das Lernen gehört der Vergangenheit an. Wer nicht weiß, was soeben geschehen ist, kann gewisse Dinge nicht erfassen, etwa Zeit, Ort und was in der Umgebung vorgeht.

http://www.pbs.org/theforgetting/symptoms/index.htm#brain

2.21
Was werde ich heute tun?

Warum geht es so schnell? Was ist das für ein Vorgang? Lässt er sich stoppen? Umkehren? Zumindest nicht fördern? Wie kommt es, dass sich ein kompetenter, unabhängiger, voll funktionierender erwachsener Mensch in ein Wesen verwandelt, das teilnahmslos im Sessel sitzt, und in der Zeit zwischen den Mahlzeiten und Nickerchen das Leben an sich vorüberziehen lässt? Wie kommt es, dass aus einem erwachsenen Menschen, der täglich acht oder mehr Stunden arbeitet, einer wird, der zuhause sitzt und auf die nette Dame wartet, «wie hieß sie noch mal? Die Autos verschenkt, oder waren es Bücher oder Snacks? Ich kann mich nicht mehr genau erinnern. Na ja, ist auch nicht so wichtig, dann schaue ich eben, was im Fernsehen kommt.»

Ich werde Ihnen erzählen, was mit mir und einigen meiner Freunde geschieht. Genau darüber haben wir uns kürzlich unterhalten. Ich sprach davon, wie sehr ich es bedauere, nicht mehr Auto fahren zu können. Jetzt bin ich stets von anderen abhängig, wenn ich ein Auto brauche, um irgendwohin zu kommen. Eine andere Person entscheidet, wann und wohin ich gehe. Anfangs bat ich die Leute einfach um eine Fahrt und teilte ihnen mein Ziel mit. Sie sagten fast immer: «Ja, aber …» Sie hatten gerade im Moment keine Zeit, würden es aber bestimmt bald oder am Wochenende tun. Wenn dann Wochenende war, wiederholte ich meine Bitte, und dann wurde ich gefragt, ob das, was ich haben wollte, wirklich nötig ist, oder ob sie es nicht für mich besorgen können, oder warum ich es denn so eilig habe. Und überhaupt, warum wartete ich mit meiner Bitte bis zur letzten Minute? War mir nicht klar, dass auch sie Familie haben, einen Beruf, ihr eigenes Leben?

Daraufhin beschloss ich, eine Liste auf den Küchentisch zu legen, auf der alles steht was ich brauche und gerne tun möchte, wofür ich Unterstützung benötige. Meine Betreuungspersonen konsultieren sie hin und wieder. Manchmal erledigen sie etwas für mich, und plötzlich steht dann eine Flasche Ketchup im Kühlschrank. Ich hatte dafür nicht aus dem Haus und in ein Geschäft gehen müssen. Prima!? Doch dann stellte ich fest, dass ich keine Lebensmitteleinkäufe mehr machte. Ja, ich kam wochenlang nicht mehr aus dem Haus! Ich musste alles aufschreiben, was ich nötig hatte, dann kauften es andere für mich, vielleicht. Wenn sie meinten, ich brauche es nicht oder es sei zu teuer, besorgten sie es nicht. Eines Tages ging ich in Begleitung in ein Geschäft und siehe da, es war herrlich, die Gänge auf und ab schlendern und spontan etwas kaufen zu können. Einkaufen macht Spaß – ich hatte vergessen, wie viel Spaß.

Die Wartezeit nahm ab, der Prozentsatz von Dingen, die ich nie bekam, wurde geringer, und alles schien zu stimmen; zumindest was Lebensmittel anging. Wenn ich etwas für ein Projekt brauchte, an dem ich arbeitete,

> Eines Tages ging ich in Begleitung in ein Geschäft und siehe da, es war herrlich, die Gänge auf und ab schlendern und spontan etwas kaufen zu können.

setzte ich es auf die Liste und wartete höflich ab. Meist lag es früher oder später auf dem Küchentisch. Zwar nicht immer die Marke, die ich gekauft hätte, nicht immer genau das, was ich wollte, aber fast. Meine Projekte mussten warten, bis jemand das benötigte Material besorgte. Eines Tages ging ich in Begleitung in einen Heimwerkermarkt (wie hieß er noch mal?), und es war herrlich, die Gänge auf und ab zu schlendern, die Produkte selbst zu vergleichen und Anregungen für neue Beschäftigungen zu bekommen. Ich durfte wieder ein Erwachsener sein, wenn auch nur für kurze Zeit.

Jeden Morgen nach dem Aufwachen versuche ich, meinen Tag zu planen. Ich kritzle ein paar Bemerkungen auf einen der 57 im Haus herumliegenden Notizblöcke, weil ich Listen führe, damit ich nichts vergesse. Ungünstig für mich, dass viel von dem, was ich mir vorgenommen habe, von der Mitwirkung anderer abhängig ist.

Ich schaue auf meine Liste und sage mir: «Das ist zu schwierig. Ich kann das nicht. Ich war früher schon mal frustriert, als ich es gemacht habe. Ich brauche Material und muss es irgendwo besorgen. Dann brauche ich jemanden der aufpasst, dass ich mich nicht verletze ...» Ungünstig für mich, dass es endlos viele Gelegenheiten gibt, Hilfe zu brauchen. Was soll ich also heute tun? Soll ich tun, was andere heute von mir erwarten? Soll ich rumsitzen und warten, bis mir jemand sagt, was ich heute tun soll? Vielleicht sollte ich aufwachen und nicht gleich etwas tun wollen. Vielleicht sollte ich mich überraschen lassen von dem, was ich fertig bringe, nachdem mich andere gedrängt oder unterstützt haben. Man könnte die Sache auch so sehen: Eigentlich ist es egal, was ich heute mache, weil ich es auch morgen tun könnte.

Inzwischen ist niemand mehr von mir abhängig, ich bin der Abhängige. Niemand wartet mehr darauf, dass ich etwas für sie oder ihn erledige, ich bin es der wartet, dass etwas für mich erledigt wird. Ich bin nicht hilflos. Manches kann ich alleine machen. Allerdings ist es immer häufiger so, dass ich Gefahr laufe, Dinge verkehrt zu machen, für mich oder für andere verkehrt – vielleicht auch überhaupt nichts zu machen. Was werde ich heute tun? Zunehmend häufiger warte ich.

2.22
Weniger Kopf, dafür mehr Herz

Manchmal gehe ich morgens, nachdem ich eine Handvoll Tabletten geschluckt, ein Glas Orangensaft getrunken und ein Stück Obst gegessen habe, in mein Büro, setze mich an den Schreibtisch, schalte den Computer an und stelle fest, dass ich nichts Wichtiges zu sagen oder zu schreiben habe. Dann lese ich eben meine E-Mails. Sehe nach, ob ich ausspioniert werde und jemand beobachtet, welche Webseiten ich aufsuche. Ich erledige ein paar Telefonate. Ich verschicke ein paar E-Mails. Ich habe immer noch nichts Wichtiges zu sagen und zu schreiben. Stattdessen habe ich tonnenweise Gefühle – manche sind giftig und gefährlich, manche sehr angenehm, manche traurig – vor allem tonnenweise gemischte Gefühle. Der Schwerpunkt meiner Aufmerksamkeit verlagert sich offensichtlich vom Kopf ins Herz. Ich fühle mehr und denke mehr über Gefühle nach als ich über das Denken nachdenke. Ich bin traurig und ärgerlich, glücklich und dankbar. Ich fühle mich geliebt, übergangen, gebraucht und wie ein sterbender Albatros, der an jede Person gekettet ist, die ihn mag. Manchmal bin ich sehr glücklich, manchmal sehr traurig, und stets bin ich mir aller Empfindungen deutlich bewusst. Es ist, als wären alle Gefühle, die ich bislang auf separaten Bügeln im Schrank aufbewahren konnte (im Schrank mit der Tür, zu der nur ich einen Schlüssel hatte), zu einem einzigen schweren Umhang verwoben, der mich von Kopf bis Fuß einhüllt.

Ich bin es mittlerweile Leid, über mich und meine Zukunft nachzudenken, und das ist einer der Gründe, weshalb ich in meinen Gefühlen lebe. Ich habe es satt zu grübeln, weil sich mein Zustand laufend verändert. Ich kann nicht konstant nachdenken, weil meine Bezugsgrößen laufend wechseln und der Wert der einzelnen Posten schwankt. Mal bewege ich mich im Dezimalsystem, das mir von der Grundschulzeit her vertraut ist, dann wieder in einem mir unbekannten System, dessen Regeln ich nicht begreife und möglicherweise nicht begreifen kann. Was also tun, um das Feuer meiner intellektuellen Neugier am Brennen zu halten, den Drang, zu erfahren, wer ich über sechzig Jahre lang war, was meine Person ausgemacht hat?

Lasst die Clowns herein. Lasst meine Gefühle herein. Lasst meine Vergangenheit, meine Gegenwart und meine Zukunft herein, legt alle rationalen Überlegungen ab, weil nur die Gefühle offen und bloß daliegen sollen.

Jahrelang hielt ich meine Gefühle für Sklaven meiner Gedanken. Jeder rechtgläubige Therapeut der rational-emotiven Schule wird Ihnen sagen, dass Gefühle Reaktionen auf Gedanken sind. Wenn Sie also spüren, dass Ihre Gefühle außer Kontrolle geraten sind, was sagt das aus über Ihr Denken? Und was geschieht mit Ihren Gefühlen, wenn das Denken irrational und unberechenbar wird, wenn sich der Denkvorgang nicht mehr kontrollieren lässt?

Manchmal merke ich nicht einmal, wie sich die Krankheit auf meine Gedanken auswirkt, bis ich mich hinsetze und darüber nachdenke, was passiert ist. Die anderen erkennen die Auswirkungen der Erkrankung fast immer, weil ich meine Gefühle unangemessen oder überraschend äußere. Wie den meisten Menschen gelingt es auch mir recht gut, meine Gedanken zu verbergen, und weniger gut, meine Gefühle zu verbergen. So ist es zu erklären, dass ungeachtet dessen, was Ihre neuropsychologischen Untersuchungen ergeben, vielleicht Ihre Gefühle das erste äußere Anzeichen der Erkrankung sind.

> Wie den meisten Menschen gelingt es auch mir recht gut, meine Gedanken zu verbergen, und weniger gut, meine Gefühle zu verbergen.

Diese Texte sind nicht genau chronologisch geordnet. Bitte nehmen Sie deshalb jeden für sich als eine Momentaufnahmen meines Lebens. Wenn ich manchmal dem widerspreche, was ich auf der vorigen Seite gesagt habe, ist das nicht unbedingt am nächsten Tag geschehen. Möglicherweise aber doch. Konsistenz war einst eine meiner Stärken, leider Gottes inzwischen nicht mehr (R.T.).

2.23
Fallen, stürzen

Ich bin von dem Plateau gestürzt, auf dem ich ungefähr zehn Monate sicher stand, und befinde mich nun in einer Art ohnmächtigem freiem Fall. Ich habe gerade eine Testbatterie hinter mir, um meinen heutigen Zustand mit dem vor vier Jahren zu vergleichen, und bei diesem Armdrücken liegt Dr. Alzheimer eindeutig vorn. Mein IQ ist von 148 auf 114 gefallen. Was das Kurzzeitgedächtnis angeht, befinde ich mich im untersten Bereich der Standardabweichung (bei den 2 % der Bevölkerung, die gerade noch fähig sind, den Test durchzuführen). Meine Verarbeitungsgeschwindigkeit liegt nur wenig über der eines Betonklotzes, und mein Selbstbewusstsein ist dem einer Eidechse sehr nahe – natürliche Reflexe vorhanden, Meta-Wahrnehmung kommt und geht, Einsicht und Selbststeuerung ebenfalls schwankend. Ich kann dasitzen und wissen, was ich tun will, dann etwas völlig anderes tun, ohne es zu merken. Das ist soeben geschehen. Es ist fast den ganzen Tag über geschehen.

Während ich dies schreibe, habe ich Tränen in die Augen, viele Tränen, weil ich weiß, dass ich jetzt das Dunkel der Alzheimer-Krankheit betrete. Noch sehe ich, was andere sehen, manchmal. Manchmal auch nicht. Manchmal sehe ich, was kein anderer Mensch sieht, dann wieder sehe ich durchaus noch, was andere sehen. Manchmal frage ich mich, ob Blindheit nicht die bessere Alternative wäre! Nicht Suizid, ach was; das wirklich nicht.

Ich sehe und höre nicht mehr gut, ich spüre und fühle nicht mehr gut, doch damit nicht genug: Was ich tatsächlich noch sehe, verarbeite und verstehe ich nur quälend langsam. Wenn ich einfach den Mund aufmache und spontan antworte, wie ich es früher getan habe, steigt von Tag zu Tag die Wahrscheinlichkeit, dass ich etwas Falsches, Unangemessenes, Verletzendes und/oder Verwirrendes sage!

Es fällt meinen Betreuungspersonen zunehmend schwerer, mich zu verstehen und zu erfassen, was in und mit mir vorgeht. Das sagen mir ihre Tränen, ihre Wut und Frustration. Ich verstehe oder merke selbst nicht, wenn «es» (was immer es sein mag) passiert! Es bringt nicht viel, wenn ich hinterher betrachte, was da passiert ist. Der Schaden ist angerichtet, die Fehler sind gemacht, die Gefühle wurden verletzt.

Ich habe es satt, mich fortlaufend bemühen zu müssen, andere und mich zu verstehen. Die Informationen, die ich heute verwende, um meine Welt und mich zu verstehen, sind fehlerhaft, wie auch meine Schlüsse fehlerhaft sind. Wozu soll es gut sein, sich um Verstehen und rationale Entscheidungen zu bemühen, wenn es an zutreffenden Wahrnehmungen, Erinnerungen oder Informationen fehlt? Unsicherheit beschleicht mich, selbst wenn ich weiß, dass meine Schlussfolgerung richtig ist. Inzwischen kann ich besser nachvollziehen, warum sich manche Kranke die Erlaubnis erteilen, ja sich sogar ermutigen, das Hier und Jetzt flugs hinter sich zu lassen und in ihrer eigenen Version des Hier und Jetzt zu versinken. Es ist verlockend. Es ist mit Sicherheit leichter. Wer im und für den Augenblick leben will, muss erfassen können, was los ist; ich muss jederzeit wissen, was ich mache. Manchmal weiß ich aber weder das eine noch das andere! Sich dem Strom des Lebens hinzugeben setzt voraus, dass das Leben tatsächlich dahinströmt, und nicht immer wieder abrupt anhält und plötzlich weitergeht.

Wenn ich nicht mehr fähig bin, über mich nachzudenken, nicht mehr sicher weiß, was ich mache, mir kaum noch erklären kann, wie und warum mir so zumute ist und nicht anders – wenn ich meinen jetzigen Zustand verstehe und akzeptiere, dass er sich bestimmt nicht verbessert – woran kann ich mich dann noch erfreuen? Was freut mich noch an mir und meiner Umgebung?

2.24
Werde ich den wahren Richard Taylor jemals kennen?

> Ich bin nicht der, für den ich mich hielt. Ich bin nicht der, der ich sein möchte. Ich bin einer, den ich nicht kenne, was sogar mir zunehmend klar wird. Ich will nicht behaupten, dass ich jemals ganz genau wusste, wer ich war, bin mir jedoch sehr sicher, dass mir der, der ich heute bin, weniger vertraut ist als der frühere Richard.
>
> Ich habe mich verändert. Ich verändere mich. Das gefällt mir genau so wenig wie dir. Es gefällt mir womöglich noch weniger als dir, weil ich offenbar kaum beeinflussen kann, was aus mir wird. Ehrlich gesagt habe ich manchmal das Gefühl, die Kontrolle über das, was ich bin, teilweise oder völlig verloren zu haben. Ich streite mehr und höre weniger zu. Ich ziehe voreilige Schlüsse und zögere manchmal ängstlich, meine Meinung zu äußern. Das klingt nicht nach dem Richard, wie wir beide ihn kennen, nicht wahr?

Das Phänomen der Persönlichkeitsveränderung ist, meiner bescheidenen Meinung nach, das tiefgreifendste und verheerendste Demenzsymptom, das mir bislang widerfahren ist. Darüber wurde wenig geschrieben; es heißt lediglich «Persönlichkeitsveränderungen sind möglich.» Mag sein, dass ich ein kleines bisschen «gereizter, paranoider, verwirrter» werde als früher, bevor Dr. Alzheimer in mein Oberstübchen einzog. Wo sind die Studien über dieses Phänomen? Wo sind die Bücher, Artikel, Programme, die sich damit befassen, die aufzeigen, wie damit umzugehen ist und welche Medikamente den Prozess wieder rückgängig machen? Wer erforscht die «Alzheimer-Persönlichkeitssyndrome»?

> Das Phänomen der Persönlichkeitsveränderung ist, meiner bescheidenen Meinung nach, das tiefgreifendste und verheerendste Demenzsymptom, das mir bislang widerfahren ist.

Und wenn ich nun schon mal dabei bin mich zu beklagen, was ist mit den Persönlichkeitsveränderungen meiner Betreuungspersonen? Die schlichten Worte: «Ihr Angehöriger hat die Alzheimer-Krankheit.» lösen Ängste aus, sie rühren an tief vergrabene Haltungen und Überzeugungen, und verändern garantiert auch die stabilste Persönlichkeit.

Forscher und Forscherinnen befassen sich inzwischen mit den kleinsten Kleinigkeiten, etwa mit den Bewegungen einzelner Quarks, die wie unberechenbare Kobolde in den Gehirnen von Menschen herumhüpfen, bei denen eine Demenz, vermutlich vom Alzheimer-Typ, diagnostiziert wurde, doch niemand scheint zu wissen oder sich dafür zu interessieren, was mit den Persönlichkeiten derjenigen passiert, die an dieser Erkrankung leiden. Was verändert sich wo, wann und warum? Allgemeine Bemerkungen über das, was sich in unseren Persönlichkeiten womöglich verändert oder nicht verändert, mögen manchmal zutreffen, sind jedoch für uns, die wir mit den Veränderungen leben, kaum von praktischem Nutzen.

Als ich die höhere Schule besuchte, faszinierte mich das Thema künstliche Intelligenz. Ich war mir sicher, dass wir mithilfe entsprechend großer Computer künftig das menschliche Denken kopieren können. Freud war offenbar der Ansicht, dass wir alle ein berechenbareres und glücklicheres Leben führen könnten, wenn es uns nur gelänge, die drei übellaunigen, egoistischen und stets auf ihren eigenen Ansichten beharrenden Zwergenwesen, die in unseren Köpfen hausen, zum friedlichen Miteinander zu bewegen. Skinner war sich sicher, dass die Liste unserer Verhaltensweisen und die Liste dessen, was davor und danach war, nur lang genug sein müsse, um menschliches Verhalten berechenbar zu machen. Andere dachten, es genüge, sich den Führerschein einer Person zeigen zu lassen; anhand des Geburtsdatums sei es dann ein Leichtes, sie zu verstehen, weil wir ihre Lebensphase kennen.

Bislang haben sich «normale» Gehirne allen Beschreibungsversuchen widersetzt, die darauf abzielten, ihre inneren Vorgänge und davon ausgelösten Verhaltensweisen sicher vorhersagen zu können. Lasst Dr. Alzheimer, Dr. Lewy oder irgendeine andere Demenzerkrankung im Gehirn eines Menschen sein Unwesen treiben, und das Ergebnis wird mehr als unberechenbar sein. Leute, deren Gehirnen die Demenz nicht ihren Stempel aufgedrückt hat, können weder beschreiben noch prophezeien, was dabei geschieht. Wie kann jemand hoffen, die fünfte oder zehnte Dimension beschreiben zu können (falls es so etwas überhaupt gibt)? Wir alle besitzen und benutzen das gleiche Instrument: unser Gehirn. Obwohl wir nach wie vor die Ökologie unseres Gehirns nicht verstehen, also nicht wissen, wie es im Einzelnen funktioniert, ist es unser bestes und einziges Instrument zum Verständnis und zur Beschreibung dessen, was in einem von Demenz betroffenen Gehirn abläuft. Wir müssen uns erst noch darüber einig werden, wie sich Denken und Verhalten wechselseitig beeinflussen. Bislang können wir nur raten, welche physikalischen Vorgänge die Persönlichkeit eines Menschen bestimmen. Deshalb verwundert es, dass freischaffende Forscherinnen und Forscher nicht für Stipendien Schlange stehen, um das Wesen der Persönlichkeitsveränderung alzheimerkranker Menschen untersuchen und verstehen zu können.

Da kommt Richard Taylor daher und klagt, niemand versuche, die mit der Alzheimer-Krankheit einhergehenden Persönlichkeitsveränderungen zu verstehen. Zugegeben, wir tappen alle im Dunkeln, wenn wir beschreiben sollen, wo unsere Persönlichkeit beginnt und endet. Ich suche keineswegs die absolute Sicherheit. Ich suche nach der Unterstützung von Fachleuten, die Erfahrung haben im Umgang mit Klienten, die an Deck des gleichen Dampfers, wenn nicht gar im gleichen Deckchair sitzen wie ich.

Ich will, dass die Psychiater ihre Rezeptblöcke einen Augenblick weglegen und mir zuhören. Ich will, dass sich Psychologen öffnen für Dinge, die über das, was sie studiert haben, hinausgehen. Sie sollen versuchen, mich nicht durch die Augen eines längst verstorbenen Mannes zu betrachten, vielmehr als eine Person, die nicht nur einem anderen Takt folgt, vielmehr einen anderen Weg eingeschlagen hat als die meisten ihrer anderen Klienten. Helft mir, mich zu verstehen und anzunehmen, so gut es mir eben möglich ist. Versucht herauszufinden, wie mein Befinden *heute* ist. Entwickelt Behandlungsmodelle, die auf den Stadien meiner Krankheit basieren, nicht auf den Stadien des Lebens, wie sie Anfang des 20. Jahrhunderts zusammengeträumt wurden.

> Ich will, dass die Psychiater ihre Rezeptblöcke einen Augenblick weglegen und mir zuhören.

Wenn es nicht zu ändern ist und ich meine kognitiven Fähigkeiten verlieren muss, will ich wenigsten wissen, was geschieht. Wenn ich denn streitsüchtig, knauseriger, paranoid und/oder verschlossener werde, sagt mir bitte vorher warum und wie; ferner wäre es nett zu wissen, wann und wo dieses Verhalten auftritt. Ich bin an einem Punkt angelangt, wo mir mein «ungewöhnliches Verhalten» nicht auffällt, bis mich eine gute Weile danach jemand darauf aufmerksam macht. Ich bin aufgebracht, beschämt, verwirrt und fühle mich zunehmend hilflos. «Wissen ist Macht» – davon bin ich fest überzeugt, wobei ich nicht unbedingt die Macht meine, mich zu verändern, sondern die Macht, die sich einstellt, wenn ich weiß und verstehe, wer ich in diesem flüchtigen Augenblick bin, und die Macht, die Reaktionen meiner Betreuungspersonen besser verstehen und würdigen zu können. Diese Macht vor allem!

Ich möchte, dass meine betreuenden Angehörigen besser unterscheiden können zwischen dem, was ich denke und worüber ich nachdenke. Wenn ich sie beispielsweise mit «Mama» oder «Papa» anspreche, verwechsle ich sie möglicherweise nicht mit meiner Mutter oder meinem Vater; ich weiß, dass sie gestorben sind. Vielleicht denke ich an die mit meinen Eltern verbundenen Empfindungen und ihr Verhalten. Mir fehlen diese Gefühle; ich brauche sie. Es ist einfach so, dass ich solche Empfindungen so eng mit Vater und Mutter verbinde, dass meine Worte auswechselbar werden, wenn ich von ihnen spreche. Ich nehme mir nicht die Zeit, um zwischen den Personen und den Empfindungen zu unterscheiden, ich kann oder will es nicht.

Meine Angehörigen stellen häufig fest, dass sie mich nicht verstehen. Manchmal gestehen sie, zeitweise deprimiert zu sein. Stets halten sie mich für die Ursache ihrer Probleme. Sicher, anfangs sagten sie, es sei die Krankheit, die spricht. Heute hören sie nicht die Krankheit; sie hören überwiegend mich. Ich bin also die Ursache sämtlicher Veränderungen ihrer Persönlichkeiten. Ach, wäre ich nur anders, dann könnten und würden sie wieder sein wie sie früher gewesen sind. Wir alle könnten wieder in die gute alte Zeit zurückkehren, als die ungeschriebenen Gesetze des Zusammenlebens und des Liebens im Unterbewusstsein verankert waren und sich alle treu an diese Regeln hielten, als wir genau wussten, was ausgesprochen wird und was nicht, als wir das Gefühl hatten, einander und uns selbst zu kennen.

Diese krankheitsbedingten Veränderungen und die davon ausgelösten Ängste sowie deren Auswirkungen auf die Stabilität und Struktur der Persönlichkeit sind gewiss die am häufigsten auftretenden Probleme, die mein Leiden den zwischenmenschlichen Beziehungen und dem Ich-Bewusstsein auferlegt. Gewiss bringt auch jede andere Form der Demenz die Familiendynamik und die Beziehungen zwischen pflegenden Angehörigen, dem Freundeskreis und dem von Demenz betroffenen Menschen in Aufruhr.

Ich bin immer erstaunt, neidisch und ein wenig misstrauisch, wenn ich ebenfalls an Alzheimer erkrankten Personen begegne, die stolz und laut verkünden, die Krankheit und ihre Auswirkungen habe ihr Leben durchaus zum Positiven gewendet. «Die Blumen duften intensiver. Ich genieße die Wettererscheinungen viel mehr (meist sind es Sonnenuntergänge). Ich schätze meine Angehörigen mehr und verstehe sie besser. Ich habe den sauren Saft der Krankheits-Zitrone in natursüße Limonade verwandelt.»

Ich bin erstaunt, weil das bei mir nicht der Fall ist. Gut, es gibt ein paar mehr «Glücksmomente» in meinem Leben, die ich natürlich meiner diagnosebedingt erhöhten Empfindsamkeit zuschreibe, kann aber nicht behaupten, die Krankheit habe meine Beziehungen verbessert. Sie waren bereits vor der Diagnose glänzend, und ich muss sagen, die meisten haben sich ein wenig eingetrübt.

Ich bin neidisch, weil ich mir wünsche sagen zu können, ich sähe immer einen Silberstreif am wolkenverhangenen, dunklen Himmel. Als ich die Diagnose erfuhr, ging ich eilends zur Ortsgruppe der Alzheimer Gesellschaft und lieh mir ein halbes Dutzend Videos aus, um mich zu informieren. Alle Filme waren älter als zehn Jahre, in schwarz-weiß aufgenommen, zeigten überwiegend Menschen in den Spätstadien der Erkrankung und richteten sich fast ausschließlich an Betreuungskräfte. Vermutlich haben Leute, die diese Erfahrung hochloben, nie solche Videos gesehen.

Ich bin ein wenig misstrauisch, wenn ich ihre positiven Verlautbarungen höre, weil ich mir nur schwer vorstellen kann, dass sich Menschen von dieser Erkrankung nicht manchmal überwältigt fühlen und tatsächlich überwältigt sind. Ich glaube, dass jede Krankheit, die unser Denkvermögen, unser Gedächtnis oder unsere Persönlichkeit beeinträchtigt, unweigerlich tiefe Auswirkungen auf uns und die uns nahestehenden Personen hat. Es gibt keine Selbsthilfebücher, keine Kurse, keine Fernsehsendungen, die mir beibringen, wie mit den tiefgehenden Veränderungen umzugehen ist, die sich in meinem Innern vollziehen oder im Innern der Menschen abspielen, die mich lieben und umsorgen. Das ultimative Buch mit dem Titel *Mit der Alzheimer-Krankheit leben: Die volle Wahrheit* wird nie geschrieben werden, weil die potenziellen Autoren und Autorinnen vermutlich bald nachdem sie aus eigener Erfahrung berichten könnten, sterben.

Über einen irrationalen Vorgang lassen sich keine sinnvollen und nützlichen rationalen Vermutungen anstellen. Mein Gehirn ist nicht das Gegenteil Ihres Gehirns – rational vs. irrational. Wir alle, jeder einzelne Mensch, ist in seinen Paradigmen gefangen, im eigenen Geist, in den eigenen Erinnerungen, der eigenen «Hardware». Von Ihrer Warte aus gesehen habe ich eine fehlerhafte «Hardware», von meiner Warte aus gesehen, Sie.

Als ich meiner Frau sagte, dass ich ihre Gedanken und Empfindungen nie voll und ganz verstehen werde und umgekehrt sie nicht meine, war sie beunruhigt. Sie meinte, ich wolle damit sagen, dass ich ihre Sorgen und ihren Schmerz nie nachempfinden könne und umgekehrt. Das trifft jedoch nur teilweise zu. Pflegende Angehörige und von der Diagnose betroffene Menschen wandern beide die gleiche Alzheimer-Avenue entlang; allerdings gibt es auf meiner Straßenseite andere Schlaglöcher als auf der Seite meiner Frau und vice versa. Sie ist zu anderen Umwegen gezwungen als ich. Manchmal können wir Hand in Hand gehen, dann sind wir wieder meilenweit auseinander. Am Ende werden wir an verschiedenen Orten ankommen. Wir geben dem Unternehmen den gleichen Namen, befinden uns aber in Wirklichkeit auf zwei verschiedenen Reisen. Meine entfernt mich von ihr und verhindert, dass sie neben mir gehen kann. Ich glaube, es ist gesünder und erleichtert uns das Leben, wenn wir diese Tatsache akzeptieren. Wir können nicht in den Schuhen des anderen gehen und tun es auch nicht. Auf jedem Paar Schuhe steht zwar «Alzheimer-Krankheit», aber sie passen nicht beide gleich, sie führen uns in verschiedene Richtungen, und ein Paar verschleißt sehr viel schneller als das andere.

> Als ich meiner Frau sagte, dass ich ihre Gedanken und Empfindungen nie voll und ganz verstehen werde und umgekehrt sie nicht die meinen, war sie beunruhigt.

Meine Angehörigen unterhalten sich offenbar sehr oft und lange über meine Veränderungen. Sie unterhalten sich noch viel öfter und länger über praktische Dinge und geben sich Tipps, wie sich verhindern lässt, dass ich mich oder andere verletze (Ich wollte sie würden sich doppelt so oft und lange über praktische Dinge unterhalten und sich Tipps geben, wie ich auch künftig tun kann, was ich tun will, ohne mich und andere zu verletzen). Sie sind bekümmert, weil ich nicht mehr die Person bin, die sie gekannt haben – die Person, von der sie jetzt wünschen, ich sei sie gewesen. Ach, wie sehr wünschen sie sich den Ehemann, Vater, Freund von früher zurück (oder zumindest den Richard, den sie sich gewünscht haben, der ich aber nie ganz gewesen bin).

Ich bin es nicht. Es geht nicht. Ich will es nicht sein, weil mir klar ist, dass es kein Zurück gibt. Im Grunde will ich nur ich selbst sein. *Ich will wieder das Gefühl haben, Herr meiner selbst zu sein (was immer das im jeweiligen Moment bedeuten mag).* Ich will nicht wütend werden ohne mir dessen bewusst zu sein, bis am nächsten Tag jemand eine entsprechende Bemerkung macht. Ich will einen freien Kopf behalten und mich nicht von weiß-der-Himmel-welchen kognitiven Prozessen beeinflussen lassen. Sicher, ich weiß nicht, warum ich dieses oder jenes gedacht oder diesen oder jenen Schluss gezogen habe. Ich will eine Aufgabe nach der anderen erledigen können, nicht offensichtlich von einer halb fertigen Arbeit zur nächsten wandern. Ich will Dinge schnell und leicht verstehen können. Ich konnte den Motor meines Rasenmähers warten, den Unkrautentferner wieder flott machen und in kürzester Zeit die Weihnachtsdekoration am Haus anbringen. Jetzt bin ich verwirrt, weiß nicht mehr so recht, was ich eigentlich mache und wie es geht. Ich verlege Dinge direkt vor meine Nase. Wenn mir andere beim Suchen helfen wollen, kann ich mich nicht mehr an die Bezeichnung des verlegten Objekts erinnern. Vor einiger Zeit war ich mir der Namen fast sicher, dann fing ich an zu raten, inzwischen habe ich keine Ahnung.

Ich war ein ziemlich «schlaues Kerlchen» – eigentlich halte mich heute noch dafür. Wobei *schlau* vielleicht das falsche Wort ist. Ich habe einen großen Wortschatz, eine laute Stimme und einen Doktortitel: Eine prima Kombination, wenn man versucht, seine ersten Alzheimer-Symptome zu verbergen. Ich bin ferner groß gewachsen, habe einen grauen Professorenbart, einen eindrucksvollen, allerdings zunehmend ungenauen Wortschatz und bin – sagte ich es bereits? – ziemlich groß. Bewusst und unbewusst habe ich ein paar clevere Strategien entwickelt, um meine kognitive Verwirrtheit und schwindenden kognitiven Fähigkeiten zu verbergen: Ich übernehme die Gesprächsführung, wechsle das Thema, verwende Worte, die kaum jemand versteht (weshalb selten nachgefragt wird) usw. usw. (Irgendjemand sollte mal nachforschen und herausfinden, welche Strategien Leute wie ich einsetzen, um ihre Defizite zu verbergen). Ich habe nun den Punkt erreicht, an dem lebhafte Unterhaltung peinlicher Stille gewichen ist. An dem im Gespräch ein fragender Blick folgt, manchmal begleitet von einer Träne in meinem rechten Auge, wenn ich offensichtlich unangemessen geantwortet habe. Wenn mir ausreichend Zeit gelassen wird, kann ich analysieren und teilweise – nicht völlig – verstehen, was passiert ist. Dennoch muss ich zunehmend mit der Tatsache leben, dass mir das Begreifen kaum oder überhaupt nicht hilft, dergleichen künftig zu verhindern.

Es fällt anderen vermutlich immer schwerer, mit meinen krankheitsbedingten Persönlichkeitsveränderungen Schritt zu halten, mich zu verstehen, zu akzeptieren und zu lieben. Mir geht es jedenfalls so!

> **Ich habe einen großen Wortschatz, eine laute Stimme und einen Doktortitel: Eine prima Kombination, wenn man versucht, seine ersten Alzheimer-Symptome zu verbergen.**

Wir treten in ein Zeitalter der Beschleunigung ein. Die Modelle, an denen sich die Gesellschaft auf allen Ebenen orientiert, basieren auf einem linearen Veränderungsmodell; sie werden neu zu definieren sein. Weil das exponentielle Wachstum explosive Kräfte freisetzt, wird der Fortschritt des 21. Jahrhunderts 20 000 Jahren der heutigen Fortschrittgeschwindigkeit entsprechen; Gesellschaften müssen sich in immer schnellerem Tempo neu definieren. Und was ist mit den Menschen? Wie schnell werden die sich verändern? Und was ist mit Menschen, die an einer Demenz leiden? Wie wird sich die Veränderung der äußeren Veränderungsgeschwindigkeit auf deren innere Veränderungsgeschwindigkeit auswirken? Gute Fragen, nicht wahr?

3 From the Outside In – Außenansichten

3.1
Wir verstehen uns nicht ... Wer ist schuld?

Ich schreibe meine Texte nie mit der Absicht, betreuenden Angehörigen Unbehagen zu bereiten. Sie sollen sich nicht schuldig fühlen oder schämen, dass ein Familienmitglied an Alzheimer erkrankt ist. Ich will sie wissen lassen was ich denke und fühle, aus meiner Perspektive, die sie nie ganz nachvollziehen können; wie auch ich unsere Interaktionen niemals aus ihrer Perspektive betrachten kann.

Zugegeben, ich bin, was die Situation und Verantwortung meiner Betreuungspersonen angeht, keineswegs immer «fair» oder verständnisvoll. Ich mache mir tatsächlich nicht immer klar, wie die «andere Seite der Medaille» aussieht. Ich schreibe nicht über die Alzheimer-Krankheit und deren Auswirkungen auf Mr. T. und seine Betreuungskräfte. Ich schreibe über Mr. T.s Erfahrungen mit der Erkrankung und seinen Angehörigen. Ich bilde mir nicht ein, immer vernünftig zu sein. Ich bin egoistisch, selbstbezogen und sehr auf meine Interessen bedacht. Genau wie ihr! Bitte fasst meine Worte nicht als Beurteilung eures Verhaltens auf. Sollte es aber tatsächlich mal geschehen (weil auch ich keineswegs perfekt bin), betrachtet es bitte als Beweis meines Menschseins, nicht als Anklage! Wenn wir einander solche Aufzeichnungen lesen lassen, uns dann zusammensetzen, miteinander reden und uns wirklich zuhören könnten, wäre viel gewonnen. Wir würden einander zumindest verstehen und wahrnehmen, wenn auch nicht unbedingt einer Meinung sein. Um je einig zu werden, müssen wir uns erst einmal verständigen und wahrnehmen. Wir müssen wissen, wie wir uns derzeit selbst einschätzen.

Als wir die Alzheimer-Avenue betraten, waren wir beide fest davon überzeugt, dass wir die Reise zusammen unternehmen werden, Hand in Hand, als Ehepaar oder Tochter und Vater usw. Inzwischen weiß ich, dass wir zwar glauben, auf der gleichen Straße unterwegs zu sein, tatsächlich aber gezwungen sind, auf der eigenen Straßenseite zu bleiben. Wir können die durchgezogene Mittellinie nicht überschreiten. Nicht etwa, weil es gegen die Verkehrregeln verstößt: Es ist physisch und mental unmöglich. Wir können einander sehen, miteinander reden, ja sogar gegenseitig halten. Dennoch begegnet jeder und jede eigenen Schlaglöchern und Verirrungen, muss jeder und jede den eigenen Weg gehen und eigene innere und äußere Gefahren meistern.

Diese Unterschiede sind keineswegs belanglos. Je länger wir unterwegs sind, desto klarer sollte uns sein, dass wir nicht gleichzeitig das gleiche Ziel erreichen werden. Wenn wir uns dessen nicht bewusst sind, laufen wir Gefahr, uns in Vermutungen darüber zu ergehen, was die andere Person denkt, braucht und will, um ihre Reise angenehmer, leichter und erfreulicher zu machen. Wir werden uns vermutlich in Erinnerung rufen, was in der Vergangenheit gut funktioniert hat, und annehmen, dass es auch heute und morgen noch funktioniert. Unwillkürlich suchen wir bei unserem Gegenüber nach Hinweisen auf Wünsche und Bedürfnisse und gehen dabei von Annahmen aus, die derzeit einfach nicht zutreffen und auch künftig nicht zutreffen werden.

Dieses ehrliche, gutgemeinte Verhalten gibt uns wenigstens das Gefühl, uns wirklich sehr zu bemühen, alles richtig zu machen und alles Menschenmögliche zur gegenseitigen Unterstützung zu tun. In Wirklichkeit verstärkt es die Einsamkeit, das Gefühl von: Niemand versteht mich, niemand hört mir wirklich zu und nimmt meine Worte erst mal für wahr. Es fällt nicht schwer, dies als Fehlwahrnehmungen zu erkennen, wie auch die Fehlwahrnehmungen anderer unschwer zu erkennen sind. Manche lesen in einem Buch mit dem Titel «Wie man Richards Wünsche und Bedürfnisse erfüllt» Ausgabe 1999, Richard dagegen liest in einer neu überarbeiteten, heute erschienenen Taschenbuchausgabe. Diese Neuausgabe wird täglich überarbeitet und trägt den Titel «Welche Bedürfnisse und Wünsche ich habe und wie sie mir erfüllt werden sollen». Wen wundert's dass die beiden nie zusammenkommen? Sie bilden kein echtes Paar mehr.

Diese Situation ist keine Sünde. Sie ist keine öffentlichen Schuldbekenntnisse der eigenen Dummheit wert, keine privaten Geständnisse, versagt zu haben und unfähig zu sein, kein Anlass, deprimiert zu sein und Angst zu haben. Solange kein Teil versucht, bestimmte Wahrheiten zu ignorieren oder den anderen Teil schlecht behandelt, sollten wir einander verzeihen, dass wir nicht perfekt sind, und einfach weitermachen. Wir müssen einander besser informieren, damit wir unsere Empfindungen eher mitteilen und versuchen können, unsere jeweiligen Wünsche und Bedürfnisse zu erfüllen.

> Wir sollten einander zuhören, hören, *was der oder die andere heute sagt.* Wir geben uns große Mühe. Bitte nehmt, was wir sagen, erst mal für wahr.

Wir sollten einander zuhören, hören, *was der oder die andere heute sagt.* Wir geben uns große Mühe. Bitte nehmt, was wir sagen, erst mal für wahr. Fragt euch ehrlich, wer die Person heute ist, und orientiert euch daran, wenn ihr nach dem Sinn des Gesagten sucht – orientiert euch nicht an dem, wer sie gestern oder vor der Diagnose war.

Es ist Zeit- und Energieverschwendung, sich über die andere Person oder sich selbst zu ärgern, nur weil eine Seite oder beide Seiten nicht den eigenen Wünschen und Vorstellungen entsprechen. Wunschdenken oder falsches Denken über andere kann lediglich dazu führen, dass wir uns verändern. Es kann dazu führen, dass wir uns über uns oder die andere Person ärgern.

Spart euch die Energie, die ihr früher in Selbstgeißelung investiert habt, weil wir einander missverstanden haben. Setzt diese Energie lieber dafür ein, mehr übereinander zu erfahren. Der Psychologe Stephen Covey würde sagen: Zuhören, um zu verstehen. Und Zig Ziglar, der sich mit Verkaufserfolg und Verkaufsstrategien beschäftigt hat, bemerkt: Vergiss nicht, dass du erst einmal einen Fehler machen musst, sonst kannst du lediglich raten, was richtig und was falsch ist.

Manchmal glauben wir, die Bedürfnisse und Wünsche eines anderen Menschen zu erfüllen, dieser aber denkt und fühlt das Gegenteil. Wir begehen solche Fehler nicht absichtlich und sollten sie uns nicht verübeln. Sie sollten nicht dazu führen, dass wir uns schuldig oder unzulänglich, traurig oder unfähig fühlen. Selbst im allerbesten Gesundheitszustand fällt es Menschen nicht leicht, einander zu verstehen. Bei 99,999 % der Bevölkerung lösen die Worte *Demenz vom Alzheimer Typ* einen schweren psychologischen Schock aus, wenn sie sich auf sie selbst oder einen nahestehenden Menschen beziehen. Kein Wunder, dass dieser Schock die Kommunikation und das gegenseitige Verstehen zumindest erschwert.

Bitte gebt nicht auf. Gebt einfach niemals auf. Schlagt euch nicht an die Brust, weil ihr nicht perfekt seid. Schließlich versuchen wir, mit diesem alten Prozess in einem völlig neuen, sich fortlaufend verändernden Umfeld zurechtzukommen.

«Wer ist schuld?», das ist die falsche Frage. Die richtige Frage lautet: «Wie können wir den Prozess den gegebenen Umständen anpassen?»

P. S. Als ich anfing, diese Selbstbetrachtungen zu verfassen, nahm ich mir fest vor, das Wörtchen «wir» zu vermeiden. W. C. Fields hat einmal gesagt, es gäbe nur zwei Arten von Personen, denen es zusteht, sich mit «wir» zu bezeichnen, nämlich Päpste (die gelegentlich für sich in Anspruch nehmen, auch für Gott zu sprechen) und Leute mit Bandwürmern.

Nun muss ich zugeben und feststellen dass ich weder der Papst bin, noch einen Bandwurm habe. Wie kommt es dann, dass dieser Text so viele «wir» enthält? Wir alle sind Menschen und Opfer der gleichen, durch irrationales Denken ausgelösten Wahrnehmungsfehler (Albert Ellis hatte ja so Recht). Dennoch teilen Demenzerkrankungen die «wir» in zwei Klassen: Solche, denen aufgrund ihres Menschseins Wahrnehmungsfehler passieren, und solche, denen sie aufgrund einer Demenzerkrankung unterlaufen.

Die erste Gruppe darf mit einiger Berechtigung von «wir» sprechen. Wir Menschen haben uns im Laufe der Zeit fortentwickelt, was keineswegs heißt, dass wir perfekt sind. Die «wir» der zweiten Gruppe werden häufig als «wir» bezeichnet und studiert, wobei es sich in Wirklichkeit nicht um eine homogene Gruppe handelt. Oft wird in Büchern, die sich mit der Frage beschäftigen, wie mit dieser Personengruppe umzugehen ist, nicht berücksichtigt, dass die Gruppe aus Individuen besteht, die nicht allzu viel gemeinsam haben. Wir leben zwar alle mit der gleichen Diagnose, doch das, was die Alzheimer-Krankheit mit jedem Einzelnen macht, in welcher Geschwindigkeit die Anzeichen auftreten, und der Schweregrad ihrer verschiedenen Auswirkungen unterscheiden sich von Mensch zu Mensch signifikant.

Wenn es darum geht, Verständnis und Kommunikation zu verbessern, die Wünsche und Bedürfnisse beider Seiten zu erkennen und zu befriedigen, bilden wir und unsere Pflegepersonen Paare, wobei jedes Paar aus zwei Individuen besteht. Dass sich Pflegekräfte in gewissem Maß voneinander unterscheiden, ist selbstverständlich. Aber auch zwischen demenzkranken Personen gibt es so viele Unterschiede wie es Menschen gibt. Einige Ärzte haben mir gesagt, sie könnten mit 85 %iger Sicherheit erkennen, ob jemand an Alzheimer leidet, einfach indem sie der Person im Raum gegenüber sitzen und ihr Verhalten beobachten. Obwohl ich persönlich auf diese Methode der Diagnosestellung nur ungern wetten und eine ärztliche Zulassung aufs Spiel setzen würde, neigen wir alle mehr oder weniger ausgeprägt dazu, alzheimerkranke Leute auf diese Weise zu diagnostizieren. Wenn wir stereotypes Verhalten erwarten und erleben, sagen wir zueinander: «Ich weiß, wie sie sich verhalten werden, schließlich haben sie Alzheimer.»

Die Verantwortung für das gegenseitige Verstehen trägt primär die Betreuungsperson, und wenn die Erkrankung fortschreitet, fast ausschließlich sie. Es liegt in der Natur der Beziehung zwischen betreuender und betreuter Person, dass es ersterer leichter fällt, sich anzupassen, wenn sich der Schützling merklich verändert. Schließlich verfügt die Betreuungskraft über mehr und besser organisierte kognitive Ressourcen und konsistentere Informationsverarbeitungsmuster als eine Person, in deren Gehirn Dr. Alzheimer die Abdrücke seiner Stiefel – er trägt Größe 48 – hinterlassen hat.

Pflegende bleiben Mitglieder ihrer Gruppe, die Menschen in ihrer Obhut werden im Laufe der Zeit zu einer Ein-Personen-Gruppe. Es gibt Angehörige von Gesundheitsberufen, Experten und Expertinnen – und ich wage zu behaupten nicht wenige – die mir predigen, was ich tun soll, was «wir» tun sollen, die dabei unsensibel vorgehen (natürlich von meiner Warte aus gesehen) und außer Acht lassen, dass ich immer weniger Teil eines «wir» bin. Sie beraten pflegende Angehörige und sagen ihnen, wie «wir» zu behandeln sind, was «wir» denken, was «wir» wollen und brauchen.

> Ich bin in meinen Augen nach wie vor ein überwiegend kluger, vernünftiger, aufgeschlossener Mann. Tatsache ist jedoch, dass ich immer weniger berechtigt bin, mich als Verkörperung dieser Eigenschaften zu charakterisieren.

Nun ist es leider zunehmend so, dass es meinen Betreuungspersonen viel stärker auffällt als mir, wenn sich unser Verhältnis verändert und wir nicht mehr so kommunizieren wie früher. Ich weiß sehr wohl, dass mir diese Fähigkeit abhanden gekommen ist! Ich weiß allerdings selten, selbst wenn ich darauf aufmerksam gemacht werde, wann sie mir fehlt und wie sich ihr Fehlen auswirkt. Ich bin in meinen Augen nach wie vor ein überwiegend kluger, vernünftiger, aufgeschlossener Mann. Tatsache ist jedoch, dass ich immer weniger berechtigt bin, mich als Verkörperung dieser Eigenschaften zu charakterisieren. Ich kann sie mir zuschreiben. Behaupten, ich hätte sie. Ich kann es glauben. Tatsache ist jedoch, dass es nicht stimmt, oder zumindest nicht so, wie es früher gestimmt hat. In der Vergangenheit ist es mir oft gelungen, Denkfehler im Rückblick zu erkennen, inzwischen ist es so, dass ich Denkfehler selbst im Rückblick nicht mehr verstehe, weshalb sich inzwischen auch meine Fähigkeit verändert hat, Partner im oben über-ausführlich beschriebenen Kommunikationsprozess zu sein!

Wenn ich genau weiß, dass es passiert, warum kann ich dann nicht eingreifen? Wenn ich darüber sprechen kann, warum verstehe oder beherrsche ich es dann nicht?

Ich weiß es nicht. Ich hatte gehofft, Sie würden mir helfen können.

3.2
Wenn es spricht wie ein Es und sich verliert wie ein Es, ist es dann ein Es?

Der Theologe Martin Buber (1878–1965) hat sich vor 80 Jahren besorgt darüber geäußert, dass sich in unserer Gesellschaft die Ich-Du-Beziehungen verändern und zu Ich-Es-Beziehungen werden. Er meinte, dass wir miteinander umgehen wie mit Objekten, nicht wie mit menschlichen Wesen.

Diese Dynamik vollzieht sich auch in der Beziehung zwischen Pflegenden und Menschen, bei denen die Alzheimer-Krankheit diagnostiziert wurde. Sie widerfährt auch mir.

Während das Gewebe des Spitzenvorhangs dichter wird und der Wind selbst die allerjüngsten Erinnerungen verweht, haben die Leute nicht mehr die Zeit, mir wieder und wieder Dinge zu erklären, die ich nicht verstehe. Sie sind es müde, mir immer wieder das Gleiche zu sagen. Sie können sich nicht darauf verlassen, dass ich mich an Anweisungen erinnere, nicht einmal an die einfachsten. Meine Rede ist von «Das hab' ich vergessen» durchsetzt und von langen Pausen unterbrochen, in denen ich nach den richtigen Worten suche. Das Band des Vertrauens zwischen Mann und Frau, Vater und Sohn, Großvater und Enkel wird brüchig – nicht, weil wir einander nicht mehr lieben wie früher; im Gegenteil, wir lieben uns mehr denn je und sind stärker denn je miteinander verbunden.

> Das Band des Vertrauens zwischen Mann und Frau, Vater und Sohn, Großvater und Enkel wird brüchig – nicht, weil wir einander nicht mehr lieben wie früher; im Gegenteil, wir lieben uns mehr denn je und sind stärker denn je miteinander verbunden.

Zugleich wird dieser engere familiäre Zusammenschluss von den Symptomen der Alzheimer-Krankheit aufs Äußerste strapaziert.

Ich bin vergesslich, ich verspreche, etwas zu tun, und vergesse es dann. Wenn man mich daran erinnert, entschuldige ich mich zwar, aber manchmal frustriert es die Mitmenschen, dass ich so vergesslich bin; manchmal fragen sie sich, ob ich es tatsächlich vergessen habe. Wie dem auch sei, sie wissen: Es bleibt fraglich, ob ich die Sache jetzt tatsächlich erledige.

Ich vergesse meine Vergesslichkeit. Die Leute erzählen mir von Gesprächen, Versprechen, Ereignissen, die mir entfallen sind. Ich kann mich nicht einmal schwach erinnern, etwas versprochen zu haben, selbst Einzelheiten eines Ereignisses bleiben verschwommen.

Ich ziehe Schlüsse, die auf unvollständigen und/oder unrichtigen Erinnerungen basieren. Ich habe Gespräche falsch im Gedächtnis oder völlig vergessen; dann ärgere ich mich, wenn ich scheinbar grundlos beschuldigt werde Geschichten zu erfinden oder ich beschuldige andere, nicht richtig informiert zu sein, obwohl ich nur im Geiste versprochen habe, etwas zu tun.

Mein Verhalten schwankt. Früher habe ich meiner Frau mehrmals täglich gesagt, dass ich sie liebe. Inzwischen vergesse ich es an manchen Tagen völlig, dann wieder sage ich es ihr, vergesse aber, dass ich es getan habe.

Auch mein Bedarf an Wiederholungen schwankt. Manchmal entfällt mir die gleiche Aussage immer wieder oder ich vergesse sie Minuten später. Dann wieder komme ich mir vor wie ein Kind, wenn mir jemand etwas soeben Gesagtes noch einmal sagt und wiederholt, was ich bereits weiß.

Im Alltag behandle ich meine Betreuungspersonen manchmal als Gruppen-«Es»-Gruppe und sie mich als Einzel-«Es».

Wie soll man sich verhalten, wenn das Du nicht handelt und denkt wie Du?

Ich werde zwangsläufig zu einem Es. Ich werde aussehen, riechen und gehen wie ein Du, werde aber nicht wie ein Du handeln und denken. Niemand kann etwas dafür. Es passiert einfach. Sie fangen an, das Es zu belügen, weil sie die Streitereien satt haben. «Das Auto ist verkauft»; in Wirklichkeit steht es in der Garage, wir trauen dem Es keine Fahrt mehr zu. «Das erledigt der Steuerberater»; in Wirklichkeit wollen sie nicht über die Tatsache diskutieren, dass das Es die Familienfinanzen nicht mehr verwalten kann. Wir lieben dich nach wie vor, aber um der Sicherheit und unseres eigenen Seelenfriedens willen behandeln wir dich wie ein Es.

Wie soll man sich also verhalten, wenn ein Du nicht handelt und denkt wie Du? Ich habe keine Lösung. Ich will einfach verschont bleiben. Ich bin ganz auf mich gestellt und weiß nicht, wie ich es verhindern kann. Ich weiß, dass ich es nach wie vor brauche, als ein Du gesehen zu werden und will, dass mein Personsein gewürdigt wird.

Bitte begreift: Ich bin noch da.

3.3
Ein Fremder in der Fremde

An manchen Tagen fühle ich wie ein Fremder in der Fremde, obwohl ich doch Richard und zu Hause bin.

Es wird mir unmöglich sein, den genauen Zeitpunkt zu verkünden, an dem ich mich aufgrund meines Zustands nicht mehr rational und gleichberechtigt an Gesprächen über mich beteiligen kann, an Gesprächen über mein Verhalten und darüber, wie mit mir umzugehen ist, damit mir nichts passiert und sie weniger Angst haben müssen. Meine Angehörigen tun, als wäre dieser Zeitpunkt bereits da. Ich dagegen spüre und denke: Noch ist er nicht gekommen. Gut möglich, dass es keine klare Trennlinie gibt zwischen völliger Eigenständigkeit und Abhängigkeit von anderen, dass der Übergang fließend ist. Doch bis die Zeit gekommen ist, möchte ich das Gefühl haben, eingebunden und Teil des Geschehens zu sein. Ich hätte gerne, dass man mir zuhört, wie ich gerne anderen zuhören möchte. Ich würde gerne von anderen erfahren was sie hören und spüren, um mich im Gegenzug ihnen zu öffnen.

Meine Angehörigen haben heute Angst vor morgen. Wenn ich heute dies oder jenes mache – zur falschen Arztpraxis fahre, vergesse, den Hund auszuführen, vergesse, die Haustür abzuschließen – ist es dann nicht nur eine Frage der Zeit, bis ich mich verirre und nicht mehr heim finde, beim spazieren gehen vergesse, dass meine Enkelin dabei ist, vergesse, den Herd abzuschalten? Sie machen sich heute die Sorgen von morgen. Ich lebe *heute* und sorge mich um den heutigen Tag!

Diese Angst und die Pflicht meiner betreuenden Angehörigen, heute schon Vorkehrungen für morgen zu treffen, bevor es zu spät ist, führt zu Situationen, die ich gerne vermeiden würde. Ich kann die Logik nicht bestreiten. Ich kann die Beweise nicht abstreiten; es geschieht zwangsläufig mit allen Menschen, die an der Alzheimer-Krankheit leiden. Trotzdem will ich, dass der Prozess des Übergangs offen bleibt. Ich will mich an den Gesprächen beteiligen. Ich will, dass mich die Leute auf dem neuesten Stand halten und mir mitteilen, was sie an mir beobachten. Leider ist es aber so, dass ich indirekt informiert werde, weil sie in meiner Anwesenheit oder am Telefon über mich sprechen als wäre ich Luft. Das macht mich wütend und traurig – wütend über sie und traurig über uns alle.

Ich fange also an, ein Es zu werden. Was unvermeidlich ist, würden meine Betreuungspersonen sagen, nichtsdestoweniger: ein Es. Die Worte sind gleich geblieben – ich werde Richard, Papa, Großvater, mein Mann genannt – doch das, was folgt, bezieht sich nicht auf den, wofür ich mich halte. Sie tun, als wären mein Verhalten und meine Person zwei verschiedene Dinge. «Das ist nicht Richard, es ist die Krankheit.» Leider bin ich beides. Mein Verhalten und Denken hat sich durch die Krankheit verändert, und im gleichen Maß hat sich verändert, wer ich bin.

Ich bin nicht mehr der von früher. Ich bin nicht mehr wie alle anderen, aber noch ist viel von mir übrig. Bin ich halb leer oder halb voll? Was bedeutet das für meinen Status als vollwertiges und gleichberechtigtes Familienmitglied? Eine schwierige Situation für alle Beteiligten!

Es schneidet mir ins Herz, und ich möchte schreien: «Ich bin ein anderes Du, nicht ein Viertel Es und drei Viertel wie Du.»

3.4
Hallo? Ich bin noch da!

Ich merke inzwischen sehr genau, dass es ein bestimmtes Reaktionsmuster gibt, in das manche Leute verfallen, wenn sie von meiner Erkrankung erfahren. Sie wenden den Blick von mir ab und richten ihn und ihre Aufmerksamkeit auf die zufällig neben mir stehende Person. Es ist, als würde mich das Wissen um mein Leiden plötzlich unsichtbar machen. Richard hat den Raum verlassen. Mein Leib mag noch da sein, aber der ist nur noch eine unbewohnte Hülle! Das passiert mir mit Ärzten, Verkäuferinnen und Verkäufern in Herrenbekleidungsgeschäften, beim Friseur, mit Filialleitern im Supermarkt, Kundendienstleuten, die im Haus ein Gerät reparieren, und vielen anderen.

Ich bin in einem Warenhaus und kaufe mir einen Anzug. Als es ans Zahlen geht, suche ich in meiner Brieftasche nach der Karte, auf der ich alle notwendigen Angaben in Druckschrift notiert habe. Der Verkäufer bemerkt mein Alzheimer-Armband und fragt, was es damit auf sich habe. Ich sage: «Ich brauche es, weil ich Alzheimer habe.» Er wendet mir den Rücken zu und versucht, den Rest der Transaktion mit meiner Frau abzuwickeln.

Ich lasse mir die Haare schneiden, und im Laufe des Gesprächs erzählt mir die Friseurin, dass bei ihrem Vater kürzlich die Alzheimer-Krankheit diagnostiziert wurde. Ich antworte: «Bei mir auch.» Daraufhin fragt sie nicht mich, sondern meinen Bruder, der mich herbegleitet hat und in der Warteecke sitzt, ob er mit ihrer Arbeit und meinem Haarschnitt zufrieden ist.

Ich kaufe mit meiner Frau im Supermarkt Lebensmittel ein, wähle einzelne Granny Smith Äpfel aus und stecke sie in die Tüte. Dabei unterhalte ich mich mit ihr über unsere letzte Alzheimer-Selbsthilfegruppe. Der Filialleiter hört im Vorbeigehen das Wort Alzheimer, stellt sich zwischen mich und die Granny Smith Äpfel und bietet meiner Frau an, die Äpfel auszusuchen.

Im Gespräch werde *ich* zum *er*. Ich bin verschwunden! Auch sprechen die Leute lauter oder gedämpfter, als wäre ich schwerhörig oder läge im Sterben (Ich habe mich immer gefragt, warum man mit Kranken so gedämpft spricht. Das Gehör wird von Alzheimer nicht beeinträchtigt). Um verstanden zu werden, müssen Sie Ihre Rede nicht vereinfachen. Sie müssen jetzt nicht anfangen, kindliche Zeichnungen zu machen. Sie müssen nicht langsamer werden. Sie müssen sich nicht *unablässig* wiederholen.

Sie müssen mich nicht fragen, ob ich verstanden habe. Sie müssen mehr tun, es genügt nicht, sich zu wiederholen. Wenn ich im ersten Anlauf nicht verstanden habe, was veranlasst Sie zu denken, ich würde beim zweiten oder dritten Anlauf verstehen, besonders wenn Sie die gleichen Worte verwenden und mich nur mit größerem Nachdruck und lauterer Stimme ansprechen!?

Schauen Sie mir in die Augen. Gewinnen Sie meine Aufmerksamkeit, bevor Sie zu sprechen beginnen. Halten Sie keine Rede; sagen Sie einfach, was Sie mir mitteilen wollen. Wenn Sie unsicher sind und nicht wissen, ob ich «kapiert» habe, unterhalten Sie sich mit mir. Dabei wird sich herausstellen, ob ich verstanden habe oder nicht. Wenn es mir schwer fällt zu verstehen, verwenden Sie bitte Beispiele und Vergleiche, aber nur solche, die mir vermutlich vertraut sind. Sprechen Sie mehr als einen meiner Sinne an, benutzen Sie nicht nur Worte. Schreiben Sie möglicherweise auftretende Missverständnisse sich selbst zu. Ich weiß, Sie strengen sich an, so zu sprechen, dass ich verstehe, aber zwingen Sie bitte nicht mich, mich anzustrengen, dass ich verstehe, was Sie gesagt haben.

Sie müssen mir wirklich zuhören – nicht, um damit zu erreichen, dass Sie sich mir verständlich machen, sondern damit ich Sie verstehen kann.

Manchmal verstehe ich Sie, manchmal nicht. Manchmal informiere ich Sie darüber, dann wieder nicht. Warum ist es mir peinlich, wenn Leute ihr Verhalten ändern sobald sie in meiner Nähe sind? Ich weiß es nicht. Schließlich bin ich derjenige mit den vielen abgestorbenen Gehirnzellen.

Ich stoße andauernd auf Gedächtnislücken und entfallene Worte; oft weiß ich nicht mehr, was ich eigentlich sagen wollte. Mein Selbstwertgefühl bröckelt und ich werde defensiv. Meine Betreuungspersonen können niemals verstehen oder einschätzen, wie sich die Krankheit auf mich auswirkt. Sie können meinen zusammenhanglosen Denkvorgängen nicht lauschen. Weil ich unbewusst meine Lücken so geschickt überspiele, sind sie für andere nur selten sichtbar – nur für mich!

> Warum ist es mir peinlich, wenn Leute ihr Verhalten ändern sobald sie in meiner Nähe sind? Ich weiß es nicht. Schließlich bin ich derjenige mit den vielen abgestorbenen Gehirnzellen.

Wie können Sie einen Menschen unterstützen, der sich gelegentlich fühlt wie ein Es? Was können Sie tun, um anders mit mir zu kommunizieren, damit ich besser mit der Tatsache zurechtkomme, dass sich mein Zuhören verändert?

Sprechen Sie mich mit Namen an; dann fühle ich mich sicherer. Achten Sie auf meine Mimik; sie zeigt, ob ich verstanden habe. Manchmal sage ich nichts, aber meine nonverbalen Äußerungen sprechen eine überdeutliche Sprache. Wecken Sie im Laufe der Unterhaltung oft Erinnerungen. Die Gegenwart verunsichert mich, die Zukunft bedrückt mich, deshalb ist es beruhigend, über Dinge reden zu können, an die ich mich gut erinnere. Halten Sie immer Blickkontakt, wenn Sie mit mir sprechen. Ich wurde zu oft ignoriert, die Leute haben den Blick oft genug von mir abgewandt, wenn sie von meiner Erkrankung erfahren haben, so dass ich extrem empfindlich geworden bin und sehr genau registriere, wie ich angeschaut werde, wenn ich mit jemandem rede.

Zu gewissen Zeiten fällt es selbst mir schwer, das Du zu finden, das ich früher war, bevor ich an Alzheimer erkrankte.

3.5
Christina, Frau Nilpferd und ich

Christina, meine Enkelin, die kürzlich fünf Jahre alt geworden ist, und ich beenden unsere Gute-Nacht-Geschichten häufig mit einem fiktiven Gespräch zwischen Frau Nilpferd (einem rosa Stofftier, das einen von Christinas abgelegten Schlafanzügen trägt) und Christina über die soeben gelesene Geschichte. Sie redet dann mit Frau Nilpferd, hält ab und zu inne und sagt: «Sie ist nicht echt, stimmt's Großpapa? Du bist es doch, der spricht, nicht sie?» Es macht ihr offenbar immer noch Spaß, sich der Täuschung hinzugeben, sie ist aber inzwischen groß genug, um von Zeit zu Zeit ihre Wahrnehmung zu überprüfen, weil sie sichergehen will, dass ihre Kleinkind-Realität ihrem fünfjährigen Köpfchen nur etwas vorspielt.

Auch ich bin in einem Stadium, in dem ich manchmal Fantasie (meist in Form meiner eigenen verschwommenen Erinnerungen) und Wirklichkeit (meist in Form der Erinnerungen einer anderen Person) durcheinander bringe. Ich beteilige mich rege an einer Unterhaltung, die ich als völlig real empfinde, bis plötzlich jemand sagt: «Das stimmt nicht! So war es nicht! Wie kommst du denn da drauf? Das habe ich nicht gesagt.»

Ich bin nun dazu übergegangen, mich wie Christina bei meinen Gesprächspartnern zu erkundigen, um sicherzugehen, dass ich zwischen meinen eigenen Erinnerungen (von denen ich annehmen möchte, dass sie immer richtig sind) und den Erinnerungen anderer sauber unterscheide. In meinem Fall ist es allerdings so – anders als im Falle Christinas (immer bin ich es, der für Frau Nilpferd spricht) – dass ich mich manchmal korrekt erinnere, andere dagegen irren, ohne es gleich zu merken. Ich weiß, dass es tatsächlich so ist, zumindest gelegentlich.

Leute, die von meiner Alzheimer-Krankheit wissen, gehen meist davon aus, dass sie Recht haben, ich dagegen krankheitsbedingt im Unrecht bin. Wenn aber generalisiert wird, wenn ich automatisch korrigiert werde, weil mein Leiden garantiert, dass ich irre, verliere ich ein weiteres Gramm Vertrauen in meine Fähigkeit zu erkennen und zu erinnern, was um mich herum vorgeht. Das ist mir weiterhin wichtig, ja zunehmend wichtiger.

> Wenn aber generalisiert wird, wenn ich automatisch korrigiert werde, weil mein Leiden garantiert, dass ich irre, verliere ich ein weiteres Gramm Vertrauen in meine Erinnerungsfähigkeit.

Bitte betonen Sie das Positive meiner Erinnerungen. Lügen Sie nicht, wenn ich irre, drängen Sie mich aber auch nicht, mich genau so zu erinnern wie Sie es tun. An manche Dinge kann ich mich besser erinnern als Sie. Vergessen Sie nicht, dass ein gutes Erinnerungsvermögen für mich wichtiger ist als für Sie.

Hier der «Plan», den ich für Christina ausgearbeitet habe, um ihr das Lesen zu erleichtern:

Lesen lernen ist für Kinder ziemlich mühsam. Lesen Sie dem Kind Reime und Verse vor. Lassen Sie es Reime, kurze Gedichte und Lieder lernen. Spielen Sie einfache Wortspiele. Helfen Sie Ihrem Kind, Laute zu unterscheiden, achten Sie auf Anfangs- und Endlaute und setzen Sie die einzelnen Laute zusammen. Weisen Sie das Kind auf die gelernten Buchstaben-Laut-Verbindungen hin, die auf Etiketten, Schachteln, Zeitungen, Zeitschriften und Schildern stehen. Hören Sie Ihrem Kind zu, wenn es Wörter liest, die es im Unterricht gelernt hat oder Bücher liest, die es aus der Schule kennt. Lesen soll zum Alltag gehören. Lesen Sie miteinander, täglich. Unterhalten Sie sich ausführlich über die Geschichten, Bilder und Worte.

http://www.nifl.gov/partnershipforreading/publications/html/parent_broch/

3.6
Harmlose Pfützen?

Von Zeit zu Zeit treten Eheleute, Eltern, Freunde, Freundinnen und Kinder in Pfützen; sie spritzen dabei versehentlich Wasser auf ihre Kleidung und die anderer Leute, worüber sich alle Beteiligten mächtig aufregen. Doch dann trocknet das Wasser, hinterlässt lediglich blasse Ränder auf der Kleidung und keinerlei Spuren auf der Haut. Die Alzheimer-Krankheit scheint harmlose Pfützen in gefährliche Gewässer zu verwandeln. Sie scheint den Pfützen etwas hinzuzufügen, was ihr Wesen völlig verändert.

Treten pflegende Angehörige in Pfützen, bleiben Flecken auf ihrer Kleidung und ihrer Haut zurück. Wenn alzheimerkranke Leute in die Pfütze treten, bleiben ihnen Löcher in der Kleidung zurück, die nur sie sehen, und bleibt ihnen ein stechendes, brennendes Gefühl auf der Haut, das nur sie spüren.

Früher, vor meiner Diagnose, trat ich von Zeit zu Zeit in eine Pfütze. Ich vergaß, dies oder jenes zu erledigen. Ich sprach eine Wahrheit aus, tat es aber in verletzender oder unangemessener Weise. Ich stritt mit meiner Frau. Ich trat beim Umgang mit anderen Menschen ins Fettnäpfchen.

Wenn ich heute etwas vergesse, bekomme ich gesagt, das wäre überhaupt nicht schlimm, weil es die Krankheit sei, nicht ich.

Wenn ich heute einen Fehler mache, bekomme ich gesagt, die Krankheit sei schuld, nicht ich.

Wenn ich mit etwas herausplatze, was ich gerne wieder zurückholen und runterschlucken würde, bekomme ich gesagt, der unangemessene Ausbruch sei krankheitsbedingt. Wer meinen Fehler nicht mir zuschreibt, sondern der Krankheit, hinterlässt mit dieser Aussage einen Alzheimerfleck auf der eigenen Kleidung und Haut und löst in meinem Inneren ein heftiges Brennen aus.

Früher, vor meiner Diagnose, traten meine Frau und ich gelegentlich in eine Pfütze. Wir stritten uns über Belanglosigkeiten: In welches Restaurant sollen wir gehen? Wer gibt mehr Geld für unnötige Kleidung aus? Wo soll der Christbaum stehen? Diese Fragen schienen sich von selbst zu lösen. Wenn wir uns jetzt streiten, gehen beide Seiten davon aus, dass wir einander nicht verstehen werden. Ich habe die Krankheit, meine Frau ihre Ängste, die alle ihre Wahrnehmungen einfärben. So kommt es, dass uns selbst kleine harmlose Pfützen brennende Flecken zufügen.

Früher, vor meiner Diagnose, trat ich beim Umgang mit anderen gelegentlich ins Fettnäpfchen. Ich war manchmal eine Spur überheblich. Ich war witzig, geistreich und meistens sehr freundlich. Die anderen waren bereit, meine Eigenwilligkeit zu übersehen. Schließlich hatte ich sehr oft Recht! Heute wird von mir behauptet, ich könne mich oft nicht beherrschen. «Die Krankheit hat dich verändert.», sagen sie mir. «Du bist nicht mehr die Person, die du gewesen bist …» Ich brenne und habe keine Salbe für meine nässenden, tiefroten Verbrennungswunden ersten und zweiten Grades.

Ich reagiere auf Pfützen, die mich früher, bevor Dr. Alzheimers Entdeckung den Weg in mein Gehirn gefunden hat, offenbar nicht gestört haben. Meine Mitmenschen reagieren auf Pfützen, die sie früher, bevor Dr. Alzheimers Entdeckung den Weg in mein Gehirn gefunden hat, offenbar nicht gestört haben.

Wen hat es schon interessiert, ob ich einen Strafzettel bekam? Wen hat es interessiert, ob ich mich an einem neuen Ort verlaufen habe? Wen hat es interessiert, ob mir ein Gericht misslungen ist, weil ich eine wichtige Zutat vergessen hatte? Wen hat es bislang tatsächlich gestört, wenn ich die Haustür nicht immer abgeschlossen habe? Wenn meine Familie mal ein paar Stunden nicht wusste, wo ich war, war niemand beunruhigt.

Wen interessiert es heute? Alle!

Die Leute werfen mir vor, paranoid zu sein, wo ich doch nur auf gefährliche Pfützen reagiere, die sie nicht sehen oder für harmlos halten. Ich sehe die Pfützen, sie manchmal nicht. Ich fühle sie, sie nicht. Eine Zeitlang dachte ich, andere sehen sie auch, nehmen aber absichtlich keine Notiz davon.

> Immer wieder bekomme ich zu hören: «Du siehst nicht aus als hättest du Alzheimer. Du hörst dich auch nicht alzheimerkrank an. Für mich bist du der gleiche Richard wie bisher.»

Inzwischen ist mir klar geworden, dass andere Leute nicht in meinen Kopf sehen und sich nicht in meine Denkvorgänge einmischen können (das kann nur Mr. Spock in Star Trek), weshalb sie die neuen Pfützen, die ich täglich tausendfach durchwate, dass es spritzt, einfach nicht bemerken. Diese Pfützen gibt es erst, seit die Flutwelle der Vergesslichkeit über mein Gehirn hereinbrach, wie ein von zahlreichen Alzheimer-Beben ausgelöster Tsunami.

Immer wieder bekomme ich zu hören: «Du siehst nicht aus als hättest du Alzheimer. Du hörst dich auch nicht alzheimerkrank an. Für mich bist du der gleiche Richard wie bisher.»

Leute, seid ihr denn nicht informiert? Ich habe dies nicht verstanden, jenes missverstanden. Ich konnte mich an dies nicht mehr erinnern. Ich tat versehentlich jenes. Alle «diese oder jene» sind ursprünglich kognitive Aktivitäten, die dann zu beobachtbarem Verhalten werden.

Intelligenten Menschen, so wurde mir gesagt, gelingt es besser, die Auswirkungen ihrer Alzheimer-Krankheit vor anderen zu verbergen. Sie setzen diese Fähigkeit bewusst oder unbewusst ein. Pech für alle Beteiligten, dass ich mal wirklich intelligent war.

3.7
Eine spitzfindige Unterscheidung

> «Wenn *ich* ein Wort gebrauche», sagte Humpty Dumpty, in einem ziemlich verletzenden Ton, «bedeutet es genau das, was ich damit sage – nicht mehr und nicht weniger.»
> «Die Frage ist», sagte Alice, «ob du Worten so viele Bedeutungen geben kannst.» «Die Frage ist», sagte Humpty Dumpty, «wer der Herr ist – das ist es.»
> http://www.sabian.org/Alice/lgchap06.htm

Worte beschreiben meine Welt nicht nur, sie erschaffen sie. Was passiert, wenn sich die Bedeutung von Worten von einem Tag auf den anderen, von einer Stunde auf die andere verändert, oder Worte manchmal ihre Bedeutung verlieren? Das ist der Punkt, an dem wir – ich und meine Welt – uns derzeit befinden.

Während sich mein Kurzzeitgedächtnis verflüchtigt und ich mich an Gespräche nur bruchstückhaft erinnern kann, ertappe ich mich dabei, wie ich mit meinen Betreuungspersonen über den genauen Wortlaut des Gesagten diskutiere. Leider stelle ich inzwischen fest, dass es auf die Worte nicht ankommt, weil jede Seite einen eigenen Filter hat, und die Worte dementsprechend interpretiert. Sie argumentieren als wäre ich einer von ihnen, weil sie mich unbedingt in ihrer Welt halten wollen. Sie wollen glauben, dass ich in ihrer Welt bin. Sie sehen und hören mich in ihrer Welt.

Ich argumentiere von mir aus. Meine Welt ist voller Erinnerungslücken, voller Unklarheiten über die Reihenfolge des Gesagten, voller Leerstellen was ihre Worte und ihre Welt betrifft. Ja, ich habe nach wie vor das Bedürfnis, ein anderer zu sein, ich möchte einer von ihnen bleiben, ich möchte sein, wie ich war, nicht wie ich bin!

Ich sage: «Sollte unser Hund sterben, möchte ich gleich am nächsten Tag einen neuen kaufen.»

Meine Frau, ja sämtliche Familienmitglieder erwidern: «Du kannst keinen Hund versorgen. Wir wollen nicht noch mehr Verantwortung tragen und uns um dich und einen Hund kümmern müssen. Hunde pinkeln aufs Parkett, hinterlassen überall Haare und machen Probleme, wenn man sie allein zu Hause lässt, wenn wir einen Besuch machen wollen. Und überhaupt: Warum reden wir denn davon? Du hast ja einen Hund und der ist am Leben.»

Ich sage: «Alle Hunde pinkeln mal aufs Parkett. Für Unfälle kann ich nicht verantwortlich gemacht werden. Ich putze das Haus. Ich will nirgends hingehen. Ich brauche einen Hund, versteht ihr das denn nicht? Einen großen Hund!»

Sie erwidern: «Wir wollen keinen Hund mehr. Alle Hunde pinkeln und haben Unfälle. Außerdem können wir uns nicht darauf verlassen, dass du den Hund oft genug ausführst, damit er im Haus kein Unheil stiftet. Kannst du denn nicht verstehen, warum wir keinen Hund mehr haben wollen?»

Ich erwidere: «Konnt ihr denn nicht verstehen, warum ich wieder einen Hund haben will?»

Was sie mir *eigentlich* mitteilen wollten, war dies: «Wir fühlen uns bereits jetzt der Situation nicht gewachsen und mit deiner Pflege überlastet. Mach' es uns bitte nicht noch schwerer. Wenn sich die Gelegenheit ergibt, Verantwortung abzugeben, möchten wir sie ergreifen. Bitte. Besonders wenn es nur bedeutet, auf einen Hund zu verzichten.»

Was ich ihnen *eigentlich* mitteilen wollte, war: «Ich fühle mich doch jetzt schon unsicher und einsam. Wenn ich mir vorstelle, keinen Hund mehr zu haben, der mich bedingungslos liebt, nur weil ich ihm täglich zwei Portionen Futter gebe, weil ich seine Ohren ein wenig kraule und ihn jeden Tag ausgiebig spazieren führe, bekomme ich noch mehr Angst vor der Zukunft.»

Ich habe versucht, einen Punkt nach dem anderen zu entkräften, doch ich vergaß ein paar ihrer Punkte, andere verstand ich falsch. Keiner von uns hat das Thema wirklich durchdacht. Sie wurden plötzlich gezwungen, sich damit zu befassen, als ich verkündete, mir nach Annies Tod wieder einen Hund anzuschaffen. Sie fuhren mit einem Fuder Worte auf, und ich antwortete mit einem Fuder Worte. Die wirklichen Unterschiede zwischen uns wurden nicht angesprochen.

Keine Seite hat die Gefühle der anderen wahrgenommen.

Es war schlicht und einfach ein Streit. Gewonnen hatte, wer besser streiten konnte. Ich *glaubte*, gewonnen zu haben. Ich glaube nicht, dass ich nach Annies Tod wieder einen Hund bekommen werde.

> Würde ein Wörterbuch helfen, Missverständnisse aufzuklären? Würde ein Tonband helfen, den Mangel an klarer Kommunikation zu beheben? Nein!

Wir haben viele Worte gewechselt, aber die Unterschiede zwischen mir und meinen Betreuungspersonen wurden weder angesprochen noch aufgelöst.

Vielen Dank an meinen Bruder (der bei diesem Hundestreit nicht anwesend war), dass er sich mit dieser Sache befasst und mir erklärt hat, was dahinter steckt.

Die Unterschiede, auf die wir uns konzentrieren, sind rhetorisch und grammatikalisch real. Würde ein Wörterbuch helfen, Missverständnisse aufzuklären? Würde ein Tonband helfen, den Mangel an klarer Kommunikation zu beheben? Nein! Für mich sind deren Unterscheidungen spitzfindig; sie bedeuten mir nichts.

Warum verstehen sie das nicht? Warum verstehen sie mich nicht?

Es gibt auf diese schwere Frage keine Antwort und viele Antworten. Je umfangreicher und wichtiger ein Thema, desto stärker versuchen wir offenbar, es zu vermeiden und uns auf Einzelheiten zu konzentrieren. Ich hoffe, dass wir uns alle mehr Mühe geben können und Nomen, Verben und Wörterbuchbedeutungen weniger wichtig nehmen, und dass es uns weniger darauf ankommt, wer was wann gesagt hat. Ich hoffe, dass unsere Gespräche *einfühlsamer* werden, und dass wir spüren, was wir einander mitzuteilen versuchen.

Möchten Sie erfahren, wie Worte andere Worte beeinflussen, wie sie sich auf die Bedeutung und Ihre Empfindungen auswirken? Willkommen bei den Sprachspielereien von Crazy Libs! Gehen Sie ins Internet und lesen Sie kleine Geschichten, in die an strategischen Stellen Ihre Worte eingefügt sind, was zu verrückten Ergebnissen führt. Die RinkWorks-Seite bringt Urfassungen, Auszüge aus Klassikern und irgendwelchen anderen Texten. Es ist zwar schlicht Nonsens, macht aber wirklich Spaß.

http://rinkworks.com/crazylibs/

3.8
«Spiel's noch mal, Pfleger»

Rick: Du weißt, was ich hören möchte.
Sam: [lügt] Nein.
Rick: Du hast es für sie gespielt, du kannst es auch für mich spielen!
Sam: [lügt] Nun, ich kann mich nicht erinnern …
Rick: Wenn sie es aushält, halte ich's auch aus! Spiel' es!
Casablanca (1942)

Vor vielen Jahren schenkte mir meine Frau zu Weihnachten einen Kaffeebecher mit folgender Aufschrift: *Ich habe sehr wohl gehört und verstanden, was du gesagt hast, nur dass ich dir nicht glaube.* Da ging mir ein Licht auf. Bislang hatte ich angenommen, dass Leute, die meiner Bitte, etwas zu tun, nicht nachkamen, mich schlicht überhört hatten. Es war mir nie in den Sinn gekommen, dass sie es nicht tun wollten oder, noch schlimmer, keine Notwendigkeit sahen, es zu tun.

> Ich habe sehr wohl gehört und verstanden, was du gesagt hast, nur dass ich dir nicht glaube.

Inzwischen habe ich das Spielfeld gewechselt. Meine Angehörigen bitten mich, etwas zu tun, ich komme ihrer Bitte nicht nach. Am Beginn meiner Erkrankung nahmen sie an, ich hätte sie nicht gehört. Sie wiederholten ihre Bitte. Doch nach einer Weile hatten sie es satt. Es ärgerte sie, dass sie mir alles fünfmal sagen mussten. Im Laufe der Zeit kam ihnen folgender Gedanke: Vielleicht können die verdrehten Fasern seines Gehirns unsere Worte tatsächlich nicht verstehen! Worauf sie sich angemessen schuldig fühlten.

Auch heute noch stehen sie vor dem Dilemma, herausfinden zu müssen, warum ich ihren Bitten nicht nachkomme. Hat sein Gehirn die Anfrage nicht registriert? Begreift er die Sache nicht? Hat er sie vergessen? Will er nicht?

Die altbewährten Strategien – sag's noch mal, sag's lauter – funktionieren einfach nicht mehr. Wie gut, dass ich keine Betreuungsperson bin, die sich Tag für Tag bemühen muss, mich zu verstehen.

Tipps für Familien, die sich um eine alzheimerkranke Person kümmern

- Gestatten Sie Ihrem alzheimerkranken Schützling, sich verbal mitzuteilen und kreativ auszudrücken.
- Fördern Sie die Autonomie, Wahlfreiheit und Unabhängigkeit Ihres Schützlings. Greifen Sie nicht immer sofort helfend ein. Er oder sie soll es selbst tun.
- Sorgen Sie für ein gesundes Wohnumfeld, eine gesunde Umgebung und gute Stimmung.
- Sprechen Sie ruhig auch über die Gegenwart und die Zukunft. Schwelgen Sie nicht nur in Erinnerungen.
- Ihr Schützling hat vielleicht Angst davor, «dumm dazustehen» oder sich in der Öffentlichkeit zu blamieren, während ihm die Vergesslichkeit selbst gar nicht soviel ausmacht.
- Vielleicht müssen Sie Ihr Leben neu ordnen, evtl. vorzeitig in Ruhestand gehen oder umziehen.
- Informieren Sie sich bald nachdem die Diagnose feststeht bei kompetenten Fachleuten und regeln Sie die finanziellen und rechtlichen Angelegenheiten.

http://www.healingwell.com/library/alzheimers/bryce I.asp

3.9
Mein Champion oder meine Heldin?

Weil ich dich liebe, Richard, gebe ich dir mein Leben, meine Träume und all meine künftigen Tage. Ich verspreche, an deiner Seite zu sein, in guten und in schlechten Zeiten. Ob krank oder gesund, ich werde für dich Sorge tragen. Ich werde mit dir lachen und weinen. Ich verspreche, meinen Teil dazu beizutragen, dass unsere Verbindung jung und unsere Liebe frisch bleibt. Ich werde mit dir leben und mit dir zusammen wachsen. Ich will alles dafür tun, dass unser gemeinsames Leben so schön, süß und kostbar wird, wie die Liebe, die ich heute für dich empfinde.

Lindas Hochzeitsversprechen

Ich stelle fest, dass ich über meine Betreuungspersonen nicht viel geschrieben habe. Ich bin mir ziemlich klar darüber, welche Dynamik die Erkrankung hat und wie sie sich auf mich auswirkt, unklar dagegen darüber, wie sie meine betreuenden Angehörigen betrifft. Wir leben zusammen, ich mit ihnen, sie mit mir. Wir haben unsere Leben aufeinander abgestimmt und würden als Einzelpersonen sicher anders leben. Inzwischen sind unsere gemeinsam erarbeiteten Pläne offenbar ins Wanken geraten. Wir sehen zwar alle noch aus wie früher und klingen nicht anders als früher, dennoch bin ich anders geworden, und auch sie haben sich verändert.

Ich liebe meine Familie. Wir leben seit vielen, vielen Jahren zusammen. Einen Teil habe ich mit aufgezogen. Linda, meine Frau, führt mein Betreuungsteam an. Weil sie mich nicht immer versteht, fällt es auch mir zunehmend schwerer, sie zu verstehen (nicht, dass ich es in Prä-Alzheimertagen darin zur Meisterschaft gebracht hätte!). Wir sehen nicht anders aus als auf unserem letzten Geburtstagsfoto. Ich weiß aber, dass wir inzwischen anders denken, dass ich über sie und sie über mich anders denkt als zum Zeitpunkt dieser Aufnahme.

Reale oder eingebildete Persönlichkeitsveränderungen, Denkmuster und mit der Alzheimerdiagnose verbundene Ängste haben unsere persönlichen Karten, unsere Karten als Paar und das ganze Kartenspiel der Familie neu gemischt. Die Alzheimer-Krankheit verändert mein Denken, wir denken anders über uns selbst, über einander und uns beide. Vor unserer Hochzeit fühlte ich mich von der starken Persönlichkeit meiner Frau sehr angezogen. In all den Jahren seither widmete ich einen Großteil meiner Zeit dem Widerstand gegen diese Stärke. Inzwischen schätze und bewundere ich die Art, wie sie ihre Stärke einsetzt, um mich zu unterstützen, zu schützen und liebevoll zu umsorgen. Keiner von uns beiden ahnte, dass dies einmal notwendig sein würde.

Ich bin ein großer Mann und war ein recht intelligenter Bursche; ich habe mich nie für schutzbedürftig gehalten. Jetzt brauche ich Schutz. Ich muss vor mir selbst geschützt werden und geschützt vor meinen zunehmend falschen Wahrnehmungen dessen, was um mich herum geschieht. Ich muss unterstützt werden, weil aus meinem Selbstbewusstsein und meinem Selbstvertrauen – Eigenschaften, die meine Frau bislang besonders angezogen haben – Selbstzweifel und Unentschlossenheit geworden sind.

Im Alter dreht sich die Entwicklung um, wir werden wieder abhängig, wie wir als Kinder abhängig waren. Zunehmend müssen andere für uns tätig werden. Die Alzheimer-Krankheit beschleunigt diesen umgekehrten Entwicklungsprozess und fügt ihm zahlreiche typische Wendungen hinzu. Von kleineren Unterschieden abgesehen, läuft es immer aufs Gleiche hinaus: Wir verlieren die Fähigkeit, für uns selbst zu sorgen.

Ist Linda nun mein Champion oder meine Heldin? Helden und Heldinnen werden meist von vielen Leuten verehrt. Champions sind eher personbezogen. Erstere werden aus der Ferne verehrt. Letztere teilen meist die Werte und Gefühle derer, die sie anführen. Bei Heldinnen und Helden ist es gewöhnlich umgekehrt.

Ich glaube, sie ist eher mein persönlicher Champion, nicht so sehr meine Heldin. Zu wissen, dass ich einen Champion habe, ist ein herrliches Gefühl. Ich fühle mich sicherer, mir ist wohler, ich blicke vertrauensvoller in unsere Zukunft, weil ich weiß, dass sie da ist – in der einen Hand den Schild, in der anderen den Speer. Was einst eine Attraktion war, dann ein Ärgernis, ist wieder zu einer Attraktion geworden! Ich werde immer stärker abhängig von ihrer Treue und Beständigkeit, ihrer Stärke, Zielstrebigkeit und Selbstsicherheit.

Als mein Champion hat sie eine Stellung inne, die mehr umfasst als mich daran zu erinnern, meine Tabletten einzunehmen. Es bedeutet, beste Freundin und Geliebte zu sein, als Sekretärin meinen Terminkalender zu führen, als Beraterin meine öffentliche Auftritte vorzubereiten, mein persönlicher Coach und unerschütterlich optimistisch zu sein, Finanzmanagerin, Fahrerin, Haushälterin, Platzwart, Heimwerkerin und Köchin sowie für sämtliche weiteren Bedürfnisse zuständig zu sein, die ich manchmal äußere, manchmal aber auch nicht. *Wo ist meine Brille? Welcher Tag ist heute? Wohin gehen wir? Bitte sag's mir noch mal.* Oft muss sie raten, ob ich Hilfe brauche oder nicht. Es fällt mir nicht so leicht, um Hilfe zu bitten. Wenn sie falsch rät, bin ich unzufrieden. Rät sie richtig, nehme ich es manchmal als selbstverständlich hin.

> Oft muss sie raten, ob ich Hilfe brauche oder nicht. Es fällt mir nicht so leicht, um Hilfe zu bitten. Wenn sie falsch rät, bin ich unzufrieden. Rät sie richtig, nehme ich es manchmal als selbstverständlich hin.

Meine Frau umgibt mich wie eine schützende Hülle, die mir zwar genügend Raum lässt – weil ich starrsinnig bin und darauf beharre, gelegentlich alleine herumzustolpern – Stürze und Verletzungen jedoch verhindert. Sie ist meine Sprecherin und schirmt mich ab vor Leuten, die kein Verständnis haben. Sie ist meine Fürsprecherin, wenn gewisse Fachleute zu beschäftigt sind, um mir die notwendige Aufmerksamkeit und Zuwendung zu schenken. Sie war von jeher meine beste Freundin, doch jetzt ist sie für mich da und umsorgt mich auf eine Art und Weise, wie sie uns bislang nicht vorstellbar war. Wir haben uns immer als gleichberechtigte Personen behandelt und sind von dem Grundsatz ausgegangen: 1 + 1 = 3. Inzwischen habe ich den Eindruck, dass unsere Gleichung nicht mehr aufgeht. Ich weiß, dass ich inzwischen meinen Anteil nicht mehr leiste. Sie geht unter der Last, die sie für mich trägt, in die Knie. Manchmal trägt sie nur meine Last, manchmal unser beider Last. An jedem neuen Morgen lässt sie die Bürde von gestern hinter sich und nimmt die immer schwerer werdende Bürde des neuen Tages auf sich. Täglich merke ich, dass ich immer weniger tragen kann. Ich weiß, dass es sie zermürbt.

Ich werde, ob es uns gefällt oder nicht, zunehmend von meinem Champion abhängig. Sie muss einspringen und meine Probleme lösen. Und zwar ganz alleine. Sie muss unsere gemeinsamen Probleme lösen. Mit jedem Tag verwandelt sich ein Stück meiner Unabhängigkeit in Abhängigkeit von Linda.

Danke Linda, für ungezählte vergangene Tage, für den heutigen Tag und so viele kommende Tage, wie uns Medikamente ermöglichen und die Liebe füreinander bescheren.

> **Wer pflegt Menschen mit der Alzheimer-Krankheit?**
>
> Die Mehrzahl der Erkrankten lebt zu Hause (7 von 10) und wird von Angehörigen, Freunden und Freundinnen versorgt. Sie leisten fast 75 % der notwendigen Pflege. Der Rest wird von «bezahlten» professionellen Pflegekräften betreut, was im Jahr durchschnittlich 19.000 Dollar kostet. Die Angehörigen zahlen fast alles aus eigener Tasche [In Deutschland leistet die Pflegeversicherung einen erheblichen, wenn auch nicht ausreichenden Beitrag, A. d. Ü.].
>
> Die Hälfte aller Menschen, die in einem Pflegeheim wohnen, leiden an der Alzheimer-Krankheit oder einer ähnlichen Erkrankung.
>
> http://www.alz.org/AboutAD/statistics.asp

3.10
Schon wieder: Meine Kinder halten sich für klüger als ich

Ob es Eltern nun gefällt oder nicht, sie gehen alle durch diese Phase: Das Kind ist fest davon überzeugt, dass es mit den dümmsten Eltern der Welt geschlagen ist. Im Allgemeinen beginnt die Phase mit 11 oder 12 und endet mit 19, 21, 28 oder 32 Jahren – wobei ich allerdings gelesen habe, dass es in fernen Ländern Fälle gibt, in denen das Kind erst im Alter von Mitte Sechzig merkt, dass seine Eltern nicht «blöd» waren.

Auch meine Kinder gingen durch diese Phase. Meist endete der Streit nachdem ich, völlig frustriert, ein Machtwort gesprochen hatte: «Weil ich dein Vater bin und weil ich es sage!» Als mein Sohn 22 Jahre alt war, schickte er seiner Mutter einen «Es tut mir echt Leid, dass ich euch so schlecht behandelt habe»-Brief. Sie trägt ihn heute noch in der Handtasche mit sich herum!

Bedauerlicherweise fallen meine Kinder nach und nach wieder in dieses Verhalten zurück. Sie schotten mich von ihrem Alltag ab. Sie wollen sich nicht anhören, was ich zu sagen habe, fast egal worüber. Sobald ich ein Zimmer betrete, brechen sie ihr Gespräch abrupt ab. Komme ich dazu, wenn meine Frau mit einem von ihnen telefoniert, schaut sie schuldbewusst drein und redet offensichtlich verschlüsselt weiter. Sie antwortet einsilbig und sagt häufig: «Im Moment passt es nicht.» Es ist wirklich schwierig, in einer Situation zu leben, in der meine fünfjährige Enkeltochter fest davon überzeugt ist, dass ich einer der klügsten Menschen der Welt bin, weil ich Lehrer war und ihr noch nie eine Antwort schuldig geblieben bin. Die Erwachsenen dagegen stellen mir selten irgendeine Frage und bitten mich nie um irgendeine Hilfe. Auf einen ungebetenen Rat reagieren sie fast unweigerlich mit einem desinteressierten: «Danke, aber darum kümmere ich mich lieber alleine.» Ich habe nie behauptet, allwissend zu sein, aber das ein oder andere weiß ich durchaus noch! Ich habe 62 Jahre Lebenserfahrung nicht vergessen. Ich bin fast 20 Jahre meines Lebens zur Schule gegangen. (Inzwischen weiß ich, dass das viel zu lange war und wir uns viel zu sehr damit belastet haben, das Lesen, Schreiben, Addieren und Subtrahieren zu lernen und uns Bibelsprüche einzutrichtern – aber schließlich habe nicht ich die Regeln für die Vergabe von Stipendien aufgestellt. Ich finde, es sollte von Stephen Coveys Buch *Die sieben Geheimnisse erfolgreicher Menschen* eine Ausgabe für Kinder geben. Nachdem sich die Kinder diese Regeln eingeprägt haben, sollten sie die Schule verlassen dürfen sobald sie sich langweilen, und zurückkommen dürfen sobald sie sich langweilen.) Ich habe im Laufe all dieser Jahre bestimmt das eine oder andere gelernt, etwas Wertvolles, Dinge, die meine Kinder nicht wissen und ihnen irgendwann in ihrem Leben durchaus nützlich sein könnten.

Früher haben mich meine Sprösslinge mit «könntest du» oder «würdest du» um etwas gebeten und «Bitte» und «Danke» gesagt. Völlig undenkbar, dass sie mich angeschrieen hätten; jetzt sagen sie mir, was ich tun darf und was nicht. Früher erwartete und bekam ich auf eine direkte Frage eine direkte Antwort. Wenn ich heute frage, antworten sie: «Mal sehen. Ich werde es mir überlegen. Im Augenblick möchte ich nicht darüber sprechen.» Ich versuche es mit Ignorieren, das ist meine Art damit umzugehen. «Nein. Ende der Diskussion. Schließlich bist du derjenige, der Alzheimer hat, und manchmal müssen wir eben Entscheidungen ohne dich treffen. Außerdem ist die Sache bereits entschieden.» Solche Antworten tun stets weh. Manchmal werde ich traurig, manchmal wütend.

Gut, sie sind nicht immer die taktvollsten Personen, geben sich aber große Mühe. Sie wissen nicht, wie sie auf mich reagieren sollen, wie ich nicht weiß, wie ich mit ihnen umgehen soll. Manchmal müssen wir einfach irgendwie miteinander zurechtkommen. Ich versuche Konfrontationen erst gar nicht aufkommen zu lassen, sondern vielmehr allen Beteiligten die Sache zu erleichtern, indem ich Lösungen vorschlage, bevor ein Streitpunkt auftritt, der sie veranlasst, sich zu verbünden und als Gruppe zu reagieren. Ich bot an, den Führerschein abzugeben. Ich bat darum, unsere Geldangelegenheiten in andere Hände zu legen. Eine unvorhergesehene Folge meiner vorausschauenden Aktionen war, dass sie sich über mich ärgerten, weil ich diese Entscheidungen vor der Zeit getroffen hatte und sie zwang, Dinge zu tun (mich zu fahren, wenn ich einen Termin habe, das Bankkonto führen usw. …), von denen sie glaubten, sie lägen noch in weiter Ferne.

> Es gibt offenbar keine «richtigen Antworten» und keinen «richtigen Weg». Die meisten Familien – auch wir – versuchen beharrlich zurechtzukommen, bis es ungefähr stimmt, und hoffen, dass wir uns im Laufe dieses Prozesses nicht entfremdet haben.

Es gibt offenbar keine «richtigen Antworten» und keinen «richtigen Weg». Die meisten Familien – auch wir – versuchen beharrlich zurechtzukommen, bis es ungefähr stimmt, und hoffen, dass wir uns im Laufe dieses Prozesses nicht entfremdet haben.

Wenn wir verhindern wollen, dass wir einander unabsichtlich verletzen oder beleidigen, müssen wir im Gespräch bleiben. Ich halte das für die beste Strategie. Es hat den Anschein als sprächen wir nur offen über die Erkrankung oder uns selbst, wenn eine Entscheidung ansteht oder mitzuteilen ist. Wir sind es müde, über die Alzheimer-Krankheit zu reden. Wir sind es müde, über mich zu sprechen als wäre ich ein altes Haustier, das allen zunehmend zur Last wird, obschon es weiterhin von allen geliebt wird. Das seine guten und schlechten Tage hat und sich mittlerweile unberechenbar verhält. Zwar wollen alle noch, dass es da ist, doch seit es sich so verändert hat, reagiert man leicht gereizt, wenn es nicht brav ist.

Ich weiß, dass man mich nicht als Haustier betrachtet, fühle mich auch nicht als solches. Trotzdem weiß ich, dass ich nicht mehr so wahrgenommen werde wie früher, bevor der Satz fiel: «Er hat eine Demenz, vermutlich vom Alzheimer-Typ.»

Gut, manchmal wissen meine Kinder mehr und sind klüger als ich, aber ein paar Dinge weiß ich auch noch. Wir müssen entscheiden, wo der Unabhängigkeit Grenzen zu setzen sind, doch das ist leichter gesagt als getan. Das Problem ist, dass wir nicht genug reden. Wenn wir nicht genug miteinander sprechen, bevor wir Grenzlinien ziehen, werden sie, in meinen Augen, immer falsch gezogen. Die aktuelle Lage erfordert mehr Gespräche, nicht weniger. Das ist zwar keine Erfolgsgarantie, doch wenn wir es nicht versuchen, ist bestenfalls nur ein beschränkter Erfolg möglich, schlimmstenfalls kommt es zu Kränkungen und dann vielleicht zum Fehlschlag. Nicht miteinander reden führt zu Schuldzuweisungen und gegenseitigen Beschimpfungen, es führt garantiert dazu, dass beim nächsten Mal, wenn eine Entscheidung ansteht, niemand vorher mit mir darüber spricht.

Früher konnte ich einfach sagen: «Weil ich dein Vater bin», und das bekam mir irgendwie besser. Ich bin zwar nach wie vor ihr Vater, aber nicht mehr die gleiche Person. Alle wissen es, aber eine Lösung scheint niemand zu wissen.

3.11
Sex, Nebenwirkungen, Alzheimer und Intimität

Als mir der Neurologe die Diagnose mitteilte, versicherte er mir unaufgefordert, dass die Alzheimer-Krankheit mein Sexleben nicht beeinträchtigen werde. Wörtlich sagte er: «Sie werden manchmal Sex haben, sich umdrehen, vergessen, dass sie soeben Sex gehabt haben und gleich wieder Sex haben wollen.» «Toll!», dachte ich. «Vielleicht hat Alzheimer auch sein Gutes – *mehr Sex!*»

Wie dumm von mir, in die Zeit zwischen 17 und 27 Jahren zurückzufallen, Sex auf Quantität zu reduzieren und das wirklich wichtige Thema zu vergessen: Intimität zwischen Eheleuten, in der Familie und im Freundeskreis.

Bei mir ist es mehr oder weniger so, dass besserer oder schlechterer Sex die Folge einer der wichtigsten Veränderungen ist, die die Erkrankung ausgelöst hat, ein Sekundäreffekt also (Das Wort *Sex* steht in der Überschrift, um die Leserschaft anzulocken!). Als ich vor langen Jahren gemerkt hatte, dass eine intime Beziehung nicht allein durch Sex herzustellen oder zu erhalten ist, machte ich mich auf die Suche nach weiteren wichtigen Bestandteilen. Es gibt innerhalb der Intimitätsebenen verschiedene Ebenen. Es gibt körperliche, emotionale, intellektuelle Ebenen und eine Ebene der gemeinsamen Aktivitäten. Die praktische Umsetzung und Definition dessen, woraus Intimität tatsächlich besteht, ändert sich zwar je nach Alter, Umständen und Erfahrung; immerhin bewegte ich mich in die richtige Richtung, zumindest vor der Diagnose! Ich bemühte mich um innigere Beziehungen zu meiner Frau, zu meinen Angehörigen und meinem Freundeskreis (die sich natürlich durch ihr jeweiliges Verhalten unterschieden) und zwar so lange, bis die Beziehung eine Ebene erreicht hatte, die beide Teile als intim und angenehm empfanden.

Die Alzheimer-Krankheit mischt die Karten des Intimitätsspiels neu! Sie wirft alles über den Haufen. Jetzt wird ein völlig neues Spiel gespielt.

Die Alzheimer-Krankheit bietet Gelegenheit zu mehr Intimität, andererseits auch Gelegenheit, sich der Intimität zu entziehen. Und ich hatte gedacht, dieses Thema nach vierzigjährigem Kampf endlich bewältigt zu haben. Da erscheint plötzlich eine Lupe – Alzheimer genannt – und schon bin ich wieder mittendrin.

Die Beziehungen zu meiner Frau, zu meinen Angehörigen, Freundinnen und Freunden haben sich erweitert und auf gewisse Weise vertieft. Wir verbringen ganz bewusst mehr Zeit miteinander. Wenn wir beisammen sind reden wir mehr, wir umarmen uns öfter, wir weinen öfter und lachen öfter, lauter und länger.

> Wir verbringen ganz bewusst mehr Zeit miteinander. Wenn wir beisammen sind reden wir mehr, wir umarmen uns öfter, wir weinen öfter und lachen öfter, lauter und länger.

Andererseits habe ich mich zurückgezogen und sie mit doppeldeutigen Äußerungen von mir gestoßen. Meine Stimmungen wechseln schneller. Ich werde ärgerlicher, es geschieht öfter und passiert schneller. Ich sage Dinge, die andere auf eine Art auffassen, die ich nicht meinte oder beabsichtigt hatte. Ich, der «Meisterkommunikator», suche nach Worten, ergehe mich oft in langen, unzusammenhängenden Erklärungen und weit hergeholten Beispielen, anstatt einfach zu sagen was ich meine. Sie sind nicht schuld an dieser Situation. Womit haben sie das verdient? Ich mach' es einfach! Es passiert Tag für Tag, meist ohne dass ich es merke, bis der Schaden angerichtet ist.

Die Diagnose hat eine Nebenwirkung, die in keiner Packungsbeilage genannt wird. Es ist die Angst! Wir haben alle Angst: Ehepartnerin, Angehörige, Freundinnen und Freunde, ich selbstverständlich auch. Die Angst hat unsere Herzen, unser Denken und unsere Gefühle kontaminiert. Angst ist schlimmer als Krebs, weil wir sie nicht rausschneiden können. Wir können sie nicht durch Bestrahlungen beseitigen. Wir weinen, wüten, trauern und wir fürchten uns – alles Folgen der Angst, die durch unsere Körper kreist.

Ich werde regelmäßig misstrauisch, wenn ich Menschen begegne, die behaupten, die Erkrankung habe ihr Leben äußerst positiv beeinflusst, sie wären wie neu geboren, und beispielsweise sagen: «Die Blumen duften süßer, die Sonne scheint heller, ich liebe meine Mitmenschen stärker.» Die Krankheit schwingt aber ein doppelschneidiges Schwert, zumindest was mich angeht. Sie zerstört Schranken und ermöglicht mehr und innigere Intimität, zugleich zerstört sie aber auch mein Gehirn, schneidet ein Stück meiner Lebenszeit ab und mein Gedächtnis heraus, und diese Tatsache vergiftet mein Inneres. Bislang haben die neuen Möglichkeiten und Chancen, die mir diese Diagnose eröffnen, dieses Gift noch nicht neutralisiert. Ich habe einfach noch nicht herausgefunden, mit welcher Strategie ich meine Ängste – begründete oder eingebildete – davon abhalten kann, die Intimität zu vergiften.

Das ist mein täglicher Kampf. Meine Angehörigen schlagen sich täglich mit meinem Kampf und ihren eigenen Kämpfen herum.

Es ist viele Jahre her, da hing ein guter Tag, ein gelungenes Wochenende, eng mit der Häufigkeit und Qualität von Sex zusammen (überwiegend mit der Häufigkeit). Als ich älter wurde, war mir Qualität wichtiger als Quantität. Als ich noch älter wurde, war ich endlich fähig, Sex als Teil von Intimität zu begreifen und nicht umgekehrt. Es gibt kein Medikament, das meine Fähigkeit, Intimität zu genießen, steigert oder herabsetzt. Ich kann die Schuld nicht auf Prozac schieben. Ich kann mich nicht auf Viagra verlassen. Es gibt keine Pille, die mir hilft, die Intimität mit meiner Frau, meinen Familienangehörigen und meinem Freundeskreis zu erhalten oder zu vertiefen.

Ich glaube, dass meine Ängste, für die ich selbstverständlich Dr. Alzheimer verantwortlich mache, meine wahren Feinde sind. Sie sind die Auslöser meiner Intimitätsprobleme. Am Ende lautet die Frage: Wer verursacht meine Ängste? Was verursacht meine Ängste? Was verstärkt sie, was hält sie in Grenzen? Die Plaques in meinem Gehirn? Ein Hippocampus, mit dem es bergab geht? Eine Entzündung des Frontallappens? Alle oben genannten Faktoren? Diese Fragen müssen Psychologen und Neurologen beantworten. Und womit muss ich mich befassen, Richard Taylor, dessen Persönlichkeit sich schnell verändert und dessen Gedächtnis langsam versagt? Mit mir selbst.

> Emotionale Intimität ist eine Dimension zwischenmenschlicher Intimität, deren Ausmaß variiert, wie auch körperliche Intimität variiert. Im emotionalen Kontext äußert sich Intimität in Form von Kommunikation, die zu den emotionalen, subjektiv empfundenen Zuständen passt. Der Grad der Zufriedenheit mit dem Kommunikationsprozess und dessen Effektivität kann als Indikator der emotionalen Intimität zwischen zwei Individuen gelten. Das Ausmaß der emotionalen Intimität wird primär vom Vertrauen, aber auch von der Natur der Beziehung bestimmt. Emotionale Intimität bedeutet meistens, sich über Gefühle und Empfindungen zu unterhalten, um einander besser verstehen und

unterstützen zu können. Damit sich Menschen seelisch gesund entwickeln und sich ihre seelische Gesundheit erhalten können, müssen sie diese Form der Intimität regelmäßig erfahren.

http://en.wikipedia.org/wiki/Emotional_intimacy

3.12
Moment, es liegt mir auf der Zunge

Ich weiß nicht so recht, was die Leute erwarten, wenn sie ein Gespräch mit mir anfangen. Ich weiß lediglich, dass irgendwann gegen Ende des Gesprächs viele zu mir sagen: «Kaum zu glauben, dass Sie Alzheimer haben.» Sie bieten für ihren Eindruck folgende Erklärung an: «Sie klingen wie der Richard Taylor von früher und haben sich auch äußerlich überhaupt nicht verändert.»

Ich spreche noch immer in ganzen Sätzen. Meistens gelingt es mir, beim Thema zu bleiben. Ich bin zuweilen ein unterhaltsamer Gesprächspartner. Ich kann mich an viele Worte aus dem Buch *Erweitere deinen Wortschatz in 30 Tagen* erinnern und verwende sie auch.

Glücklicherweise haben meine Gesprächspartner bislang nicht gemerkt, dass ich darauf angewiesen bin, das Gespräch zu lenken. Wenn ich unterbrochen oder etwas gefragt werde, antworte ich möglicherweise nicht richtig oder überhaupt nicht. Wenn ich unterbrochen werde, verliere ich leicht den Faden. Warum frage ich dann nicht nach und bitte, mir zu soufflieren? Bin ich zu stolz oder zu beschämt, habe ich Angst oder ein zu geringes Selbstbewusstsein?

Manchmal bezieht sich meine Antwort nicht direkt auf das soeben Gesagte, weil ich vergeblich nach der notwendigen Information suche und deshalb die Antwort nicht entsprechend formulieren kann. Wenn ich versuche, mich an einem Gespräch mit mehr als einer weiteren Person zu beteiligen, übernehme ich entweder die Gesprächsführung oder bleibe Beobachter und kommentiere lediglich das Gesagte. Hin und wieder kann ich sogar mit wertvollen und scharfsinnigen Antworten aufwarten, doch leider und zunehmend öfter hinken sie dem richtigen Moment vier oder fünf Sätze hinterher. Dann kommt die Unterhaltung meist ins Stocken, weil die Leute höflich innehalten und überlegen, wovon ich rede. Inzwischen muss ich wesentlich länger als früher nach dem richtigen Wort suchen: «Sie wissen wovon ich rede. Es ist wie … Sie wissen was ich meine.» Erst vor Kurzem habe ich bemerkt, dass ich nach einem ganzen Gedanken suchen muss, nicht nur nach einem Wort oder zwei.

Ich klinge noch wie Richard und habe mich auch äußerlich nicht verändert. Meine Zwiegespräche klingen noch fast so, wie sie immer geklungen haben. Meine Selbstgespräche dagegen klingen ganz anders. Manchmal würde ich die Leute am liebsten anschreien: «Ich habe Schwierigkeiten – ihr merkt es nur nicht, und ich weiß nicht, wie ich um Hilfe bitten kann!»

Ich bin inzwischen völlig mit dem Kampf um den Erhalt meines Denkvermögens beschäftigt, weil ich unbedingt weiter auf meine Gedanken zugreifen und meinen geistigen Zustand unter Kontrolle halten will. Ich weiß, dass ich schließlich kapitulieren muss.

> Mehr als 20 % aller Personen, die an der Alzheimer-Krankheit leiden, und bis zu 50 % aller pflegenden Angehörigen entwickeln eine schwere Depression. Die meisten depressiven Menschen werden alleine gelassen und bekommen keine Hilfe für dieses behandelbare Leiden.
>
> http://www.alz.org/Health/Counseling/depression.asp

3.13
Ein stummes einseitiges Gespräch mit meinen Betreuungspersonen

Es geht mir wie der Lehrerin im *Peanut*-Comic – ihre Schülerinnen und Schüler verstehen nur «blah, blah, blah», während sie doch versucht, zu unterrichten und die Welt zu erklären – ich rede mit meinen Betreuungspersonen, und sie scheinen jedes Wort, jeden Gedanken zu verstehen. Trotzdem verhalten sie sich, als hätten sie mich nicht gehört.

Ich bin wütend.
Ich bin traurig.
Ich habe Angst.
Ich mache mir Sorgen um mich und um euch.
Ich mache mir Sorgen, weil ich nicht weiß, ob meine Kräfte reichen, um die Sache durchzustehen.
Ich mache mir Sorgen, weil ich der Grund für die Auswirkungen bin, die die Krankheit auf euch hat und haben wird.
Ich mache mir Sorgen, weil ihr mir immer wieder versichert: «Wir werden uns um dich kümmern, mach' dir nur keine Sorgen.»
Ich mach mir Sorgen, weil ich fürchte, es nicht wert zu sein.
Ich mache mir Sorgen, weil ich fürchte, eure Liebe zum «früheren» Richard könnte von resignierter Akzeptanz des «neuen» Richard abgelöst werden.
Ich mache mir Sorgen, weil ich fürchte, dass es anders kommt als wir planen und hoffen.

Ich mache mir Sorgen, weil ich mir nicht mehr so sicher bin, wer ich bin und sein werde.

Ich mache mir Sorgen, weil ich euch nicht helfen kann und weil ihr glaubt, mir helfen zu können.

Ich mache mir Sorgen, weil ihr womöglich Recht habt; vielleicht ist es euch tatsächlich «einfach zu viel».

Ich mache mir Sorgen, weil ich nicht die starke Stütze, der unerschöpfliche Quell der Weisheit und die Schulter zum Ausweinen bin, wofur ich mich gehalten habe (obwohl mir die Selbstüberschätzung durchaus klar war).

Ich mache mir Sorgen, weil ihr vermutlich andere Schultern zum Ausweinen braucht.

Ich mache mir Sorgen, weil sich eure Liebe abnutzen und allmählich von Verantwortungsbewusstsein ersetzt werden könnte.

Ich mache mir Sorgen, weil sich euer Verantwortungsbewusstsein abnutzen und allmählich von Pflichtbewusstsein ersetzt werden könnte.

Ich bin sehr besorgt und noch mehr frustriert ...

3.14
Religion, Spiritualität, Alzheimer und Richard

Ich habe mehrere Pflegeeinrichtungen für Alzheimer-Kranke besucht und alle bieten Sonntagsgottesdienste an. Meist sind es nicht an eine bestimmte Konfession gebundene christliche Andachten, gelegentlich ist es eine jüdische Gebetsstunde am Samstag. Die «Bewohner» werden ermuntert, aus ihren Zimmern in den Gemeinschaftsraum zu kommen und werden dorthin geführt oder gefahren. Sie singen ein paar geistliche Lieder, meist begleitet vom Chor einer örtlichen Kirchengemeinde, hören sich eine Bibellesung an und lassen eine 5- bis 15-minütige Betrachtung über ein religiöses Thema über sich ergehen, worauf sie sich zum Mittagessen in den Speisesaal begeben. In manchen Einrichtungen werden die Bewohner ermuntert, sich ins Freie zu setzen und das Wetter, die Sonne, den Tag und den Augenblick zu genießen.

In Fachzeitschriften und auf Tagungen befasst man sich zunehmend mit den spirituellen Bedürfnissen alzheimerkranker Menschen und der Frage, wie sich diese Bedürfnissen befriedigen lassen. Die Ärzteschaft wird aufgefordert, die Auswirkungen der Erkrankung auf das Gemüt und die Seele als Teil des Behandlungsplans zu begreifen. Inzwischen werden speziell für alzheimerkranke Menschen geeignete Gebete, Gesänge und Lesungen geschaffen und gesammelt.

Ich werde oft gefragt, ob sich mein spirituelles Leben intensiviert hat, seit meine Alzheimer-Krankheit diagnostiziert wurde, ob ich seither einen besseren Zugang zu meiner Spiritualität habe. Rücke ich meiner Seele näher, während sich mein Kopf von Erinnerungen entleert? Rücke ich Gott näher? Fühle ich mich stärker mit den Kräften des Lebens verbunden, die in mir und meiner Umgebung vorhanden sind?

Bislang kann ich ehrlicherweise nur berichten, dass ich keine neuen spirituellen Erkenntnisse gewonnen habe, weder über die Schöpfung, noch über den Schöpfer, noch über mich. Ich fühle mich nicht näher, nicht entfernter, nicht mehr oder weniger verbunden – Punktum! Ich habe allerdings das sehr ausgeprägte Gefühl, dass mir das Leben entgleitet, und offenbar nichts darauf wartet, schnellstens die Leere zu füllen, die ich jetzt bereits empfinde.

Die Gesellschaft scheint davon auszugehen, dass alternde Menschen zunehmend das Bedürfnis haben sollten und tatsächlich haben, sich enger mit etwas verbunden zu fühlen, was über sie hinausgeht, sich als Teil eines größeren Ganzen zu verstehen, oder zu glauben, dass sie nach ihrem Tod von jemandem oder an irgendeinem Ort freudig erwartet werden. Füllen denn etwa nicht überwiegend «alte» Leute unsere Kirchen? Ist nicht unsere Großmutter die einzige in der Familie, die Kirchenlieder singt und von Gott redet? Und was ist mit all diesen Bekehrungen auf dem Totenbett?

Wenn nun dieses Bedürfnis tatsächlich mit dem Alter zunimmt, sollte dann nicht ein Leiden, das mit dem Alterungsprozess verknüpftes Verhalten produziert, den Wunsch verstärken, sich spirituellen Themen zuzuwenden, selbst bei Menschen, die bereits mit 30 oder 40 Jahren, also sehr früh, erkranken? Ist es dann nicht im wohlverstandenen Interesse des «Patienten» oder der «Patientin», nach Symptomen Ausschau zu halten, die auf ein religiöses oder spirituelles Bedürfnis hinweisen und dieses zu befriedigen?

Ich weiß, dass es sich hier um grobe Verallgemeinerungen handelt. Es ist keineswegs meine Absicht, eine soziologische oder psychologische Analyse der Rolle von Religion in unserer Gesellschaft zu liefern oder zu untersuchen, welche Rolle Religion bei der Behandlung und Unterstützung alzheimerkranker Menschen spielt. Ich würde lediglich gerne verstehen, warum es pflegende Angehörige darauf anlegen, der Person, die sie lieben und achten, Werte, Überzeugungen und religiöse Praktiken nahe zu bringen, ausdrücklich zu empfehlen oder ganz einfach aufzudrängen – ihrem alzheimerkranken Schützling, dessen Betreuung sie einen großen Teil ihres Lebens gewidmet haben.

Hier kommt ein übergeordnetes Thema in Spiel, nämlich die Tatsache, dass pflegende Angehörige die eigenen Wünsche und Bedürfnisse erfüllen, indem sie das Verhalten ihres betreuungsbedürftigen Familienmitglieds interpretieren. Spiritualität ist eines der wichtigsten Vehikel, das Pflegende einsetzen, um Hoffnung zu nähren. Die Hoffnung, die geliebte Person möge noch bei ihnen sein. Die Hoffnung, die geliebte Person möge mit ihnen in Frieden sein. Die Hoffnung, es gäbe da noch ein paar gemeinsame, verbindende Werte.

Wenn ich bereits vor dem 2. oder 3. Stadium der Erkrankung aktives Mitglied einer religiösen Gemeinschaft war, gibt es keinen Grund, meine Beteiligung (auf welcher Ebene sie auch stattfindet) mit Eintritt ins letzte Stadium zu beenden. Wenn mir allerdings Religion nie wirklich wichtig war, warum sollten dann

Betreuungskräfte für mich entscheiden, dass ich im Schatten des Todes konvertieren soll, oder so «tun» als sei ich religiös? Wenn das, was mir widerfährt, die Überzeugungen meiner Pflegenden verändert hat, wenn sie inzwischen den Wunsch nach mehr religiösen Ritualen und Aktivitäten verspüren, warum sollten sie mich mit auf diese Reise nehmen, warum sollte ich sie (in meinem theoretischen Rollstuhl) zur Kirche begleiten? Nur weil ich mich nicht dazu äußern kann? Wenn ich die meisten organisierten Religionen richtig verstehe, kann der Mensch nur durch das eigene Tun gerettet oder den eigenen Glauben gebessert werden. Ich zweifle nicht an eurer guten Absicht, ich weiß, dass ihr nur mein Bestes wollt – aber ist es nicht in erster Linie das Beste für euch?

Ärzteschaft, Leute aus dem Freundeskreis und meine Angehörigen fragen mich unablässig: «Wie läuft es so? Fühlst du dich noch gut? Irgendwelche Probleme?» Sie scheinen meine Antworten an der unausgesprochenen Frage zu messen: «Bist du noch wie ich?» Das ist ihr Maßstab. Recht häufig habe ich beobachtet, dass Betreuungspersonen selbst in die winzigste Reflexreaktion hineinlesen: «Na bitte, er erkennt mich noch.» Ich habe gehört, wie mir Psychologen und Ärzte versicherten: «Wir wissen zwar nicht genau, was es zu bedeuten hat, aber es könnte [setzen Sie eine positive und unterstützende Interpretation für irgendein belangloses Verhalten ein] sein.»

Verständlich, dass meine Angehörigen das Bedürfnis haben, sich mehr mit dem «alten» Richard verbunden zu fühlen als mit dem «neuen», auch wenn ich es längst nicht mehr erwidere. Lasst mich trotzdem eines sagen: Ich hoffe, ihr achtet mein Bedürfnis nach Würde auch dann noch, wenn ich nicht mehr auf euch reagieren kann. Bitte behandelt mich in erster Linie als Mensch, dann erst als die liebende Person, die ich einmal gewesen bin. Wenn ich aber nicht weiß, was um mich herum vorgeht, warum sollte mich dann interessieren, was ihr mir antut oder mit mir anstellt? Gute Frage. Vielleicht entspringt sie meinem Bedürfnis, die Kontrolle darüber, was mit mir geschieht, auch dann noch zu behalten, wenn ich längst das Interesse daran oder die Fähigkeit dazu verloren habe. Es ist wirklich nicht leicht, die Sache heute schon zu klären, bevor sie akut ist.

Wenn ich dereinst verstumme, wenn ich die Kontrolle über meine Fähigkeit verliere, aus Lauten Worte zu bilden, die wiederum Symbole für meine Gedanken sind, wenn ich dereinst vornüber gesunken in meinem Sessel kauere, von dem ich mich nie mehr aus eigener Kraft erheben werde, und nie mehr mitteilen kann, was ich weiß und fühle, werde ich mir dann dieses Zustands bewusst sein? Vielleicht kann ich dann immer noch mit einem Wimpernschlag antworten oder mit der Fußspitze auf den Boden tippen, aber diese Reaktionen erfolgen auf eine bestimmte Formulierung, und niemand weiß, ob ich noch verstehe, was ihr mich tatsächlich fragt. Gut möglich, dass beide Seiten lediglich raten: Ihr versucht, die beste Interpretation zu erraten, ich dagegen … wir werden es nie erfahren.

Messt meine Gehirnströme, spekuliert über meine Reaktionsmuster auf den angebotenen Stimulus. Was bedeuten sie für mich? Pflegende sind gezwungen zu raten, bedauerlicherweise. Wie klug und einfühlsam die Raterei auch vor sich gehen mag, es bleibt dabei: Ihr könnt über meinen (und/oder euren) Zustand lediglich Vermutungen anstellen. Wenn ihr nicht sicher sein könnt, ob mir heiß oder kalt ist, beides gleichzeitig oder weder noch, wie wollt ihr wissen, ob mein Geist stark ist oder schwach? Ihr könnt auch nicht wirklich sicher sein, ob ich mich auf den Tod und ein Leben nach dem Tod freue, noch ob ich den Wunsch oder das Bedürfnis habe, den Sonntagsgottesdienst zu besuchen.

> Wenn ihr nicht sicher sein könnt, ob mir heiß oder kalt ist, beides gleichzeitig oder weder noch, wie wollt ihr wissen, ob mein Geist stark ist oder schwach?

Im Augenblick spüre ich keineswegs ein wachsendes Bedürfnis, meine Überzeugungen und inneren Einstellungen zu verändern, was ein Weiterleben nach dem Tod angeht, die Taufe, die erste oder zweite Wiederkehr des Messianischen Reiches oder den Rest des Apostolischen oder Nicänischen Glaubensbekenntnisses betrifft. Das, was ich mir unter Geist und Spiritualität vorstelle, hat sich zwar tatsächlich ein wenig verändert; allerdings scheint dieser Vorgang nichts mit Religion zu tun zu haben, zumindest nicht mit meinem Konzept von Religion.

Ein ohne Arme und Beine geborener Mensch schreibt:
Wir unterschätzen nur allzu oft, was eine Berührung, ein Lächeln, ein freundliches Wort, ein offenes Ohr, ein ehrliches Kompliment, ein Zeichen der Zuneigung, wie klein es auch sein mag, bedeuten und bewirken kann. Sie haben die Macht, ein Leben zu verändern! Menschen treten nicht grundlos in unser Leben und begleiten uns nicht grundlos eine Zeit oder ein Leben lang. Begrüße sie alle mit gleicher Freude.

http://ajitchouhan.blogspot.com/2006/05/human-spirit.html

3.15
Zimmerpflanzen als Haustiere

Wer oder was leistet einem alzheimerkranken Menschen die beste Gesellschaft? Hund oder Katze, ein Hamster oder ein anderes dicht behaartes Tierchen? Und wie steht es mit Fernsehapparat, Videorekorder, DVD-Player? Den Sessel am Fenster oder das Bett nicht zu vergessen. Und dann gibt es natürlich immer noch stimmungsaufhellende Duftlampen, Melatonin oder eine Flasche Wild Irish Rose, Richards Rasierwasser.

Was sollten Sie bei der Auswahl eines Haustiers für sich oder eine nahestehende Person bedenken? Ist das Haustier nicht allzu teuer? Ist es gegebenenfalls leicht durch ein fast genau gleich aussehendes zu ersetzen? Kann man das Haustier selbst aufziehen und miterleben, wie es sich entwickelt? Beobachten, wie aus dem Tierjungen ein halbwüchsiges und schließlich ein ausgewachsenes Haustier wird?

Lässt sich ein Teil davon abschneiden, um ein zweites identisches Wesen zu bekommen, ohne zum Klonen nach Südkorea reisen zu müssen?

Ich finde, dass – von einer einsatzfreudigen Person des anderen Geschlechts abgesehen (die im und außerhalb des Betts Wärme, Trost und Freude spenden kann, und zwar in einer Form, die, wenn mit einem Tier ausprobiert, als gesellschaftlich unangemessen gälte) – Pflanzen die besten Haustiere sind. Sie können uns an die Vergangenheit oder die Gegenwart erinnern. Sie riechen jederzeit gut (wir besitzen mehr Gehirnzellen für den Geruchssinn als für jeden anderen Sinn). Sie machen nicht Kacka, niemals. Man muss sie nie spazieren führen; es genügt, sie von einem Fenster zum anderen zu bewegen. Pflanzen wachsen schnell und entwickeln, ein wenig Phantasie vorausgesetzt, eigene Persönlichkeiten. Dazu kommt, dass man ihnen ein Geschlecht zuweisen darf, ohne dass sie es einem verübeln.

> Ich brauche nach wie vor das Gefühl, für etwas zu sorgen ... mich um etwas zu kümmern, das mich nicht beurteilt, niemals, mich vielmehr einfach so akzeptiert, wie ich in diesem Augenblick bin.

Ich brauche nach wie vor das Gefühl, für etwas zu sorgen. Mich um etwas zu kümmern, das meine Liebe erwidert, das sich hingibt, ohne eine Gegenleistung zu erwarten, das mir gefallen will ... und zwar jederzeit! Etwas, das mich nicht beurteilt, niemals, mich vielmehr einfach so akzeptiert, wie ich in diesem Augenblick bin. Ich will mich um etwas kümmern, das nicht der Vergangenheit nachhängt, dem egal ist, wer ich heute bin und morgen sein werde. Um etwas, dem es mehr darum geht, heute Wasser und Nahrung zu bekommen, weniger darum, ob ich in fünf, sechs Jahren noch da sein werde. Es soll etwas sein, das gerne an meiner Seite ist, egal, wo ich lebe oder zu leben gezwungen werde (natürlich zu meinem eigenen Besten). Etwas, das sich kaum oder überhaupt nicht an gestern erinnert, sondern alles daran setzt, aus dem heutigen Tag den besten seines Lebens zu machen, und ganz nebenbei auch den besten meines Lebens.

Ich setze auf Pflanzen!

3.16
Gib mir dein Geld, dein Auto und ...

Ich kann mir schwer vorstellen, wie es für eine Ehefrau oder einen Ehemann ist, zum Partner oder der Partnerin sagen zu müssen: «Ab jetzt werde ich mich um dein Geld und dein Auto kümmern. Wenn du irgendwo hin möchtest oder musst, fahre ich dich.» Ich kann mir schwer vorstellen, wie es für ein Kind ist, diesen Satz zu Mutter oder Vater, zu einer Schwester oder einem Bruder sagen zu müssen.

Ich weiß allerdings genau wie es sich anfühlt, wenn eine Person (ich) diesen Satz von seiner Frau zu hören bekommt. Es war für beide Seiten dramatisch und traumatisch. Wir betrachten den Schritt beide als unumgänglich.

«Es liegt in deinem Interesse», sagt meine Frau.

«Nein, mehr in deinem Interesse», sage ich zu ihr.

«Aber ich bin besser in der Lage, das zu entscheiden als du», sagt meine Frau.

«Ich bin nach wie vor fähig, diese Entscheidung zu treffen», sage ich zu ihr.

«Die Kinder halten es für das Beste», sagt sie. «Der Arzt auch.» Dann setzt sie hinzu: «Wenn du es nicht tust, tut es die Polizei oder der Richter. Und überhaupt: Sei doch nicht so paranoid; niemand will dir etwas Böses.»

> «Und überhaupt: Sei doch nicht so paranoid; niemand will dir etwas Böses.»

Gib mir dein ganzes Geld.

Mir taten Kinder immer Leid, die über kein eigenes Geld verfügen und völlig von den Launen Erwachsener abhängig sind, wenn sie etwas kaufen wollen. Kinder sehen Erwachsene locker Geld ausgeben für Dinge, die ihnen sicher überflüssig vorkommen. Kinder hören Erwachsene sagen: «Dafür haben wir kein Geld», woraufhin sie irgendwelche Erwachsenenspielsachen kaufen, die in ihren Augen wert- und nutzlos sind. Kinder hören ihre Eltern sagen: «Du verstehst noch nicht, was es heißt, für dich verantwortlich zu sein, und was es heißt, den Lebensunterhalt zu verdienen. Du verstehst noch nicht, was es heißt, für die finanzielle Zukunft eines anderen Menschen verantwortlich zu sein. Ich bin hier die einzige erwerbstätige Person, ich muss für alle Kosten aufkommen.»

Ich weiß inzwischen genau, wie sich ein Kind fühlt.

Gib mir dein Auto.

Ich weiß wie es ist, in die Garage zu gehen, ins Auto zu steigen und vergeblich den Zündschlüssel zu drehen: Der Motor springt nicht an. Mein Leben kommt zum Stillstand. Ich komme nicht mehr weg, ich sitze hier fest. Ich greife zum Telefon und fange an, mein Leben neu zu ordnen, lege es praktisch auf Eis, bis ich jemand dazu bewegen kann, herzukommen und mein Auto zu reparieren. Ich habe das Gefühl, im Haus gefangen zu sein. Alle meine Pläne für den Tag, vielleicht für die ganze Woche, sind geplatzt. Ich komme einfach nicht hin, ich komme nirgendwo hin.

Versteht ihr denn nicht? Ich fühle mich im eigenen Haus gefangen!

Ich *bin* im eigenen Haus gefangen!

Alle Leute die ich besuchen, alle Dinge, die ich tun, alle Sachen, die ich erledigen wollte ... plötzlich geht nichts mehr. Mein Auto springt nicht an. Ich werde unruhig, wenn sich der Mechaniker verspätet. Ich versuche vergeblich, das Auto selbst zu reparieren. Ich versuche, das Auto meines Nachbarn auszuleihen. Ich versuche ein Taxi zu rufen.

Vergeblich. Ich sitze fest.

Jetzt, wo ich an der Alzheimer-Krankheit leide, sitze ich zu Hause herum.

Mein Auto springt an, es funktioniert.

Ich nicht.

Ich stecke fest. Ich bin gefangen in einem kaputten Geist in meinem eigenen Haus!

Umherwandern verhindern, Vorkehrungen treffen

- Sorgen Sie für ausreichende körperliche Bewegung, um Angst, Erregungszustände und allgemeine Unruhe zu lindern.
- Stellen Sie sicher, dass alle Grundbedürfnisse erfüllt werden (z. B. Toilettengang, Essen und Trinken).
- Beschäftigen Sie die Person mit Routineaufgaben, etwa mit Wäsche zusammenlegen oder Tischdecken.
- Tarnen Sie Türklinken mit einem farblich geeigneten Stück Stoff.
- Lenken Sie Ihren herumwandernden oder ruhelosen Schützling ab. Bieten Sie ihm eine interessante Alternative.
- Hängen Sie einen Spiegel neben den Ausgang. Oft bleibt die Person vor der Tür stehen, wenn sie das eigene Gesicht sieht.
- Wenden Sie sich der Person zu und trösten Sie sie, wenn sie sich verloren, verlassen oder desorientiert fühlt.
- Informieren Sie die Nachbarschaft und die örtliche Rettungsleitstelle über den Zustand Ihres Schützlings, und notieren Sie sich deren Namen und Telefonnummern.
- Treffen Sie Sicherheitsvorkehrungen im Haus oder in der Wohnung, indem Sie Außentüren mit einem Riegeln oder einer Vorhängekette versehen und den Zugang zu potenziell gefährlichen Bereichen einschränken. Sperren Sie eine demenzkranke Person nie alleine zu Hause ein.
- Denken Sie daran, dass sich die Person nicht nur zu Fuß, sondern auch mit dem Auto oder einem anderen Transportmittel entfernen kann.

http://www.alz.org/Care/SafetyIssues/wandering.asp

3.17
«Oh Gott! Wo ist Richard?»

Kürzlich war ich eine Woche bei meinem Bruder und seiner Familie zu Besuch. Wir treffen uns etwa fünf Mal im Jahr und telefonieren häufig miteinander. Er macht sich große Sorgen um mich.

Wir sprachen recht bald nach meiner Ankunft über mein Leiden, das dann die restliche Zeit des Besuchs nicht mehr zu beeinträchtigten schien. Glücklicherweise.

Eines Morgens stand ich ungewöhnlich früh auf und machte es mir im Badezimmer am anderen Ende des Hauses gemütlich. Als mein Bruder und meine

Schwägerin aus ihrem Schlafzimmer kamen, merkten sie, dass meine Schlafzimmertür offen stand, ich aber nicht im Raum war. Sie schauten ins Bad, das ich normalerweise benutzte, wo ich auch nicht war. Sie trennten sich, suchten sämtliche Zimmer im Haus ab und riefen dabei: «Richard, Richard wo bist du?» Ich riss die Tür des Badezimmers auf und erwiderte: «Hier bin ich.» Sie hörten mich offenbar nicht. Plötzlich rannte mein Bruder aus dem Haus und fing an zu brüllen: «Richard, Richard wo bist du? Wo bist du? Wo bist du hingegangen?» Meine Schwägerin rannte in den Garten hinter dem Haus und suchte mich dort. Wo war Richard? Ich legte die Zeitung ab, die ich gerade las, beugte mich nach vorn, öffnete die Tür und sagte noch mal: «Hier bin ich.» Wieder hörte man mich nicht.

Geschwind beendete ich meine Badezimmeraktivitäten, kam heraus und verkündete mit so lauter Stimme, dass mich beide hörten: «Ich bin hier, im Haus.» Da kamen sie wieder herein, und es gab ein großes Gelächter.

Es ist mehrmals vorgekommen, dass ich in einem Einkaufszentrum oder einer großen Menschenansammlung von meiner Frau getrennt wurde. Ich hatte dabei nie den Eindruck, mich verlaufen zu haben, aber die anderen nahmen an, ich wäre weggelaufen. Wir alle kennen die Geschichten von Alzheimerbetroffenen, die ins Nachbarhaus gegangen und sich dort ins Gästebett schlafen gelegt haben.

Anfangs, kurz nach der Alzheimer-Diagnose, erkundigte sich meine Frau jedes Mal, wenn ich aus dem Bett stieg: «Wo gehst du hin?» Worauf ich ihr erzählte, dass ich vorhatte, nackt im Viertel herumzuwandern. Dann lachten wir, und sie schlief wieder ein. Die Angst vor dem Umherwandern ist real. Sie steckt in mir und steckt in meinen Betreuungspersonen. Wenn ich dann tatsächlich weglaufe, wird das der endgültige Beweis dafür sein, dass ich nicht mehr jederzeit für mich selbst sorgen kann. Es wird ein Zwischenfall sein, den niemand ignorieren kann und wird.

Ich verbrachte herrliche Tage mit meinem Bruder, seiner Frau und ihren Kindern, und es war genau wie früher, da kommt Dr. Alzheimer hereinspaziert und schüttet mir einmal mehr ein Glas kaltes Wasser ins Gesicht. Obwohl am Ende alle über sich und die Situation lachten, zeigte mir diese Begebenheit nur allzu deutlich, dass meine Lieben im Grunde ihres Herzens schreckliche Angst haben um mich und meine Sicherheit.

Wie traurig, dass ich anderen diese Angst aufbürde. Ach, könnte ich es doch verhindern!

> Anfangs, kurz nach der Alzheimer-Diagnose, erkundigte sich meine Frau jedes Mal, wenn ich aus dem Bett stieg: «Wo gehst du hin?» Worauf ich ihr erzählte, dass ich vorhatte, nackt im Viertel herumzuwandern. Dann lachten wir, und sie schlief wieder ein.

3.18
Was tun mit meinem kleinen Licht?

Was soll ich nur mit meinem kleinen Licht tun – mit meinen Erfahrungen, Erkenntnissen, Niederlagen und Erfolgen beim Umgang mit der Alzheimer-Krankheit? Soll ich mein Licht unter den Scheffel stellen? Soll ich es im ganzen Viertel herumtragen, bis es jemand ausbläst? Jeder und jede von uns hat tiefe Einblicke in das Leben mit der Alzheimer-Krankheit getan und durch die Erkrankung wichtige Erkenntnisse gewonnen. Ich glaube, dass der emotionale Druck, unter dem wir alle stehen, manchmal unsere Hemmungen durchbricht, und dann sagen und tun wir Dinge, die wir sonst nicht sagen oder tun würden. Dazu kommt, dass wir anders sprechen als wir normalerweise sprechen. Manchmal sind wir direkt poetisch! All das geschieht weitgehend unbewusst.

Es gibt eine Klarheit, eine Universalität des Ausdrucks und der Bedeutung, die alle anspricht, eine Zentriertheit und Eleganz des Ausdrucks, die den meisten von uns, mich eingeschlossen, bisher nicht zur Verfügung gestanden hat. Alle, die sich im Alzheimer-Dampfkochtopf befinden, sollten schreiben und anderen ihre Gedanken und Aufzeichnungen zugänglich machen. Schicken Sie sie per E-Mail an Ihre Angehörigen, ob diese darum gebeten haben oder nicht. Schreiben Sie Leserbriefe. Schicken Sie ein paar davon an Ihre Zeitung, mit der Bitte, sie in den Regionalausgaben zu veröffentlichen. Tragen Sie immer Kopien bei sich, damit Sie, wenn die Rede darauf kommt und die Gelegenheit passend erscheint, Ihrem Gesprächspartner eine Kopie Ihrer Texte überreichen können.

> Alle, die sich im Alzheimer-Dampfkochtopf befinden, sollten schreiben und anderen ihre Gedanken und Aufzeichnungen zugänglich machen.

Ich spreche nicht davon, Einzelheiten aus der Zeit niederzuschreiben als Sie splitternackt auf der Straße herumgerannt sind oder in einem überfüllten Kino «POPCORN GRATIS» gebrüllt haben. Ich spreche von der Art, wie wir miteinander oder in unseren häufigen Selbstgesprächen, in Tagebüchern oder mittlerweile in Blogs über unsere Erfahrungen reden oder schreiben. Andernfalls wird, wenn die Krankheit dereinst besiegt ist – was *sicher* eines fernen Tages der Fall sein wird – niemand mehr wissen, wie es ist, mit *der* Krankheit der etwa ersten fünfzig Jahre des 21. Jahrhunderts zu leben. Wie sich dieses Leben anfühlt. Leute, nehmt eure Stifte zur Hand oder setzt euch vor eure Textverarbeitungsmaschinen. Denkt, fühlt und schreibt!

Wir verfassen die Lyrik der Alzheimer-Krankheit, nur dass sich die Zeilen selten reimen. Was ist ein Gedicht? Eine Kommunikation in Versform, die Empfindungen auslöst. Warum auch immer: Oft stößt ein Text, der als *Lyrik* bezeichnet wird, eine potenzielle Leserschaft ab. Ich bezeichne die Texte als Lyrik, weil sie ein emotionales Klima erzeugen, in dem durch die Beschreibung selbst banalster Verrichtungen Empfindungen kommuniziert werden.

Ob nun das, was Sie schreiben, Poesie oder Prosa zu nennen ist – damit mag sich die Lehrerschaft befassen. Miss Schetzel, meine Englischlehrerin im ersten Semester, liebte solche Haarspaltereien, aber in vielen Jahren, wenn die Alzheimer-Krankheit zum Problem der Vergangenheit geworden ist, wird man die Texte derer, die direkt oder indirekt zur Alzheimer-Armee einberufen wurden, als eindrucksvolle Lyrik lesen. Liebe, Angst, Wut und Frustration werden hier in ungeschönter, in ihrer menschlichsten Form ausgedrückt.

Alle, die auf der Alzheimer-Avenue unterwegs sind, sollten ihre Erfahrungen niederschreiben, um sich befreiter zu fühlen. Ja, wir sollten uns sogar verpflichtet fühlen, andere an unserem Alltag teilhaben zu lassen. Es tut uns, den Autorinnen und Autoren gut, und es tut der Leserschaft gut. Es kommt Klarheit ins Leben, wenn es auf dem Spiel steht. Die Worte einer frustrierten Tochter, die ihren Vater dazu bringen möchte, den Führerschein abzugeben, sind von überbordender Liebe und Pflichtbewusstsein durchdrungen. Bohrende Selbstzweifel darüber, ob er die Betreuung seiner Frau, mit der er seit dreißig Jahren verheiratet ist, tatsächlich selbst übernehmen kann, kennzeichnen einen Mann, der beschreibt, wie er versucht, dem Wäscheberg Herr zu werden. Schließlich hat vor dem Ereignis *die Wäsche machen* für ihn bedeutet, seine Socken unter dem Bett vorzuholen und in den Wäschekorb zu legen.

Ihre Texte werden nicht hochliterarisch sein und nicht in Schulbüchern oder Gedichtsammlungen landen. Sie sind jedoch potenziell wertvoll für alle, die heute genau so leben wie gestern, und morgen genau so wie heute. Wir haben Gelegenheit, anderen Gelegenheiten zu bieten, etwas über sich selbst zu erfahren, ohne dafür lediglich eigene Erfahrungen heranziehen zu können.

Wir haben keineswegs mehr oder andere Empfindungen als andere Menschen. Wir haben möglicherweise mehr unterschiedliche Empfindungen gleichzeitig als die meisten anderen Menschen. Wir empfinden sie vielleicht extrem überwältigend und fühlen uns ihnen mit Haut und Haar ausgeliefert. Wir sind weder etwas Besonderes, noch sind wir einmalig, wir leben allerdings unter besonderen Umständen, was glücklicherweise nicht alle tun. Was wir mit uns anfangen und über uns selbst, über einander und das Leben herausfinden, ist nicht weniger wichtig als das, was uns William Shakespeare oder Emily Dickinson hinterlassen haben. Gut, wir können uns vielleicht nicht in drei ungereimten Zeilen von fünf, sieben und fünf Silben ausdrücken (mit einem Haiku), aber wer, außer Miss Schetzel, zählt schon Silben?

Mein Licht unter den Scheffel stellen? NEIN! Ich lasse mein Licht leuchten. Und das rate ich auch Ihnen!

Zünde ein Licht an, und die Dunkelheit verschwindet von selbst.
Erasmus von Rotterdam

3.19
Bin ich denn meiner Ehefrau Sohn?

Als ich ein Kind war, redete ich wie ein Kind, dachte wie ein Kind und handelte wie ein Kind. Jetzt bin ich erwachsen. Ich denke wie ein Erwachsener und handle wie ein erwachsener Mensch. Neu für mich ist, dass ich denke und handle wie ein Erwachsener, der die Alzheimer-Krankheit hat. Die Tatsache, dass dieses Leiden mein Gedächtnis und meine kognitiven Fähigkeiten beeinträchtigt, macht mich weder weniger erwachsen noch kindlicher. Warum behandeln mich die Leute dann bewusst wie ein Kind? Warum drosseln sie das Tempo, wenn sie mit mir sprechen? Warum kürzen sie ihre Sätze? Warum wiederholen sie die gleichen Sachen immer wieder?

Warum tun sie, als spräche eine erwachsene Person mit einem Kind, und warum erwarten sie von mir, dass ich wie ein Kind reagiere, das mit einer erwachsenen Person spricht? Gute Frage. Alle Alzheimerkranken und alle, die täglich mit einem alzheimerkranken Menschen zu tun haben und mit ihm kommunizieren, sollten sich um eine Antwort bemühen. Wenn man den vielen Sonntagsreden glauben soll, die empfehlen, uns würdevoll zu behandeln und so, dass unser Selbstwertgefühl gestärkt wird, dann haben die Kommunikationsmuster Betreuender tiefe Auswirkungen auf ihre Schützlinge.

Ich werde sehr schnell sehr ärgerlich, wenn ich das Gefühl habe, dass man mich wie ein Kind behandelt. «Lass nur, Richard, ich helfe dir.» «Fass das nicht an!», «Was hab ich dir soeben gesagt?», «Jetzt hör' mir mal zu!». Unglücklicherweise gibt es derzeit noch keine Vorbilder für angemessenes Verhalten. Kinder können nicht beobachten, wie Erwachsene mit älteren oder jüngeren erwachsenen Menschen umgehen, die an irgendeiner Form von Demenz leiden, und sich später auch so verhalten. Ich erinnere mich, wie mit meiner 92-jährigen Großmutter umgegangen wurde. Damals war ich sieben. Ich beobachtete, wie man sich alten Leuten gegenüber verhält und wie mit ihnen gesprochen wird. Ich habe Pflegeheime für Alzheimerkranke besucht und erlebt, wie das ärztliche und pflegerische Personal mit den Bewohnern in Kontakt tritt. Ich blicke durch meinen Schleier in eine trostlose Zukunft.

Es ist nicht so sehr *was* die Leute sagen, es ist *wie* sie es sagen. Es ist ihre Körpersprache. Es ist ihr Blick, wenn sie sich leicht nach vorn beugen, die Hand an meinen Ellbogen legen, mir in die Augen schauen und mich fixieren, wie sie es bei einer erwachsenen Person, die nicht alzheimerkrank ist, niemals tun würden, und wie sie langsam ihre Worte artikulieren. Sie betonen das Ende eines jeden Satzes. Manchmal sprechen sie lauter als normal, als sei ich schwerhörig. Manchmal klingen ihre Stimmen betont sanft und leise, als wollten sie mich nicht aus meinem Traumland wecken. Wenn ich etwas sage, reagieren sie mit einem Lächeln und nehmen dann ihren Monolog wieder auf. Sie halten mich wohl für einen Beobachter ihrer Rede, nicht für einen Gesprächspartner.

Ehrlich: Das passiert mir ein, zwei Mal die Woche, dabei bin ich erst 62 Jahre alt und im Frühstadium der Erkrankung. Stellen Sie sich vor, wie oft ältere Leute und solche in fortgeschritteneren Stadien der Alzheimer-Krankheit Opfer eines gut gemeinten aber entwürdigenden Verhaltens werden. Was müssen sie denken? Wie müssen sie sich dabei fühlen? Kein Wunder, dass manche Leute nach einer Weile offenbar aufgeben, hilflos werden und sich wie Babys behandeln «lassen».

Die Wahrheit lautet: Wir wissen nicht, was sie empfinden und denken und werden es auch nie wissen. Ich dagegen kann Ihnen durchaus mitteilen, wie es bei mir ist, und was ich zu sagen habe wird Ihnen vielleicht nicht gefallen. Ich will nicht so behandelt werden! Dieses Verhalten, von dem Sie ehrlich glauben es sei angemessen, das ich aber als gedankenlos empfinde, ist entwürdigend und störend. Es hilft mir nicht, Sie und mich zu mögen.

> Ich bin kein Kind. Auch wenn ich mich manchmal kindhaft verhalte; überprüft es nur – ICH BIN KEIN KIND.

Ich bin kein Kind. Auch wenn ich mich manchmal kindhaft verhalte; überprüfte es nur – ICH BIN KEIN KIND.

Jetzt, nachdem ich meinen kindlichen Wutausbruch ausgestanden und mitgeteilt habe, wie ich nicht behandelt werden will: Wie *will* ich denn behandelt werden? Soll ich zu sagen wagen: «Ich weiß es nicht»? Ist das ein Ausweichmanöver? Überlasse ich es euch herauszufinden, wie ich in meinen späteren Stadien behandelt werden möchte? Ja, sozusagen. Ich glaube, dass wir einen frischen Blick auf unseren Umgang miteinander werfen und einen neuen Ansatz entwickeln müssen: Einen, über den wir sprechen können, wenn ich mich verändere und ihr euch verändert, einen, der mich ermuntert, unabhängig zu sein, nicht abhängig, einen, der mir hilft, mich geliebt zu fühlen, nicht erstickt, einen der mich daran erinnert, dass ich nach wie vor ein erwachsener Mann bin, kein Kind, das nach und nach zu einem hilflosen Baby wird.

Worum es geht

Ich bin nicht du und kann es nie werden.
 Ich bin nicht der, für den ihr mich haltet.
 Ich bin nicht der, den ihr gerne hättet.
 Ich widerstehe einem erlernten und tief eingegrabenen Drang, so zu werden, wie ihr mich gerne hättet.
 Euer derzeitiges Verhalten hilft mir nicht, derjenige zu sein, der ich gerne sein möchte, und zwar so lange ich es möchte und kann.
 Es wäre für beide Seiten leichter, wenn ich einfach «aufgeben» und ihr einfach «nachgeben» würdet, wenn ich zu einem immer kleineren Kind würde und ihr meine Eltern würdet.
 Ihr seid nicht ich und könnt es nie werden.

Wir sind beide zwangsrekrutiert worden, wir wenden beide viel Energie dafür auf, uns übereinander zu ärgern: Wir ärgern uns über die Tatsache, dass es uns getroffen hat und noch viel mehr, dass uns ausgerechnet diese Krankheit getroffen hat. Der Feind ist nicht Dr. Alzheimer – der ist längst tot – die Erkrankung ist nichts, was wir durch ein bestimmtes Verhalten zum Verschwinden bringen können. Wenn sich die andere Seite doch so verhalten würde wie ich mich verhalte oder ich es mir wünsche! Wir sollten keine Zeit mit Wunschdenken verschwenden, das wäre tatsächlich Zeitverschwendung.

Sprechen Sie heute noch mit Ihrem Mann/Ihrer Frau oder Ihren Eltern

Ein klares und klärendes Gespräch mit Ihrem Ehemann/Ihrer Ehefrau oder den Eltern kann für alle Beteiligten eine verstörende Erfahrung sein. Die meisten alternden Menschen fürchten sich vor dem Verlust ihrer Unabhängigkeit und fragen sich besorgt, manchmal auch ängstlich, was die Zukunft bringen mag. Eine bislang unabhängige, kooperative Person kann im Alter pessimistisch, fordernd und schwierig werden. Wenn Sie nicht vorgesorgt haben, finden Sie sich womöglich in einer Notsituation wieder, in der Sie fachkundige Hilfe brauchen, aber keine Zeit haben, sich über geeignete Angebote zu informieren.

Erkundigen Sie sich nach den Zukunftsplänen Ihrer Partnerin/Ihres Partners und Ihrer Eltern. Nicht selten glauben erwachsene Kinder zu wissen, was ihre Eltern wollen, ohne sie je gefragt oder ihre Sorgen angehört zu haben. Behandeln Sie Ihr Gegenüber partnerschaftlich, wenn Entscheidungen anstehen, die beide betreffen. Eine Ehefrau oder ein Ehemann, ein Vater oder eine Mutter wollen nicht wie ein Kind behandelt werden, genau wie Sie nicht in die Elternrolle schlüpfen wollen.

http://www.cope-inc.com/aging.html

3.20
Okay? Okay! *und* Okay.

Ich werde stets gefragt: «Alles okay? Ist (dies oder jenes) okay? Okay.» Manchmal scheint hinter dem *okay* ein Fragezeichen zu stehen, dann wieder ein Ausrufezeichen und manchmal ein Punkt.

Eine überaus wichtige Geschichte, die Satzzeichen meine ich, weil sie die Bedeutung einer Aussage verändern. Das für mich schwierigste *okay* ist das gut gemeinte «Okay!». Die meisten Leute meinen damit «Ende der Diskussion». Wenn es mir taugt, hat es auch dir zu taugen. Jemand sagt etwas zu mir, gibt mir einen Rat oder beantwortet eine Frage und beendet das Gespräch mit «Okay!». Es scheint zu bedeuten: Er hat die Frage beantwortet und mir die richtige Antwort gegeben. Jetzt kann es weitergehen. «OKAY!» Nur weil ich Alzheimer habe und Ihnen eine Frage stelle, heißt das nicht, dass ich allen Ihren Äußerungen zustimme. Ich wollte Ihren Rat lediglich hören, nicht unbedingt befolgen.

Ich bekomme diese «Okay!» oft zu hören. Leute, die es gut mit mir meinen, wollen mir das Leben erleichtern. Wenn ich kurz innehalte und nach einem Wort suche, finden sie es für mich. Wenn ich verwirrt bin, wenn ich nicht weiß, wie ich anfangen soll, drängen sie mich freundlich zur Seite, machen den Anfang, wenden sich dann zu mir und sagen «Okay!». Nur ganz selten halten sie inne und fragen mich nach meiner Meinung. Meist fahre ich damit nicht schlecht. Es ist schließlich nicht so wichtig, ob ich es schaffe, der Unkrautjätmaschine eine neue Kette zu verpassen. Es kümmert mich nicht, ob ich mein Geburtsdatum oder die Nummer meiner Versicherungskarte richtig angeben kann und weiß, wie lange ich schon an dieser Adresse lebe. Eigentlich ist es ganz praktisch, von menschlichen Speicherchips umgeben zu sein, die nur auf die Gelegenheit warten und gerne einspringen, wenn meine Synapsen einen Kurzschluss haben oder verklebt sind. Manchmal ist es mir – aus Gründen, die nur mein Therapeut und mein Unterbewusstsein kennen – außerordentlich peinlich, wenn mir die Namen meiner Enkel entfallen sind oder ich den Namen meiner Schwiegertochter nicht parat habe. Ich will wissen, dass ich ihre Namen kenne, und wenn es mich ein paar Sekunden kostet sie zu finden, bleibt bitte ganz ruhig und wartet zusammen mit mir, bis die richtige Antwort aus meinem Mund kommt. Ich weiß sehr wohl, dass ich Pflegende damit zwinge, sich aufs Raten zu verlegen. Mein Lösungsvorschlag lautet: Reduziert die Zahl der «OKAY!» und ersetzt sie durch «Okay?». Auch wenn ich gerne selbst draufkommen würde, wir können dann wenigstens über unsere unterschiedlichen Erwartungen sprechen.

Das zweite *Okay* endet mit einem Fragezeichen: «Okay?» Für mich bedeutet diese Version, dass mich die Leute fragen, ob ich einverstanden bin mit dem, was sie soeben getan oder gesagt haben. Diese Version gefällt mir, jedenfalls meistens. Ich werde um Zustimmung gebeten. Hat es die andere Person richtig gemacht, von meiner Warte aus gesehen? Manchmal weiß ich noch nicht, ob es tatsächlich okay ist, gehe aber davon aus, dass andere mehr über die Sache wissen oder sich besser daran erinnern, weshalb ich zustimmend nicke. Manchmal wollte ich die Lösung des Problems nicht abgenommen haben. Ich wollte nur hören, was andere davon halten. Ich war nicht an einer ausführlichen Erläuterung ihres Standpunkts interessiert, lediglich an ein paar zusätzlichen Informationen. Das Fragezeichen bedeutet manchmal ein *Ja* oder ein *Nein*, obwohl ich lediglich *Okay* meinte.

Gelegentlich, sehr selten, endet das *Okay* mit einem Punkt. Diese Version würde ich gerne öfter hören. Ich wollte, es fiele mir leichter, um Hilfe zu bitten. Ich wollte, es fiele meinen Pflegenden leichter, erst zu fragen, ob ich Hilfe haben möchte, anstatt anzunehmen es sei ihre Pflicht, hilfreich einzugreifen, wann immer ich innehalte oder einen verwirrten Eindruck mache. Okay! Jetzt, liebe Pflegende, heißt es Gedanken zu lesen und zu erkennen, ob ich ein *Okay!*, ein *Okay?*, ein *Okay.* oder gar nichts hören und selbst auf die Lösung kommen will.

Wenn nach *Okay* ein Punkt kommt, bedeutet er für mich: *Ich habe gesagt, was ich sagen wollte und getan, was ich tun wollte, und das ist für mich Okay. Jetzt bist du am Zug. Jetzt kannst du auf mein Okay reagieren. Du kannst zustimmen und* nichts sagen, dann machen wir weiter. Du kannst das Okay mit einem eigenen Okay bestätigen. Du kannst aber auch erklären, dass es nicht okay ist und mir die Gründe für die Zurückweisung meines Okay nennen.

Die meisten Leserinnen und Leser werden nun denken: Viel Lärm um nichts. Für Leute, die an der Alzheimer-Krankheit leiden, ist *Okay* ein sehr mächtiges Wort. Wir wissen, dass wir physiologisch nicht in Ordnung, nicht okay sind. Psychologisch kämpfen wir um unsere persönliche Ordnung, um unser persönliches Okay-sein. Du bist okay, weil du nicht alzheimerkrank bist. Ich bin nicht okay, weil ich es bin. Gefühlsmäßig halte ich oft nach Bestätigung und Unterstützung Ausschau. Ich will von anderen bestätigt bekommen, dass das, was ich mache und sage okay ist. Ich will nicht gesagt bekommen, alles sei okay, nur um mich zu beruhigen. Ich will nicht bloßgestellt werden mit der Frage, ob etwas okay ist, wenn ich die Angelegenheit offensichtlich überhaupt nicht begriffen habe – außer ich befinde mich gerade in einem außergewöhnlich ausgeglichenen Zustand und fühle mich darin wohl.

> Du bist okay, weil du nicht alzheimerkrank bist. Ich bin nicht okay, weil ich es bin.

Okay! Kapiert? Ich finde, wir sollten das «Okay» aus unseren Gesprächen streichen und stattdessen sagen, was wir wirklich meinen. Das wäre sicher am besten.

3.21
Kennen Sie solche Gespräche?

Ich glaube nicht, dass er Lungenkrebs hat. Mein Husten hört sich doch genauso an!
Ich glaube nicht, dass Mutter Alzheimer hat. Ich vergesse auch meine Schlüssel und bin auch manchmal durcheinander.

Er hat keine Erbkrankheit. Er hat eine Blutkrankheit. Das sehe ich ihm doch an.
Er ist hat keinen Alzheimer. Er hat's im Kopf, wenn Sie wissen was ich meine.

Er kann keinen Diabetes haben! Er ist zu jung.
Er kann keinen Alzheimer haben! Er ist zu jung.

Warum sollte ich mich jetzt schon um eine Vollmacht kümmern? Sie hat zwar die Huntington-Krankheit, aber daran sterben wird sie noch lange nicht.
Warum sollte ich mich jetzt schon um eine Vollmacht kümmern? Die Alzheimer-Krankheit hat keinen Einfluss auf ihr Denkvermögen!

Ich habe sie im Kaufhaus getroffen! Sie sah nicht aus, als hätte sie Brustkrebs.
Ich habe sie im Kaufhaus getroffen. Sie sah nicht aus, als hätte sie Alzheimer.

Ich habe gerade mit ihr telefoniert. Sie klang nicht als hätte sie Leukämie.
Ich habe gerade mit ihr telefoniert. Sie klang nicht als hätte sie Alzheimer.

Ich finde, man sieht Ihnen nicht an, dass Ihnen die Milz entfernt wurde.
Ich finde, Sic schen überhaupt nicht verwirrt und desorientiert aus und/oder als hätten Sie sich verlaufen.

Es fällt mir ziemlich schwer, zwischen einem Herzanfall und einer Magenverstimmung zu unterscheiden.
Es fällt mir ziemlich schwer, zwischen Alzheimer und einfachem Altern zu unterscheiden.

Malaria bekommen doch alle mal im Leben. Was soll's?
Alzheimer bekommen doch alle mal. Was soll's?

Du siehst prima aus: Überhaupt nicht verändert, seit ich dich letzten Monat getroffen habe. Das ganze Gerede von Hepatitis C war wohl nur Getue.
Du siehst prima aus: Überhaupt nicht verändert, seit ich dich letzten Monat getroffen habe. Dein Alzheimer hat sich vermutlich nicht verschlechtert.

Ich habe eine Tante, die wohl eine gewöhnliche Erkältung hatte. Nur komisch, dass sie hustete, dauernd niesen musste, elend aussah, einen Ausschlag hatte, sich unkoordiniert bewegte und Blut hustete (alles Anzeichen einer atypischen Lungenentzündung).
Ich habe eine Tante, die wohl Alzheimer hat. Nur komisch, dass sie sich für eine Teekanne hält.

Ehrlich gesagt: Ich glaube nicht, dass unser Bruder Darmkrebs hat. Ich glaube, dass es sich um einen Fall von immer wieder auftretenden Blähungen handelt, und dass dieser Arzt lediglich versucht, uns Geld abzuknöpfen.
Ehrlich gesagt: Ich glaube nicht, dass unser Bruder Alzheimer hat. Ich glaube, dass er einfach vorzeitig altert, und dass dieser Arzt lediglich versucht, uns Geld abzuknöpfen.

Ich dachte, nur junge Leute müssen auf ihre Ernährung achten. Verdammt, ich bin zu alt um mich um meinen Cholesterinspiegel zu kümmern. Ich bin nur ein wenig müde, weil ich so oft an der Frittenbude esse.
Ich dachte, nur alte Leute bekommen Alzheimer. Sie ist vierzig, ich bitte dich. Warum diese Sache überhaupt erwähnen? Sie hat nicht alle Tassen im Schrank, das ist es.

3.22
«Alzheimer lässt grüßen» oder: Darf man sich über diese Krankheit lustig machen?

Ich hatte in einem großen Warenhaus eingekauft und ging zur Kasse. Der Angestellte war offensichtlich verwirrt und wusste nicht, wie er den Preis einer von der Kundin zurückgegeben Ware mit dem Preis ihrer neu eingekauften Sachen verrechnen sollte, weil sie mit Kreditkarte zahlen wollte. Er blickte um sich, sah mich ungeduldig auf das Ende seiner Bemühungen warten und sagte: «Bitte entschuldigen Sie. Alzheimer lässt grüßen.» Kein Mensch in der Warteschlange lachte laut auf. Ein paar lächelten und einige nickten zustimmend, wie um zu sagen: «Das ist mir auch schon passiert.»

Wenn ich versehentlich eine Tasse Kaffee auf Ihren neuen weißen Teppich schütten würde, wäre es dann angemessen zu sagen: «Oh, Verzeihung, ich glaube Huntington lässt grüßen.»? Würden Sie lächeln, wenn ich bei einem Tennismatch um eine kleine Pause bäte, weil ich mich ein wenig wackelig fühle und mir ein paar Muskeln nicht recht gehorchen und deshalb sagte: «Nun ja, Parkinson rückt näher.» Würden die Leute lächeln, wenn ich stürzte, mit dem Kopf auf den Gehsteig aufschlüge, die Beule am Hinterkopf betastete und sagte: «Oh, das fühlt sich an wie eine Geschwulst, vielleicht ist es ein bösartiger Gehirntumor, womöglich einer von der schnell wachsenden Art.»?

Ist es zulässig, den Namen der Krankheit für die Beschreibung einiger vorübergehender Symptome zu benutzen, die eine vage Ähnlichkeit mit den Merkmalen dieser Erkrankung haben und bei einem gesunden Menschen auftreten? Insbesondere den Namen einer Krankheit, die die Lebenserwartung Betroffener verkürzt, sie am Ende ihrer Würde beraubt, die etwa ein Jahr bevor sie tatsächlich sterben ihre Persönlichkeit und Identität absorbiert und durch dumpfes Starren ersetzt? Wenn ich mit schief zugeknöpftem Hemd zum Abendessen erscheine, lachen wir darüber, und ich knöpfe das Hemd richtig zu. Wenn auch der zweite Versuch fehlschlägt, lachen wir sogar noch lauter. Wie würde ich mich fühlen, wenn ich mit einem schief geknöpften Hemd unter lauter Fremden auftauchte und alle anfingen zu lachen? Wie ist es für mich, wenn mir jemand während einer lockeren Unterhaltung anvertraut, er oder sie spüre einen Anflug von Alzheimer? Ehrlich gesagt, es macht mich wütend – oder, wie mein Therapeut mich auffordern würde zu sagen – «ich mache mich wütend, wenn Leute, die sich über die Ungeheuerlichkeit dieser Erkrankung nicht im Klaren sind und persönlich nichts damit zu tun haben, Witze über die Alzheimer-Krankheit reißen.» Wer ist im Recht, wer im Unrecht? Wer ist nicht einfühlsam genug, wer allzu empfindlich?

Vermutlich lautet die Antwort: beide Teile. Ich kann nicht davon ausgehen, dass die Krankheit für andere Leute bedeutet was sie für mich bedeutet. Sie können von mir nicht erwarten, dass ich es richtig verstehe, wenn Sie von sich sagen: «Alzheimer lässt grüßen.» Es ist völlig üblich, sich über Betrunkene lustig zu machen. Wenn jemand verwaschen spricht, den Weg entlang stolpert und die eigene Haustüre nicht mehr findet, werden die meisten Zuschauer kichern. Ich frage mich, ob alle Mitglieder der Anonymen Alkoholiker unbeschwert in unser Lachen einstimmen. Menschen, denen kürzlich eine nahestehende Person gestorben ist, werden sich vermutlich unbehaglich fühlen, sie werden traurig und vielleicht wütend werden, wenn sie in einer Sitcom sehen, wie sich beim Bestattungsunternehmen «komische» Szenen abspielen.

«Wer zuletzt lacht, lacht am besten», heißt es. Ich lache gern, weil ich finde, dass Lachen Seele und Geist, Hirn und Herz gut tut. Wenn wir nicht über uns selbst lachen können, haben wir dann je das Recht, *mit* anderen zu lachen? Im Moment ist es so, dass ich nur im Familienkreis über mich selbst lachen kann. Und dennoch: Selbst dann fühle ich mich ein wenig unbehaglich, auch wenn ich durchaus sehe, dass meine Unfähigkeit, das Hemd richtig zu knöpfen, etwas Komisches hat. Ich bin kein Experte, der bestimmt, was lustig ist und warum etwas lustig ist, wann gelacht werden darf und wann nicht. Ich bin nur sensibilisiert für etwas, weil ich es am eigenen Leib erfahre.

Vielleicht sollten wir Krankheiten ganz ausschließen, wenn wir eine witzige oder beiläufige Erklärung für unser Verhalten suchen. Wie mag einem Menschen zumute sein, der seit zwanzig Jahren mit manisch-depressiven Zuständen zu kämpfen hat, wenn jemand beiläufig sagt: «Ich bin heute einfach manisch.»

> Ich bin kein Experte, der bestimmt, was lustig ist und warum etwas lustig ist, wann gelacht werden darf und wann nicht. Ich bin nur sensibilisiert für etwas, weil ich es am eigenen Leib erfahre.

Der Unterschied zwischen miteinander lachen und über jemanden lachen ist eine Sache der persönlichen Wahrnehmung. Im Interesse anderer Leute, deren Empfindlichkeiten wir nicht kennen oder verstehen, ist es vermutlich ratsam, nicht zu lächeln, geschweige denn laut zu lachen, wenn ihr Verhalten möglicherweise auf eine Krankheit schließen lässt. Ich gebe mir Mühe mit diesem Thema und führe es wortreich aus, weil ich weiß, dass sich andere Menschen schwer in mich einfühlen können. Ich wollte, andere würden sich umgekehrt die gleiche Mühe geben. Dann würden wir nämlich alle auf unsere jeweiligen Empfindlichkeiten und Gefühle Rücksicht nehmen.

Nie mehr: «Kommt ein Mann in eine Bar ...» oder «Alzheimer lässt grüßen». Es gibt Vieles in der Welt, über das wir alle lachen können, was nicht an Sarkasmus und Hohn grenzt, ungeachtet unserer Lebensumstände. Es gibt viele andere Möglichkeiten unsere Schwächen und Macken zu erklären und abzutun, ohne sie Erkrankungen zuzuschreiben, die Leuten in Hörweite womöglich schwer zu schaffen machen.

Es ist einfach zu riskant, so etwas zu sagen, und für viele, mich eingeschlossen, einfach nicht lustig!

Wie wäre es, wenn Sie heute Ihren Sinn für Humor dafür einsetzen, über sich selbst zu lachen? Lachen ist eine der besten natürlichen Meditationsformen. Es stärkt das Immunsystem, senkt den Blutdruck und lässt Stresssymptome abklingen. Die Welt krankt daran, dass wir uns selbst viel zu ernst nehmen; das ist eines ihrer Hauptprobleme. Wir neigen zu der Auffassung, das Leben sei eine recht finstere und nüchterne Angelegenheit. Wir merken nicht, dass sich der Schöpfer amüsiert und das Universum als fröhliche Veranstaltung betrachtet. Man braucht nur all die verschiedenen Tiere oder die verschiedenen Menschen zu betrachten um festzustellen, dass der Schöpfer viel Sinn für Humor hat.

Wichtig ist, dass unser Lachen liebevoll und mitfühlend ist. Dann lachen wir nämlich mit den Leuten, nicht über sie. Die gleiche Haltung sollten wir einnehmen, wenn wir über uns selbst lachen. Ich benutze das Wort «über», weil es unserer Gewohnheit entspricht; gemeint ist die Haltung, die eigene Situation fröhlich anzunehmen.

http://www.lifefocuscenter.com/boostyourselfesteem703.htm

3.23
Hier! Nimm das!

Die meisten Menschen – auch ich – die mit der Alzheimer-Krankheit leben, kommen bald an den Punkt, an dem sie zum Frühstück eine Handvoll Tabletten schlucken, mittags anderthalb Handvoll und manchmal noch ein paar Tabletten auf leeren Magen als Betthupferl. Pflegende Angehörige bestellen, bezahlen, verwalten und sortieren im Laufe eines Monats Hunderte davon und teilen Hunderte aus, im Laufe eines Jahres mögen es Tausende sein. Das Ganze wird zu einer zeitaufwändigen logistischen Operation: Großvaters Tabletten müssen in kleine Plastikschachteln mit je drei Abteilungen einsortiert werden. Es muss frustrierend sein für sie – mindestens einmal pro Woche vergesse ich einige Tabletten und kann mich nicht erinnern, sie vergessen zu haben, bis jemand die halb volle Schachtel bemerkt.

Im Laufe der Zeit fügen sich die Pflegepersonen in ihre Aufgaben, die Konsumenten all dieser Tabletten dagegen nicht.

«Ich brauche keine Tabletten.»

«Ich mag sie nicht nehmen.»

«Nimm sie doch selbst, wenn sie angeblich so gut sind für mich.»

Manchmal trifft eine Handvoll Tabletten auf fest verschlossene Lippen und einen harten, kalten, starren Blick.

Pflegende reagieren mit:

«Bitte?»

«Sie helfen dir doch.»

«Hier.»

«Der Arzt hat gesagt, du sollst sie nehmen, SOFORT!»
«Hier!»
«Willst du, dass es dir besser geht?»
«Hier! Nimm sie jetzt! Sofort! Ich habe schließlich noch was anderes zu tun und nicht alle Zeit der Welt für dich und deine Tabletten!»
«Ich habe die Tabletten hergerichtet, du schluckst sie!»

Pflegende Angehörige drücken verschiedene Knöpfe: Sie versuchen es mit Argumenten, sie flehen, lenken ab, scherzen, ordnen an … was immer beim letzten Mal funktioniert hat. Ein guter Freund, der seine 85-jährige Mutter pflegt, erzählte mir, er sei einmal unversehens vor ihr auf die Knie gefallen, habe ihr eine Handvoll Tabletten angeboten wie die Heilige Kommunion, und gesagt: «Nimm und iss. Das sind deine Tabletten, die ich für dich erstanden habe» (oder etwas in diesem Sinne).

Das Wörterbuch bietet mehrere Definitionen für das Wort «Tablette» (engl. *pill*) an. Manchmal scheinen zwei Definitionen gleichzeitig zuzutreffen.

pill
1. a: Arzneimittel in Form eines kleinen runden Scheibchens, das im Ganzen eingenommen wird
4: eine unangenehme oder lästige Person

Ich persönlich habe nichts gegen meine Tabletten und Pillen. Warum sage ich dann, wenn mich jemand daran erinnert, dass ich heute Morgen oder heute Abend meine Tabletten noch nicht genommen habe: «Okay», und muss dann 30 Minuten später wieder daran erinnert werden? Warum vergesse ich manchmal meine Tabletten? Und, wenn wir schon beim Thema sind, was ist los mit Pflegekräften, die so tun als ginge es beim Einnehmen von Tabletten um Leben und Tod? Ich persönlich glaube, es hat gar nichts mit Tabletten zu tun. Ich weiß, dass es manchen Kranken schwer fällt Tabletten zu schlucken, weil sie dabei Schmerzen haben. Ich weiß, dass für alle Kranken die Tatsache, dass wir zweimal täglich Tabletten schlucken sollen und auch tatsächlich schlucken, ein schmerzhaftes Zeichen ist. Wenn ich meine Medikamente vergesse, ist das vermutlich meine Art, NEIN zu sagen. Es ist meine Art, die Kontrolle über mich zu behalten. Ich bestimme, was, wann und wo ich etwas in den Mund stecke. Es ist meine Art zu sagen: «Genug jetzt. Genug ist genug.» Viele Betroffene in fortgeschritteneren Stadien sagen auf diese Art: «Ich habe bereits aufgegeben. Warum wollt ihr nicht begreifen, dass diese Tabletten euch gut tun, nicht mir! Ich mag nicht mehr weiterleben. Weil ich nicht will, dass die Tabletten meinen Wunsch vereiteln, höre ich auf sie zu schlucken.»

> Je länger ich mit der Alzheimer-Krankheit lebe, desto weniger wichtig nehme ich Tabletten und Pillen.

Je länger ich mit der Alzheimer-Krankheit lebe, desto weniger wichtig nehme ich Tabletten und Pillen. Je weiter mein Leiden fortschreitet, desto wichtiger werden sie meinen Betreuungspersonen. Bitte versteht doch: Ich will weder zweimal am Tag eine bittere Pille schlucken – noch will ich die bittere Pille sein, die meine Pflegenden jeden Tag schlucken müssen.

Wie viele Tabletten konsumieren wir im Laufe eines Jahres? Ein Mann hat Google gefragt und für die Antwort 50 Dollar bezahlt:

Wie viele Tabletten/Pillen werden pro Jahr in den USA produziert?
Pharmazeutische Mittel (Generika und Markenprodukte), rezeptfreie Arzneimittel und Nahrungsergänzungsmittel/Vitamine eingeschlossen.

Bitte nennen Sie mir die genaue Zahl der Tabletten – möglichst auch deren Gesamtwert.

Darüber hinaus würde mich interessieren, wie hoch der Anteil besonders gefärbter oder sonst wie markierter Tabletten ist.

Google konnte die Fragen nicht beantworten, stellte dem Mann aber trotzdem 50 Dollar in Rechnung, nur für die Bemühungen. In Thailand gibt es eine Fabrik, die eine Milliarde Tabletten im Jahr produziert. Sie können von dieser Zahl ausgehend nun eigene Schätzungen anstellen.

3.24
Ohne die Alzheimer-Krankheit leben: Wie geht das?

Heute Vormittag hatte ich ein bitter-süßes Erlebnis. Über fast fünf Stunden hinweg ging alle Welt mit mir um als litte ich nicht an der Alzheimer-Krankheit. Es war ein wunderbares Gefühl! Die Leute nahmen mich wahr und blickten mir direkt in die Augen, wenn sie mit mir redeten. Sie plauderten ein wenig mit mir. Sie behandelten mich wie eine unabhängige, kompetente, sachkundige und wichtige Person. Sie verließen sich auf mich. Sie hörten mir zu. Sie reagierten auf mich, als sei ich ein Ehemann, ein vollwertiges Familienmitglied und verantwortlicher Erwachsener.

Meine Frau, meine beste Freundin, Geliebte und Chef-Betreuerin litt seit drei Wochen an einem äußerst schmerzhaften Bandscheibenvorfall. Schließlich und endlich, nach drei quälenden Wochen, fünf Verschreibungen und nachdem sie pfundweise Tabletten geschluckt hatte, die keinerlei Schmerzlinderung bewirkt hatten, stimmte sie einer Injektion direkt in die schmerzende Stelle zu (zwischen L4 und L5) und ließ sich dafür einen Termin im ambulanten Operationszentrum geben.

Meine Schwiegertochter fuhr uns hin. Wir waren bereits telefonisch angemeldet und mussten daher keine Formulare ausfüllen. Als uns die Pflegekräfte und das technische Personal zum OP-Vorbereitungsraum begleiteten, fingen sie an, mich zu befragen. «Wie lange hat sie schon diese Schmerzen? Ist es eher ein Brennen? Hat der Schmerz in ihre Beine ausgestrahlt? Ist sie auf irgendein Medikament allergisch?» Linda hätte jede dieser Fragen auch selbst beantworten können, weil sie sich aber bei jedem Schritt vor Schmerzen krümmte, richteten die Leute ihre Fragen an mich. Ich weiß nicht, was mich mehr erstaunte: dass ich die Fragen beantworten konnte oder dass sie mir gestellt wurden.

Ich half ihr beim Ausziehen und beim Anlegen des OP-Hemdes. Während wir in einem Zimmerchen auf den Arzt warteten, kamen noch mehr Leute und stellten mir Fragen! Oh, dieses köstliche Gefühl, meiner Frau helfen und feststellen zu dürfen, dass niemand meine Worte anzweifelte. Alle schienen sich auf meine Antworten zu verlassen. Man wechselte keine wissenden Blicke und suchte keine Bestätigung meiner Antworten. Ich war wieder voll drin im Spiel des Lebens!

Schließlich kam der Arzt herein und wollte mit meiner Frau sprechen. Nach ihrem vierten oder fünften von den Spasmen im Rücken ausgelösten Schmerzenslaut wandte er sich dann an mich. Was wussten wir von ihrem Krankheitsbild und was erwarteten wir von der bevorstehenden Prozedur? Es ist sehr lange her, seit ich zum letzten Mal gefragt wurde, was meine Frau und ich über irgendein Thema wissen. Die Leute haben es längst aufgegeben, sich bei *mir* zu erkundigen, was Linda und ich als Paar von einer Sache halten. Sie wenden sich inzwischen fast ausschließlich an Linda. Was wusste *sie*? Wie war *ihr* zumute? *Wie steht es um Richard?*

Ich war noch dabei, die Frage des Arztes «Was wissen Sie über das Krankheitsbild?» zu beantworten, da unterbrach er mich und stellte mir eine weitere Frage. Dank Internet und Mr. Google wusste ich nämlich mehr als er und konnte auch über ein nicht so wichtiges Detail ihres Leidens Auskunft geben. Ich kann mich noch blass an eine Zeit erinnern, als ich von vielen Leuten aufgesucht wurde, die mich um Informationen baten oder an meiner Meinung über Dinge interessiert waren, die nichts mit mir oder meiner Erkrankung zu tun hatten. Es war ein herrliches Gefühl, mich wieder an diesem Punkt zu befinden – ein glaubwürdiger Mitspieler zu sein.

> Ich kann mich noch blass an eine Zeit erinnern, als ich von vielen Leuten aufgesucht wurde, die mich um Informationen baten oder an meiner Meinung über Dinge interessiert waren, die nichts mit mir oder meiner Erkrankung zu tun hatten. Es war ein herrliches Gefühl, mich wieder an diesem Punkt zu befinden.

Wir waren gerade dabei, Linda in den OP zu bringen, da wandte sich der Arzt an mich und stellte mir eine Frage zu meiner Person. Ein Mensch, der nicht zur Familie und zum Freundeskreis gehörte, interessierte sich für mich; nicht für meinen Zustand, nicht für die Krankheit, nicht wie es ist, an der Alzheimer-Krankheit zu leiden. Die Frage galt mir! Ob ich aus Chicago käme? Er sei nämlich aus Chicago! Er lebte im Norden der Stadt, in der Nähe von Wrigley Field, genau wie ich. Endlich mal wieder eine belanglose Unterhaltung, und ich war Teil derselben!

Erst als wir wieder zu Hause waren, wo mich alle kennen und alle von meiner Erkrankung wissen, erfasste ich die volle Bedeutung dieses Erlebnisses. Daheim wurde ich behandelt, als hätte ich den Termin im OP-Zentrum verschlafen und wäre überhaupt nicht mit dabei gewesen.

Was war dort gemacht worden? Wie ist es gelaufen? Meine Schwiegertochter wurde zur bevorzugten Informationsquelle. Die Leute riefen sie an und redeten mit ihr. Sie kamen zu Besuch und blickten ihr in die Augen. Niemand zweifelte ihre Worte an.

Es war ein wunderbarer Morgen, den ich so schnell nicht vergessen werde – zumindest hoffe ich das!

3.25
Mit Papa stimmt etwas nicht (und es wird schlimmer)

Vor fast vier Jahren fing ich an, Arm in Arm mit Dr. Alzheimer die Straße entlang zu spazieren. Meine Tochter gab das Zeichen zum Aufbruch, indem sie nach einem Besuch bei uns auf der Fahrt zum Flughafen meiner Frau ins Ohr flüsterte: «Mit Papa stimmt etwas nicht.» Das ist inzwischen vier Jahre her, und inzwischen ist mein Gang zögerlich geworden. Ich schreite nicht mehr so sicher wie zu Beginn. Ich weiß noch genau wie ich mich zu verhalten habe, doch hin und wieder vertue ich mich, ohne es zu merken. Es fällt mir offenbar immer schwerer, die zunehmend breitere Kluft zwischen meinen Pflegepersonen und mir zu überbrücken. Wir sprechen nicht mehr so offen oder so häufig über meinen Zustand. Sie sprechen mehr über mich, aber ohne mich. Sie machen sich mehr Sorgen über mich. Sie passen mehr auf mich auf. Sie machen mich öfter auf meine Fehler aufmerksam: «Du hast den Herd angelassen.», «Du hast das Hemd verkehrt rum angezogen. Es ist schief geknöpft.», «Hast du dort angerufen, wie ich dich gebeten habe?». Vielleicht reagieren sie lediglich auf die gleiche Anzahl von Fehlern, vielleicht macht es mir nur mehr aus? Ich bin mir nicht sicher.

Manchmal platze ich im Eifer des Gefechts mit einer Bemerkung heraus, die ich später bereue. Manchmal komme ich im Eifer des Gefechts zu einer Erkenntnis, die sich mir nicht so klar gezeigt hätte, hätte ich mich nicht so eifrig ins Gefecht gestürzt. Urteilen Sie selbst. Ich bin mir nicht sicher.

Ich liebe Gartenarbeit. Ich wühle gern ich in der Erde, ich setze Samen, pflege die Pflanzen, beobachte ihr Wachsen, ernte sie ab, sehe sie absterben, wenn es sich um Blumen, oder esse sie, wenn es sich um Gemüse handelt. All das mache ich sehr gerne. Heuer ist der Garten nicht so ertragreich wie im vergangenen Jahr. Auch im vergangenen Jahr war der Garten nicht so ertragreich wie im Jahr zuvor. Ich arbeite zwar immer noch liebend gerne im Garten, gehe aber weniger systematisch, unkonzentrierter, weniger sorgfältig, unvorsichtiger vor; ich gebe mir weniger Mühe und – erraten – bin von Jahr zu Jahr ein schlechterer Gärtnermeister. Einige meiner Angehörigen haben Freude an meinen Blumen, andere verzehren freudig mein Gemüse, leider scheint niemand Freude daran zu haben, mit mir im Garten zu arbeiten. In meiner Vorstellung sah ich Großvater auf dem Hocker sitzen, wie er sein gärtnerisches Wissen an die Enkel weitergibt und ihnen zusieht, wie sie durch den üppig blühenden Garten hüpfen. So hatte ich mir die Sache vorgestellt. Es gibt Ungeziefer im Garten – gemeines und angriffslustiges Ungeziefer. Es geht das anhaltende Gerücht, es gäbe eine Schlange im Garten; bestätigt ist es allerdings nicht, weil sie bislang niemand gesichtet hat. Es gibt dornenbewehrte Pflanzen im Garten. Leider Gottes veranlassen diese Gerüchte und Ängste meine Enkel dazu, sich hinter den Rücken ihrer Eltern zu verstecken, wenn diese dastehen und mich und meinen Garten beobachten.

Heuer gab ich meiner Familie das Ende meiner gärtnerischen Bemühungen bekannt. Ich würde meine Rosen und mehrjährigen Pflanzen herausnehmen und am Zaun entlang wieder einsetzen, die Geländer abnehmen, die den Garten in Stufen eingeteilt haben, und die Erde in sanftem Schwung bis zur Grundstücksgrenze hinab verteilen.

Nach dieser Bekanntmachung fanden sich alle (außer mir) zu einem Treffen ein, dessen einziger Tagesordnungspunkt die Frage zu sein schien, wie sich meine Entschluss, den Garten aufzugeben, so interpretieren lässt, dass keinen irgendeine Schuld trifft. Jeder einzelne Teilnehmende nahm mich anschließend kurz zur Seite, sagte mir, es sei nicht seine oder ihre Schuld gewesen, dass mir niemand im Garten geholfen habe, wie gerne er oder sie es getan hätte, und teilte mir mit, aus welchen guten Gründen es leider nicht möglich war.

«Wirklich: Mit Papa stimmt etwas nicht. Er ist zu empfindlich; wir haben ihn doch nie kritisiert! Er ist zu defensiv; wir haben ihm doch nie einen Vorwurf gemacht. Er überlegt es sich oft anders; wir dagegen bleiben bei unseren Beschlüssen. Er fühlt sich viel zu schnell verletzt, was wirklich nie unsere Absicht war. Er begreift manches einfach nicht; wir dagegen begreifen immer alles. Manchmal kann man ihm nichts recht machen; wir verstehen das nicht, weil es uns nie so geht. Mit Papa stimmt etwas nicht. Er liebt seinen Garten, aber wir können ihm aus Zeitmangel nicht helfen. Außerdem arbeiten wir nicht gerne im Garten. Er weiß das. Er verlangt zu viel von uns. Wir versuchen ihm entgegenzukommen, aber wir können es ihm nicht immer recht machen. Jedes Mal, wenn wir seinen Erwartungen nicht entsprechen – die übrigens keineswegs immer klar sind – nimmt er es persönlich. Nur weil ihm etwas sehr wichtig ist, erwartet er von uns, dass wir alles stehen und liegen lassen und die Sache ebenso wichtig nehmen. Nur weil er ein wenig warten musste, bis wir ihm eine seiner Bitten erfüllt haben, meint er, wir wären nun besonders stolz darauf, seiner Bitte nachgekommen zu sein. Nur weil er nicht Auto fahren kann, sollen wir ihn jederzeit überall hinfahren. Nur weil er nicht mehr so gut gärtnern kann wie früher, sollen wir als seine Hilfsgärtner fungieren. Nur weil er Alzheimer hat und wir nicht, usw. …»

> «Wirklich: Mit Papa stimmt etwas nicht. Er ist zu empfindlich; wir haben ihn doch nie kritisiert!

Wird es mit Papa immer schlimmer? Ist es das gleiche Problem, nur verstärkt? Bitte entscheidet selbst. Ich bin mir nicht sicher. Was mir aber noch mehr Angst macht, ist die Tatsache, dass ich nicht sicher sein kann, ob ich mir unsicher bin oder nicht!

P. S. Vielleicht fragen Sie sich jetzt: «Und wo war nun der Augenblick der Klarheit?» Er stellte sich ein, nachdem ich diesen Text geschrieben hatte! Meine Angehörigen und ich fallen mental immer mehr in folgendes Schema zurück: sie gegen mich oder ich gegen sie. Eine Seite hat Recht, ich habe Unrecht, oder ich habe Recht und sie haben ganz klar Unrecht. Fragen von Recht oder Unrecht kann vielleicht der Präsident der Vereinigten Staaten klar beantworten, für Leute mit der Alzheimer-Krankheit ist das eine falsche Formulierung, die falsche Zeit und der falsche Weg zur Lösung von Alltagsproblemen.

Es geht nicht um einen Kompromiss, bei dem ich auf etwas verzichte und sie auf etwas verzichten. Es geht nicht um ein Nachgeben, bei dem ich bekomme was ich will und sie nicht bekommen was sie wollen. Wir wollen alle das Gleiche! Das einzige Problem besteht darin, dass wir manchmal etwas wollen, was die andere Person dazu zwingt, auf ihren Wunsch zu verzichten. Wir alle wollen aus dieser schrecklichen Situation das Beste machen. Wir alle wollen das Beste für beide Seiten und uns selbst. Wir alle wollen möglichst glücklich sein, so glücklich wie es die Umstände (und wir es uns selbst) erlauben. Wie wollen nicht unbedingt Recht oder Unrecht haben. Wir tun nur so! Wir sollten aufhören damit! Es gibt keinen einzig wahren Lösungsweg; am besten ist der Weg, den alle für den besten halten, ob er nun tatsächlich der beste ist oder nicht.

> Alle legen Lippenbekenntnisse ab und bekennen sich zu mehr Kommunikation, mehr ehrlicher Kommunikation, mehr wechselseitiger Kommunikation.

Alle legen Lippenbekenntnisse ab und bekennen sich zu mehr Kommunikation, mehr ehrlicher Kommunikation, mehr wechselseitiger Kommunikation. Wenn aber nicht alle Beteiligten weiterhin ihr Herz sprechen lassen, wenn sie nicht von ihrer Liebe zueinander und ihrer gegenseitigen Achtung sprechen, sind all diese Kommunikationsstrategien lediglich Strategien zur Vermeidung fundamentaler Fragen. Lieben wir einander? Sind wir bereit, unsere Wünsche aufzugeben, um der Wünsche eines Menschen willen, den zu lieben wir behaupten? Sind wir bereit für einen langen gemeinsamen Weg oder nur bereit für eine schnelle Lösung? Mit uns allen stimmt etwas nicht! Und es wird schlimmer … Wir alle können diese Fragen zwar weiterhin rational und zustimmend beantworten, warum aber die gemeinsame Basis unterminieren, unsere Liebe beiseite schieben und uns dem Team der Streitenden anschließen?

3.26
Schluss mit dem Sauberkeitsfimmel!

Obschon ich bislang keine größeren Probleme damit habe, weiß ich, dass Fragen der Körperpflege, der persönlichen Hygiene, Haarwäsche und allgemeinen Reinlichkeit in den Köpfen, Herzen und Nasen sehr, sehr vieler pflegender Angehöriger einen großen Raum einnehmen. Eine schnelle und nicht sehr gründliche Analyse von über 1 000 Beiträgen in drei verschiedenen Chatrooms, in der sich überwiegend pflegende Angehörige von Alzheimerkranken austauschen, hat ergeben, dass es am häufigsten um Ernährungsfragen geht, am zweithäufigsten um das Thema persönliche Hygiene.

Meiner Beobachtung nach entwickeln Leute, die einem Beruf nachgehen, bestimmte berufsbedingte Gewohnheiten. Leute, die keinem Beruf nachgehen, haben nichts wonach sie ihre Gewohnheiten ausrichten können. Egal ob ich um 10.30, um 12.00 oder um 19.00 Uhr aufwache, immer habe ich die gleichen Wahlmöglichkeiten. Was soll ich als Nächstes tun? Als ich noch berufstätig war, wusste ich das immer: Ich muss den Hund ausführen, duschen, rasieren, Zähne putzen, mich anziehen usw.

In der Welt, in der ich jetzt lebe, richten sich meine Gewohnheiten lediglich danach, ob meine Hündin ein dringendes Bedürfnis verspürt. Meist führe ich sie am Morgen aus. Manchmal vergesse ich es, dann erinnert sie mich daran. Wenn sie nicht «raus» will, verschlafen wir beide, sie verkneift sich das Pinkeln, ich verkneife mir das Duschen. Keine große Sache.

Nun ist es wieder passiert: Ich informiere Sie genauer als nötig – vermutlich auch genauer als erwünscht – bin aber noch nicht zum Punkt gekommen.

Angehörige versuchen sich möglichst davor zu drücken, einem betagten Familienmitglied direkt sagen zu müssen: «Du riechst.» Es geht nicht so sehr um den Geruch, das behaupten sie zumindest. Sie sagen einander, dass sie sich besorgt fragen, ob mein neu eingeführter Geruch nicht etwa auf unsaubere Gewohnheiten zurückzuführen sei. Ist mein Leib womöglich von fleischfressenden Bakterien befallen, vom Ebola-Virus oder, schlimmer noch, von körpergeruchauslösenden Keimen besiedelt?

> Angehörige versuchen sich möglichst lange davor zu drücken, einem älteren Familienmitglied direkt sagen zu müssen: «Du riechst.»

Meiner Meinung nach verschwenden Angehörige viel zu viel Zeit damit, sich den Kopf darüber zu zerbrechen, wie Papa oder Mama riechen. Sie hecken Pläne aus und überlegen, wie es sich vermeiden lässt, eine demenzkranke Person mit dem Thema Reinlichkeit zu konfrontieren. Sie gehen dabei nicht sehr subtil vor, stellen ein zweites Deodorant ins Bad, fragen, ob einem die Seife ausgegangen sei, bieten sich an, beim Duschen oder Baden behilflich zu sein und fragen scheinheilig «Was riecht denn hier so komisch?» – alles nur, um nicht sagen zu müssen, was sie damit eigentlich sagen wollen: «Warum kannst du nicht riechen/sein wie ich?»

Ich glaube, dass pflegende Angehörige das «Problem» der Reinlichkeit stark übertreiben. Ich glaube, dass es sich dabei um ein Beispiel von fehlgeleiteter Sorge handelt. Ich glaube, dass wir es mit einem Täuschungsmanöver zu tun haben und die Sache mit dem Körpergeruch ein Vorwand ist, der echte, wichtigere Probleme verdeckt. Unter allen Problemen, die zwischen den Familienmitgliedern und im Innern eines jeden Familienmitglieds rumoren, stehen persönliche Vorlieben in Sachen Körperpflege relativ weit unten auf meiner Prioritätenliste, insbesondere wenn viele andere Themen, die meine Liste anführen, ignoriert werden.

Nun plädiere ich gewiss nicht dafür, dass man mich ermuntert, Hemden zu tragen, an denen vorn Erbrochenes eingetrocknet ist, oder einen kotverschmierten Teppich zu betreten. Ich spreche lediglich von meinem Körpergeruch, von der Tatsache, dass ich mich nicht mehr täglich rasiere, wie ich es in jüngeren und berufstätigen Jahren getan habe, von einer gewissen Gleichgültigkeit gegenüber meiner Frisur und ob sie anderen Leuten gefällt, ob meine Kleidung zusammenpasst, ob ich meine Unterkieferzahnprothese trage oder nicht, und ob ich sie nur einmal im Jahr zu Weihnachten putze oder öfter: All das sollte euch wenig kümmern und mich nicht viel. Warum ist es denn so wichtig, wie und warum ich rieche? Wenn ich nicht das Gefühl habe zu riechen oder meine nicht zu riechen – «furchtbar zu riechen», wie ihr es nennt – und Tag und Nacht zu Hause verbringe, warum sollte euer Problem dann zu einem Familiendrama auswachsen? Ich rieche nicht wie ihr, ich will nicht riechen wie ihr, und, der Wahrheit die Ehre, wollte es auch noch nie! Ihr legt viel zu viel Parfüm auf. Man riecht euch fünf Minuten bevor ihr ins Zimmer kommt und noch dreißig Minuten nachdem ihr rausgegangen seid. Ihr legt viel zu viel Aftershave auf, weshalb mir jedes Mal die Augen tränen, wenn ihr mich umarmt. Kein Mensch sollte rumlaufen und dabei wie ein Moschusochse oder ein Frühlingsregen riechen.

Bestimmt fiele es uns allen leichter, mit diesem Thema umzugehen, wenn wir nur offener und ehrlicher miteinander über die Erkrankung reden und unsere Gespräche mehr an den Tatsachen orientieren würden. Wenn mir nichts Grundsätzliches fehlt, wenn ich nur ein wenig vergesslich bin, wenn es euch eigentlich nichts angeht, warum sind dann alle so peinlich berührt, weil ich mich nicht mehr wasche und kämme?

Weil sich so wenig gegen die Erkrankung selbst tun lässt, wird viel Energie fehlgeleitet, indem man gegen die Folgen der Erkrankung vorgeht. Wir sollten unsere Sorgenliste beiseite legen und uns erst einmal mit den Tatsachen meiner Krankheit befassen. Wir müssen der Sache kein Etikett verpassen; helft mir einfach – ihr wisst ja um meinen Zustand – zeigt mir, dass ich nicht allein bin und weiter geliebt werde.

Pflegende setzen sich genau so stark oder noch stärker unter Druck wie ihre Schützlinge. Wir können nicht sein, wie ihr uns haben wollt oder haben müsst. Das sollte weder euch noch uns beunruhigen. Behandelt uns wie Menschen, die geliebt werden *wie sie sind*. Vergesst eure Wünsche, Hoffnungen und Vorgaben. Wir wollen euch nicht ärgern, indem wir sind wie wir sind; wir legen es nicht darauf an, euch zu ärgern. Ihr drängt uns zu sein wie ihr seid, wir widersetzen uns. Ihr drängt uns zu sein wie wir waren, und wir verstehen nicht, was das soll.

Vergesst bitte nicht, dass ihr es seid, die das verstörende Problem haben. Mir gefällt mein Geruch, es ist mir egal, wie ich rieche, und/oder habe mir darüber nie Gedanken gemacht. Ich habe andere Dinge im Kopf, Dinge, die mir wichtiger erscheinen. Das sollte bei euch nicht anders sein.

> Behandelt uns wie Menschen, die geliebt werden *wie sie sind*. Vergesst eure Wünsche, Hoffnungen und Vorgaben.

Verreisen

Wenn Sie einen gemeinsamen Ausflug planen, sollten Sie mit einer demenzkranken Person nicht diskutieren. Anstatt zu fragen: «Möchtest du mitkommen?», empfiehlt es sich, kurze Anweisungen und Gedächtnisstützen zu geben: «Hier ist dein Mantel.» und «Jetzt steigen wir ins Auto.»

Sprechen Sie Ihrem Schützling beruhigend zu. Eine andere, fremde Umgebung kann für eine Person mit Demenz angstauslösend und desorientierend sein.

Planen Sie die Fahrt möglichst sorgfältig im Voraus. Informieren Sie sich über Parkmöglichkeiten, Aufzüge, Treppen usw. Kalkulieren Sie viel Zeit ein, damit Sie sich nicht beeilen müssen.

Wenn Sie Ferien oder einen Wochenendausflug vorhaben, ist es ratsam, eine weitere erwachsene Person mitzunehmen, die Sie gegebenenfalls unterstützt. Sorgen Sie dafür, dass sich Ihr Schützling mit irgendetwas beschäftigen kann, falls sich Wartezeiten ergeben. Versuchen Sie es mit Keksen o. ä., Spielkarten oder einem Bildband.

3.27
«Mach' dir keine Sorgen. Wir kümmern uns darum.»

> Just because you're paranoid, it doesn't mean they're not out to get you.
> (Nur weil du paranoid bist, heißt das nicht, dass sie nicht hinter dir her sind.)
> *Unbekannt*

Ich bin derzeit mitten im zweiten Durchgang meiner Besuchstour bei verschiedenen Verwandten. Diesmal bleibe ich länger als beim ersten Besuch. Alle erzählen mir, diese «Ferien werden dir gut tun – du brauchst einfach mal Abwechslung von zu Hause und den Leuten, die sich sonst um dich kümmern.»

«Oh», sage ich.

Sie erinnern mich, dass ich selbst den Vorschlag gemacht habe und alle zusammenhelfen, weil schließlich «alle was davon haben und wir uns voneinander erholen können.»

Oh?

Es stimmt, dass ich selbst vorgeschlagen habe zu verreisen. Ich habe immer wieder zu hören bekommen, wie anstrengend mein Verhalten sei, und dass es meine Betreuungspersonen Mühe koste, mit mir zurecht zu kommen. Ich habe immer wieder zu hören bekommen, dass ich mich ändern muss, damit sie es leichter haben. Ich habe immer wieder zu hören bekommen, sie hätten bereits ihr Bestes getan und könnten sich nur noch wenig oder überhaupt nicht weiter verändern, ich sei unrealistisch, fordernd und egoistisch, wenn ich nach wie vor davon ausginge und darum bäte, dass sich andere an mich und meine Erkrankung anpassen. Schließlich hatten sie sich bereits angepasst. Wenn ich nun noch mehr erbäte und erwartete, wenn ich enttäuscht sei, weil daraufhin nichts passierte (die geforderten/erbetenen Veränderungen nicht vorgenommen wurden), nähme der Stress unvorstellbare Ausmaße an. Ich war zu meinem eigenen schlimmsten Problem geworden und zur Hauptursache für den Stress vieler anderer Leute.

In Anbetracht dieses Umfelds und der Tatsache, dass ich als Hauptursache für den Stress einer bereits stressgeplagten Familie bezeichnet wurde, ist es verwunderlich, dass ich es für an der Zeit hielt, diesen Vorschlag zu machen, meine Taschen zu packen und aus der Stadt zu verschwinden? War der Vorschlag zu verreisen frei von jeder Nötigung? Nein!

«Oh!»

«Außerdem hast du dir eine Pause von uns verdient, genau wie wir eine Pause von dir verdient haben.», sagen meine Angehörigen. Es handelt sich wohl um eine Art Erholungszeit voneinander und füreinander.

Oh?

«Du brauchst kein Geld mitzubringen, keine Sorge! Wir halten dich überall frei. Wir verköstigen dich. Wir unterhalten dich. Wir tun es gern!», sagen sie.

«Schön, aber was ist mit meinem Bedürfnis, finanziell zum Haushalt beizutragen? Ich möchte euch gelegentlich in ein Restaurant einladen. Und was ist, wenn ich zum Friseur muss? Was ist, wenn ich ein, zwei Mitbringsel für meine Enkel einkaufen will?», frage ich.

«Mach' dir keine Sorgen. Wir kümmern uns um alles!», sagen sie.

«Und wenn ich jetzt noch nicht *will*, dass sich meine Familie ‹um alles kümmert›? Wenn ich mir das Gefühl der Unabhängigkeit ein Stück weit bewahren möchte, was dann?», frage ich.

«Aber wir wollen doch nur, dass du dich geliebt und gut versorgt fühlst. Es wäre uns eine Ehre, dir etwas zurückgeben zu können und dich in unsere Familienaktivitäten einzubinden.», sagen sie.

«Vielen Dank. Und was ist mit meinem Bedürfnis und Wunsch, ein Stück Unabhängigkeit zu behalten und mich wie ein fast völlig normal funktionierender

Erwachsener zu fühlen und zu verhalten? Wie wäre es mit einer Art Kompromiss, der beiden Seiten das Gefühl gibt, dass die eigenen Bedürfnisse und Wünsche und die des anderen Teils respektiert werden?», frage ich.

> Und was ist mit meinem Bedürfnis und Wunsch, ein Stück Unabhängigkeit zu behalten und mich wie ein fast völlig normal funktionierender Erwachsener zu fühlen und zu verhalten?

«Mach' dir keine Sorgen, wir wollen immer nur das Beste für dich, wir können und werden uns um alles kümmern», sagen sie.

«Bitte, können wir nicht gemeinsam nach Wegen suchen, die es mir ermöglichen, mehr zu tun, nicht weniger!», flehe ich.

«Mach' dir keine Sorgen, dein Wohl ist uns eine Herzensangelegenheit. Du bist in letzter Zeit mit Geld nicht gut zurecht gekommen. Das ist nicht weiter schlimm. Wir kümmern uns um alles.»

«Oh.»

Ich weiß und spüre, dass mich jedes einzelne Familienmitglied liebt, respektiert und glücklich machen will. Ich weiß, dass sie ehrlichen Herzens das Beste für mich zu tun glauben. Inzwischen ist mir klar: Entweder verstehen sie nicht, was ich sage oder worum ich sie bitte, oder sie glauben zu wissen, was für mich das Beste ist, ungeachtet meiner Proteste, oder sie sind so überwältigt von ihren eigenen Ängsten und ihrem Stress, so abgelenkt und mit ihren Leben beschäftigt, dass sie nur noch die eigenen Angelegenheiten wichtig nehmen können oder wollen. Vielleicht ist es auch eine Kombination der genannten Gründe. Vielleicht gibt es auch irgendeinen Faktor, für den ich blind bin.

Ich kann mich nicht in ihre Köpfe hineinversetzen und sie sich nicht in meinen. Sicher, im Herzen bleiben wir miteinander verbunden, doch diese Verbundenheit wird zunehmend brüchig, weil unsere geistige Verbundenheit abnimmt.

Was ist zu tun? Wer wird es tun? Wann werden sie es tun, damit alle davon profitieren, besonders ich?

Sprichwort: «Tu Gutes, wenn du Gutes erfahren willst.»
Christentum: «Alles nun, das ihr wollt, das euch die Leute tun, tut es ihnen ebenso.» Mt 7,12
Judentum: «Liebe vielmehr deinen Nächsten und deine Nächste als dich selbst.» Lev 19,18
Islam: «Keiner von euch ist ein Gläubiger, wenn er nicht für seinen Bruder liebt was er für sich selbst liebt.»
Konfuzianismus: «Was du nicht willst das man dir tu, das füg' auch keinem andern zu.» Analekten 15,23
Buddhismus: «Behandle andere Menschen nicht schlecht, verletze andere nicht mit einer Sache, die auch dich verletzen würde.» Udanavarga 5,18
Hinduismus: «Gute Menschen bedenken, dass alles, was anderen nützt, schließlich auch ihnen selbst nützt.» (Hitopadesa)

Humanismus: «Alle Menschen sind von Geburt an gleich an Würde und Wert und haben deshalb Anspruch von jedem anderen Menschen respektiert zu werden.» (Die Gelehrten des Mittelalters dagegen verachteten das irdische Leben und betrachteten den Menschen als sündige Kreatur, die ihr Leben dem Ziel widmen soll, in den Himmel zu kommen).
Kommunistisches Motto: «Jeder nach seinen Fähigkeiten, jedem nach seinen Bedürfnissen.»
Indianisches Sprichwort: «Urteile über keinen Menschen bevor du nicht zehn Monde in seinen Mokassins gelaufen bist.»

3.28
Sollen wir Gleiches mit Gleichem vergelten?

> Jeder Mensch braucht eine Lebensphilosophie. Seelische Gesundheit basiert auf der Spannung zwischen dem was du bist und dem was du sein möchtest. Du solltest würdige Ziele anstreben. Emotionale Probleme entstehen aus ziellosem Dahinleben.
> *Victor Frankl (1970)*

Weltweit kämpfen Chatgroups mit Beiträgen, die negative Bemerkungen (manche würden sie als Angriffe bezeichnen) über die politische und religiöse Ausrichtung anderer Teilnehmer enthalten. Manche «Moderatoren» (die eigentlich Leiter der Chatrooms sind) sperren daraufhin solche Leute auf elektronischen Weg von dieser Internetseite aus.

Als einer von vier Moderatoren eines solchen Chatrooms wurde ich kürzlich mit diesem Thema konfrontiert, weil sich ein Teilnehmer mehrmals abschätzig über die intellektuellen Fähigkeiten des Präsidenten der Vereinigten Staaten geäußert hatte. Einer der Moderatoren (nicht ich) erteilte dem Kritiker deshalb eine öffentlich Rüge. Hier nun meine Antwort an den Kollegen zum Thema Toleranz:

> Keiner von uns darf für sich emotionale «mildernde Umstände» beanspruchen, wenn wir mal einen schlechten Augenblick oder einen schlechten Tag haben, weil es so belastend ist, alzheimerkrank zu sein oder für einen alzheimerkranken Menschen zu sorgen. Wir sind immer für unser Verhalten verantwortlich, auch wenn wir es später bereuen. Wir sollten sagen: «Es tut mir Leid; es war nicht deine Schuld, es war meine. Ich weiß nicht, wie ich dazu gekommen bin.» Wenn eine andere Person kritisiert oder mit Schimpfnamen belegt wird, wenn ihre Intelligenz angezweifelt wird, bin ich verpflichtet mich zu melden und zu sagen: «Stopp. Andere werden durch diese Beurteilung verletzt oder könnten verletzt werden.» Wenn Äußerungen fallen, die als verletzend empfunden werden, wenn religiöse Überzeugungen anderer respektlos kommentiert werden, ist das ein Grund, die Person, von der die beleidigende Bemerkung stammt, aus der Gruppe auszuschließen? Ich sage: «Nein!»
> Frage dich stets: Warum bist du hier dabei? Sprich mit anderen und gehe mit anderen so um, wie du möchtest, dass mit dir gesprochen und umgegangen wird. Wirf sie aber *nicht* raus, wenn sie deinen Erwartungen nicht entsprechen. Weil wir hier freiwillig über unser Leben mit der Alzheimer-Krankheit berichten, ist das noch kein Freibrief für unüberlegtes Handeln. Schließlich haben wir uns ein Leben lang bemüht, wohl überlegt zu handeln. Auch

wenn Adam und Eva keine Schuld trifft, sind wir alle nicht perfekt! Wie viel Energie wir in unser Streben nach Perfektion investieren hängt meines Erachtens weitgehend davon ab, wie stressig unser Leben ist. Wir können uns eben nicht ins ländliche Indien zurückziehen, um dort über unsere vorhandene oder nicht vorhandene Perfektion nachzudenken. Wir befinden uns mitten drin im Aufruhr menschlicher Gefühle, mitten im Gefühlschaos! Wir kämpfen gegen die Erkrankung an! Und zwar wohl wissend, dass wir den Kampf schließlich verlieren! Das erklärt eigentlich recht gut, warum wir tun was wir tun, erlaubt uns jedoch nicht, langjährige Beziehungen und Freundschaften abzubrechen. Wir stehen nach wie vor in der Pflicht, uns um Selbsterkenntnis zu bemühen, unsere wie auch immer gearteten Versprechen zu halten, die wir wem auch immer (einschließlich uns selbst) gegeben haben, wir müssen nach wie vor unser Bestes geben und dürfen keine (oder zumindest nur eine ganz geringe) Gegenleistung erwarten.

Ich bin bereit, Leuten (auch mir) die unter dem Druck der Alzheimer-Krankheit stehen, etwas Spielraum einzuräumen. Es ist nicht fair, es ist nicht richtig, und es gefällt mir nicht. Manchmal entgleitet mir die Sache und ich sage Dinge, die mir zu dem Zeitpunkt genau richtig erscheinen. Ich will mit meinen Worten keinen Schaden anrichten, aber manchmal bin ich, zumindest im Augenblick, fest davon überzeugt, dass etwas gesagt werden muss. Manchmal erspare ich mir sogar diese geistige Anstrengung und platze mit etwas heraus, was ich unter anderen Umständen als verletzend empfunden und deshalb unterlassen hätte, aber weil ich mich inzwischen selbst so verletzt fühle, vergesse ich die geltenden Regeln, alle anderen Menschen treten in den Hintergrund, ICH in den Mittelpunkt!

Wenn ich etwas nicht gleich kapiere, besteht meine erste Reaktion darin, laut zu erklären: «Bitte lasst mir Zeit. Schließlich bin ich hier der Alzheimerkranke.» Das habe ich tatsächlich gesagt, wie ich kleinlaut gestehen muss. Manchmal ist das meine zweite, dritte oder vierte Reaktion. Gewöhnlich komme ich drauf, was los ist – im Laufe der Zeit. Zugegeben: Manchmal kann oder *will* ich mich nicht näher damit befassen, ich gehe zum nächsten Punkt über und lasse die anderen mit ihren verletzten Gefühlen alleine. Würde ich womöglich genau so reagieren, auch wenn ich nun nicht alzheimerkrank wäre? Mögen sich mein Therapeut, mein Seelsorger und der liebe Gott mit dieser Frage befassen. Im Augenblick weiß ich nur, dass ich mir in meinen guten Zeiten, wenn ich «ganz da» bin, mehr Mühe geben muss. Ich bemühe mich, manchmal allerdings vergeblich.

Gut möglich, dass bei einem Internetbeitrag mal meine politische oder religiöse Überzeugung durchschimmert … sei's drum. Wir sind immer noch erwachsene Menschen, deren gemeinsames Ziel es sein sollte, sich als solche zu verhalten, auch wenn es unserer Meinung nach ein anderer nicht tut.

> **Würde ich womöglich genau so reagieren, auch wenn ich nun nicht alzheimerkrank wäre? Mögen sich mein Therapeut, mein Seelsorger und der liebe Gott mit dieser Frage befassen.**

Ich bitte alle, erst mal eine Nacht drüber zu schlafen, bevor sie verstummen, den Schauplatz verlassen oder wütend werden. Wir tun was wir können und geben tagaus tagein unser Bestes, nur deckt sich unser Bestes nicht immer mit dem, was für andere das Beste ist. Weil solche Situationen unsere Seele auf eine harte Probe stellen, ist selbst unser Bestes manchmal nicht gut genug für uns, geschweige denn für andere. Hört auf zu lesen, wenn ihr merkt, dass es euch aufregt. Es geht ja nicht um dich, es geht um die Autorin oder den Autor des Beitrags, die oder der dich eigentlich nicht kennt, abgesehen von den paar Sätzen, die du hier geschrieben und abgeschickt hast.

Als ihm diese Worte nicht einleuchteten, versuchte ich es so zu formulieren:

> Wehren wir diesen bösen Geist ab. Bleibe dabei, ohne dich verführen zu lassen. Wer von uns war der Meinung, er selbst und die eigenen Überzeugungen würden ein Leben lang von allen geliebt? Wir alle laufen Gefahr, eigene Enttäuschungen auf Gott, Dr. Alzheimer oder George Bush zu projizieren, auf jemanden, den wir zu kennen meinen. Jetzt ist aber *nicht* der geeignete Augenblick, um nach einer Person oder Sache Ausschau zu halten, über die wir uns ärgern können, oder nach Worten zu suchen, die uns Gelegenheit geben, uns verletzt zu fühlen. Vielen Dank, wir sind mit unserer eigenen Realität ausreichend beschäftigt. Wer sich schlechte Gewohnheiten zulegt, tut dies nur, um den eigenen Schmerz und Stress auf andere zu lenken und damit zu lindern.
>
> Wenn wir nicht hin und wieder Gott ins Spiel brächten, würden wir einen Teil unserer Persönlichkeit, unseres Denkens und Fühlens unterdrücken. Für die meisten von uns ist Er, Sie oder Es Bestandteil des Alzheimer-Daseins. Wir müssen uns hin und wieder über Dinge unterhalten, die nichts mit unserem Leiden zu tun haben, weil wir sonst implodieren. Deshalb wird es auch immer wieder politische Kommentare geben. Sie kommen und gehen.
>
> Wir sind keine Engel! Wir befinden uns auf der Erde, nicht im Himmel! Wir sollten nicht erwarten, dass andere so engelsgleich sind wie wir. Wie wir *meinen* zu sein. Wie wir unseren Mitmenschen gerne glauben machen. Wie wir andere gerne hätten. Wir wissen selbst sehr wohl, ob und inwieweit wir Engel sind.

3.29
Wenn fast alles gesagt ist, bleibt noch fast alles zu tun

> Warum kannst du nicht einfach so sein wie ich? Bitte! Ist das wirklich zu viel verlangt?

Nachdem ihr nun über 60 000 Worte aus meiner Feder gelesen haben, frage ich euch: Wisst ihr, was ich wirklich will und brauche? Ich werde es euch sagen. Alles was ich will, alles was ich brauche, alles worum ich bitte, ist, dass andere Menschen, insbesondere meine Betreuungspersonen mehr so sind wie ich. Nicht zu handeln wie ich, vielmehr mich zu verstehen wie ich mich selbst verstehe. Ich möchte nur, dass andere meine Bedürfnisse vorausahnen und meinen Wünschen zuvorkommen. Ich möchte nur, dass andere Tag für Tag versuchen, aus mir klug zu werden und mich zu verstehen. Ich möchte nur lieben und wiedergeliebt werden.

Ich bin immer noch ein wenig durcheinander, idealistisch, unrealistisch und widersprüchlich, nicht wahr? Ich weiß, dass ich nicht leicht zu enträtseln bin. Was jedoch weder meine Absicht noch meine Schuld ist, bitte glaubt mir. Ich habe mir diese Krankheit nicht gewünscht. Ich gebe mir die allergrößte Mühe – ihr auch? Oder seid ihr so mit eurem eigenen Leben und euren eigenen Sorgen beschäftigt, dass ihr nicht bereit seid, die eigenen Bedürfnisse zurückzustellen, um sich mit mir und meinen Bedürfnissen zu befassen? Seid ihr so besetzt von dem Wunsch, ich möge wieder so sein wie früher, dass ihr nur nach Krankheitszeichen Ausschau haltet und dabei übersehet, wer ich heute bin?

Tatsächlich wünschen sich auch Menschen, die keineswegs alzheimerkrank sind, andere mögen doch so sein wie sie. Ich habe mir immer eine Frau gewünscht, die sich deutlich von mir unterscheidet. Wer möchte schon sich selbst heiraten? Wie langweilig! Ich fand meine Traumfrau, und seit unserer ersten Meinungsverschiedenheit (die sich fünf Minuten nach unserem ersten Treffen einstellte, als es darum ging, in welches Restaurant wir gehen) habe ich einen Großteil meines Lebens mit dem Versuch zugebracht, sie mir ähnlicher zu machen. Inzwischen habe ich die Hoffnung längst aufgegeben. Was mich natürlich nicht davon abhält, es weiter zu versuchen!

Ich erinnere mich gut, dass ich mir, als ich zum ersten Mal meine Diagnose hörte, im Stillen sagte: «Wie gut, dass ich mich bemüht habe, meine Kinder zu unabhängigen, frei denkenden Menschen zu erziehen, und ein Glück, dass ich eine willensstarke, unabhängige Frau geheiratet habe. Sie werden mir die schweren Entscheidungen abnehmen und richtig entscheiden. Sie werden sich um mich kümmern!» Ja, sie kümmern sich um mich, aber manchmal nicht so, wie ich es gerne hätte!

Manchmal kommen ihnen ihre Arbeit und die eigenen Familien in die Quere, manchmal werden sie von der Schule, dem Fernsehen (!) oder anderen Verpflichtungen davon abgehalten zu tun was wir vereinbart haben. Manchmal tun sie es, tun es aber falsch. Sie tun es nicht auf meine Art! Manchmal weigern sie sich zu tun, was ich für richtig halte! Manchmal sind SIE vergesslich, und ich bin derjenige, der sich erinnert! Manchmal willigen sie ein, mehr pro forma. Dann weiß ich, dass sie die Sache nicht so ernst nehmen wie ich. Das Schlimmste ist: Hin und wieder wollen sie nicht einmal diskutieren, vielmehr das Gespräch auf irgendeinen fernen dunklen Zeitpunkt verschieben. «Das besprechen wir später.», «Mal sehen.» (Letzterer war einer meiner Lieblingssätze als Vater, weshalb ich fürchte, dass sie es von MIR gelernt haben!).

Was habe ich also erkannt, nachdem ich nachgedacht, geschrieben, noch mal nachgedacht, noch mal geschrieben und meine 60 000 gut gewählten Worte noch einmal durchgelesen habe?

Ich habe vor der Zukunft genau so viel Angst wie meine Angehörigen. Da wir uns aber aus unterschiedlichen Gründen fürchten, fällt es uns sehr schwer, empathisch zu sein. Wir sorgen uns um die Zukunft, schenken jedoch der Tatsache wenig Beachtung, dass sich die «Zukunft» der einen Seite von der «Zukunft» der anderen deutlich unterscheidet.

Es fällt mir genauso schwer wie meinen Betreuungspersonen, die alten Kommunikations- und Argumentationsmuster aufzugeben. Die alten Methoden, die eigenen Wünsche durchzusetzen, funktionieren nämlich nicht mehr. Von meinen Betreuungspersonen erwarte ich allerdings nach wie vor – warum wohl? – dass sie sich freiwillig und ganz von selbst umstellen, während ich mich umstelle, weil ich keine andere Wahl habe.

Es beruhigt mich und hilft mir, wenn ich versuche zu verstehen, was in meinem Kopf vor sich geht, meine Betreuungspersonen dagegen beunruhigt es, wenn ich davon rede.

Glaube und Hoffnung stehen inzwischen nicht mehr im Vordergrund. Ich lebe vielmehr im Hier und Jetzt, als wäre heute mein letzter Tag bei klarem Bewusstsein, der letzte Tag, an dem ich nach neuen wissenschaftlichen Aufsätzen suche, die sich mit der Frage befassen, wie sich das Fortschreiten der Erkrankung aufhalten lässt. Ich bin nicht hoffnungslos – ich bin lediglich der Meinung, dass das Hoffen auf einen besseren morgigen Tag Zeitverschwendung ist, und mich an der Wertschätzung des heutigen Tages hindert.

Mein Geist (was immer er sein mag und jeweils bedeutet) ist erschüttert, geschwächt und kann sich nur noch schwer mitteilen, ist aber immer noch in mir lebendig. Je mehr ich mich anstrenge «ich selbst» zu sein, desto mehr Probleme mache ich anderen. Je weniger mich meine Betreuungspersonen so akzeptieren können wie ich bin, desto mehr Probleme schaffen sie sich. Sie machen sich Sorgen um mich. Sie müssen besser auf mich aufpassen. Meine Sicherheit ist nicht mehr gewährleistet. Die Sicherheit anderer in meiner Umgebung ist nicht mehr gewährleistet. Sie sehen den Tag kommen, an dem sie zugeben müssen, dass sie meine Sicherheit nicht länger garantieren können.

> Seit ich angefangen habe zu schreiben fühle ich mich sicherer und wohler mit dem, was ich glaube zu sein.

Ich habe den Erwartungen und Wünschen anderer noch nie voll und ganz entsprochen, das ist heute noch so und wird morgen so sein. Ich habe meinen eigenen Erwartungen und Wünschen noch nie völlig entsprochen, das ist heute nicht viel anders und wird vermutlich so bleiben. Werde ich die Kontrolle über mich verlieren, über das, was ich bin und sage? Werde ich nicht mehr versuchen können, mich anderen so darzustellen, wie ich es mir wünsche? Diese Fragen jagen mir nach wie vor große Angst ein.

Seit ich angefangen habe zu schreiben fühle ich mich sicherer und wohler mit dem, was ich glaube zu sein. Ich habe ein klein bisschen weniger Angst vor der Zukunft. Ich meine ein wenig besser zu verstehen, warum und wie ich mich verändere; leider stellt sich die Erkenntnis erst nach erfolgter Veränderung ein. Ich trauere dem Richard nach, für den ich mich hielt, und fühle mich manchmal nicht wohl mit dem, der ich jetzt bin. Ansonsten werde ich einfach abwarten müssen und hoffen, zumindest teilweise weiter fähig zu sein, mich zu verstehen «from the inside out» und «from the outside in», wenigstens so lange, bis sich mein derzeitiger Zustand verändert – denn noch ist die Krankheit erst ein Teil meines Lebens – und mich die Alzheimer-Krankheit völlig verschlingt.

4 Lieber Arzt ... liebe Ärztin ...

Bis heute werden die verschiedenen Doktorgrade häufig verwechselt, auch der Unterschied zwischen einem Psychologen und einem Psychiater ist vielen Leuten nicht klar. Ein Doktorgrad wird von der Universität einer Person verliehen, die nach Abschluss des Grundstudiums eine Dissertation verfasst hat. Wer ein Medizinstudium absolviert und in diesem Fach eine Doktorarbeit geschrieben hat, ist Dr. med. Psychologen und Psychologinnen sind wissenschaftliche Fachleute auf dem Gebiet der Psychologie. Sie dürfen keine verschreibungspflichtigen Medikamente verordnen. Psychiater und Psychiaterinnen sind Fachärzte für Psychiatrie, die sich auf das Gebiet der Psychiatrie spezialisiert haben und Medikamente verschreiben dürfen. Fragen Sie Ihren Arzt oder Ihre Ärztin – auch jeden Facharzt – immer nach der Anerkennung durch die Ärztekammer. Anerkannt wird nur, wer ein klinisches Praktikum absolviert, eine ziemlich schwere Prüfung in dem betreffenden Fach abgelegt und sich verpflichtet hat, sein Wissen im gewählten Spezialgebiet immer auf dem neuesten Stand zu halten.

4.1
Wenn ich ein Dr. med. wäre ...

Ich wäre mir stets bewusst, dass die kognitiven Funktionen von Mensch zu Mensch verschieden sind, und sich die Alzheimer-Krankheit als Syndrom äußert (durch eine Gruppe von Symptomen).

Ich wäre bereit, meinem Patienten oder meiner Patientin die Dinge so oft zu erklären, bis er oder sie mir die Sache mit eigenen Worten erklären kann, und ausreichend Zeit dafür einplanen.

Ich würde pro Besuch nie mehr als drei wichtige Punkte ansprechen, diese Punkte jeweils ankündigen und hinterher zusammenfassen.

Ich würde den Patienten oder die Patientin bitten, mir diese drei Punkte mit eigenen Worten zu wiederholen.

Ich würde Betreuungspersonen nie in Hörweite des Patienten oder der Patientin um ein separates Gespräch bitten. Wenn ich ein solches Gespräch für nötig erachte, würde ich sie eigens anrufen.

Ich würde meine Äußerungen immer direkt an den Patienten oder die Patientin richten.

Ich würde mich nie verhalten als wäre er oder sie nicht mit im Raum.

Ich würde immer versuchen, den Kranken das Gefühl zu vermitteln, dass es bei diesem Termin um sie geht, nicht um ihre Betreuungsperson, von der sie lediglich mitgebracht wurden, weil man sie nicht mehr alleine zu Hause lassen kann.

Ich würde davon ausgehen, dass ich wiederholen muss, was beim letzten Besuch besprochen wurde, und erst dann auf das Thema des heutigen Besuchs zu sprechen kommen kann.

Ich würde nie annehmen, dass der Patient oder die Patientin meiner Meinung ist und auch nicht versuchen, ihm oder ihr meine Meinung aufzudrängen.

Ich würde mich verpflichtet fühlen, meine Überlegungen in verständlicher Weise darzulegen.

Ich würde darauf achten, mich nicht einfach nur zu wiederholen.

Ich würde für den Patienten oder die Patientin doppelt so viel Zeit einkalkulieren wie normalerweise üblich.

Ich würde pflegende Angehörige bitten, einen eigenen Termin mit mir zu vereinbaren.

Ich würde einen alzheimerkranken Menschen im Besprechungszimmer empfangen, nicht im Untersuchungsraum.

Ich würde hinter meinem Schreibtisch hervor kommen und mich auf einen Stuhl oder auf ein Sofa neben die kranke Person setzen.

Ich würde dabei keinen weißen Kittel tragen.

Ich würde beim Gespräch immer Blickkontakt halten und ihn oder sie direkt anreden.

Ich würde recht bald nach einer Gelegenheit Ausschau halten, gemeinsam zu lachen.

Ich würde recht bald auf frühere Zeiten zu sprechen kommen, bis wir einen Anknüpfungspunkt gefunden haben.

Ich würde mich daran erinnern, dass mein Patient oder meine Patientin nicht an einer altersbedingten Demenz leidet. Er oder sie hat die Alzheimer-Krankheit, also eine Erkrankung mit spezifischen, genau definierten und identifizierbaren Symptomen.

Ich würde mich bereits vor der ersten Begegnung mit der speziellen Krankengeschichte vertraut machen. Wenn ich erst anfange, in der Akte zu blättern, wenn die Person ins Zimmer tritt, schadet dies der Kontaktaufnahme.

Ich würde den betreuenden Angehörigen und ihren alzheimerkranken Schützlingen *verschreiben*, sich an die örtliche Alzheimer Gesellschaft zu wenden und deren Angebote wahrzunehmen.

Ich würde ihnen Informationsmaterial über die Alzheimer Gesellschaft überreichen.

Ich würde beim nächsten Termin nachfragen, ob sie meinen Empfehlungen gefolgt sind. Ich würde unsere Vereinbarungen schriftlich festhalten, unterschreiben und dann alle um ihre Unterschrift bitten.

Ich würde meinen Patienten oder meine Patientin fragen, ob er oder sie meinen drei Zielen/Themen noch etwas hinzufügen möchte, bevor ich mit der Untersuchung beginne.

Ich würde meine Sprechstundenhilfe beauftragen, vor dem vereinbarten Termin die Betreuungsperson anzurufen, um nachzufragen, welche Themen ich beim nächsten Besuch ansprechen soll.

Ich würde nach Psychopharmaka Ausschau halten, die geeignet sind, die Auswirkungen der Erkrankung und die Nebenwirkungen der Medikamente positiv zu beeinflussen.

Ich würde mir klar machen, dass ich in den kommenden Jahren für die betroffene Person und ihre Angehörigen eine immer wichtigere Rolle spielen werde.

Ich würde den Patienten oder die Patientin am Tag nach dem Besuch in meiner Praxis zu Hause anrufen und noch mal erläutern, was wir tags zuvor vereinbart haben.

Ein Artikel in der medizinischen Fachzeitschrift *The Lancet* (Ausgabe Dezember 2005) berichtet, dass alle sieben Sekunden ein neuer Fall von Demenz auftritt. Dieser für die Internationale Alzheimer Gesellschaft erstellte Bericht erscheint hundert Jahre nach der ersten Beschreibung der Alzheimer-Krankheit. Demnach gibt es derzeit 24,3 Millionen Demenzkranke und jährlich 4,6 Millionen Neuerkrankungen. Im Jahr 2040 wird die Zahl auf 81,1 Millionen angestiegen sein.

Die Studie weist darauf hin, dass die meisten Menschen mit Demenz in Entwicklungsländern leben: 60 % im Jahr 2001, 71 % dann im Jahr 2040. Man geht davon aus, dass die Zahl der Neuerkrankungen in den Entwicklungsländern drei- bis viermal über der Zahl der Neuerkrankungen in den hoch entwickelten Ländern liegt. Bereits heute leben sehr viel mehr Demenzkranke in China und dessen Anrainerländern (6 Millionen) als in Westeuropa (4,8 Millionen) oder Nordamerika (3,4 Millionen). Im Jahr 2040 werden in China allein voraussichtlich ebenso viele Menschen mit Demenz leben wie in allen reichen Ländern der Welt zusammen.

Es besteht bereits heute ein großer Bedarf an gemeindenahen Betreuungsangeboten sowie an finanzieller und sozialer Unterstützung für demenzkranke Menschen und ihre Betreuungspersonen. Die aktuellen Zahlen verdeutlichen, dass der Druck auf die Regierungen, entsprechende Dienstleistungen bereitzustellen, in den nächsten Jahren dramatisch zunehmen wird. Die Gesundheitssysteme müssen jetzt die richtigen Weichen stellen.

Der Bericht kommt zu dem Schluss, dass ein Klima der Veränderung notwendig ist, das sich jedoch erst einstellen kann, wenn in der Gesundheitspolitik, bei der Ärzteschaft und in der Öffentlichkeit ein grundlegender Bewusstseinswandel stattfindet.

http://www.alz.co.uk/media/nr051216.html

4.2
Ehrlich gesagt ... lieber Hausarzt, hör' mir bitte zu!

Vor etwa vier Jahren, als wir unsere Tochter zum Flughafen fuhren, die uns nach einem Jahr zum ersten Mal wieder besucht hatte, beugte sie sich über die Rücklehne des Beifahrersitzes nach vorn zu meiner Frau und flüsterte ihr ins Ohr: «Mit Papa stimmt etwas nicht.» Knapp ein Jahr später, nach Dutzenden Untersuchungen, nachdem man mir viel Blut abgezapft – literweise, wie mir schien – und becherweise Rückenmarksflüssigkeit entnommen hatte, nach immer wieder neuen und gleichen neuropsychologischen Tests, vernahmen meine Angehörigen und ich die Worte: «Sie haben eine Demenz, vermutlich vom Alzheimer-Typ.»

Nach drei weiteren Jahren, in denen Dr. Alzheimer in meinem Kopf herumgetrampelt und bei jedem Schritt klebrige Plaques hinterlassen hat, stehe ich hier und habe die Aufgabe, einer Gruppe bekannter Internisten und Gerontologen zu erzählen, wie es ist, mit der Alzheimer-Krankheit zu leben. Mein Hausarzt und Freund, Dr. Victor Narcisse selbst hat mir den Auftrag erteilt und dafür knappe acht Minuten eingeräumt.

Nun denn: Achtung, fertig, los:

Mit der Alzheimer-Krankheit leben: Wie geht das? Was heißt das? Es heißt, dass mir mein Sohn sagt, ich darf mit meiner fünfjährigen Enkelin nicht alleine bleiben, weil er fürchtet, dass einer von uns beiden wegläuft und ich sie oder sie mich vergisst. Es bedeutet, dass mir ein Familienmitglied in einem Moment der Frustration und Empörung sagt, ich sei egoistisch und auf dem emotionalen Entwicklungsstand eines Zwölfjährigen, weil ich will, dass alles sofort geschieht. Es bedeutet, dass meine Frau manchmal wehmütig, manchmal traurig, dann wieder verärgert zu mir sagt: «Du bist einfach nicht mehr der Mann, den ich geheiratet habe.» Es bedeutet, eine Arzthelferin, die meinen Namen vergessen hat, sagen zu hören: «Alzheimer lässt grüßen.» Es bedeutet, vom Garten vor dem Haus in den Garten hinter dem Haus zu gehen und nicht zu wissen, warum ich plötzlich hier stehe. Und diesen vergeblichen Weg zehnmal pro Stunde oder öfter zurückzulegen. Es bedeutet, dem Gespräch von Freunden zuzuhören und keine Ahnung zu haben, wovon sie reden, weil sie so schnell und mehrere gleichzeitig sprechen, dass ich der Unterhaltung nicht folgen kann. Es heißt, allein vor mich hin weinend im Garten zu hocken und nicht recht zu wissen, warum – einfach traurig zu sein, obwohl sich die Pharmaindustrie mit Prozac und mein Hausarzt wirklich bemühen, meiner Depression Herr zu werden. Es heißt zu erfahren, dass mir ein berühmter Neurologe Elektroschocks empfohlen hat, und zu hören, wie ein anderer meiner Frau in meiner Anwesenheit sagt, ich brauche erst wieder in seine Praxis zu kommen, wenn ich die Hose runtergelassen und mitten ins Wohnzimmer gepinkelt habe!

Was die Erkrankung für mich bedeutet, *wirklich* bedeutet, ist, dass ich vor den Augen meiner Angehörigen zweimal sterben muss. Zuerst stirbt die Person, die ich bin, danach die Person, zu der ich werde. Es bedeutet, fast hilflos beobachten zu müssen, wie sich die Beziehungen zu Menschen, die mir nahe stehen, verschlechtern. Es bedeutet, sich nicht mehr zu erinnern, was ich gesagt und gemeint habe, und was Sie gesagt oder gemeint haben. Erst war ich vergesslich, dann verwirrt, jetzt oft verdutzt; ich gleite zwischen drei verschiedenen Stadien hin und her und innerhalb der einzelnen Stadien herum, ohne zu wissen warum und wie und für wie lange.

Anfangs habe ich mir mit einzelnen Zetteln beholfen, auf denen ich Wichtiges notierte, ging dann zu Besorgungslisten über, dann zu computergenerierten Besorgungslisten mit Alarmfunktion, schließlich listete ich mir die Besorgungslisten auf, dann beschloss ich, mich nur noch mit dem heutigen Tag zu befassen, dann wurde mir zunehmend egal, was mit mir passiert oder nicht passiert, und nahm auch meine Verpflichtungen anderen gegenüber weniger ernst.

Wie ist es, an der Alzheimer-Krankheit zu leiden? Wie ist es, Amyotrophe Lateralsklerose zu haben? Wie ist es, einen großen epileptischen Anfall oder einen Schlaganfall zu erleiden oder blind zu sein? Schwer zu sagen, ob jemand, der es nicht selbst erlebt hat, die Antwort wirklich erfassen kann, denn jede Krankheit, die das Gehirn verändert, verändert auch unsere Selbstwahrnehmung und die Wahrnehmung unseres Lebens auf individuell verschiedene Art. Ich bin völlig anders als Sie. Anders auf eine Art und Weise, die ich nicht beschreiben und Sie nicht völlig erfassen oder verstehen können. Unsere Gehirne unterscheiden sich. Sie verstehen nicht, wie Ihr eigenes Gehirn funktioniert, ich verstehe nicht, wie meines funktioniert. Weshalb die beiden niemals zusammenkommen, zumindest nicht in absehbarer Zukunft.

Wie ist es, an der Alzheimer-Krankheit zu leiden? Es bedeutet, zum Arzt zu gehen, zu sehr vielen Ärzten. Fast alle geben sich offensichtliche Mühe, doch leider weiß fast keiner, was gegen die Krankheit und mit mir zu tun ist. Bitte wiederholen Sie mir nicht immer wieder was Sie denken und glauben, in der Hoffnung, ich würde schließlich «kapieren». Sprechen Sie nicht lauter, in der Hoffnung, ich würde Sie «hören». Legen Sie mir bitte nicht die Hand auf die Schulter, beugen Sie sich bitte nicht vor, um mir mitfühlend in die Augen zu schauen und im Flüsterton mitzuteilen, was ich Ihrer Meinung nach offensichtlich nicht verstanden habe und verstehen kann.

Meine Eltern haben mir beigebracht, allen Menschen, insbesondere aber solchen in weißen Kitteln, respektvoll zu begegnen. Diesen Respekt habe ich inzwischen verloren. Es ist mir egal, ob «der Arzt sagt, du musst deine Tabletten nehmen».

Wenn jemandem deren Einnahme so wichtig ist, soll er oder sie die Pillen doch selbst schlucken. Es interessiert mich nicht, welche Ernährungsempfehlungen mein Arzt für mich hat, ob er mir das Autofahren erlaubt oder was alle Welt meint, wohin ich unbedingt gehen oder was ich unbedingt tun sollte. Sie sind Sie und ich bin ich; ich erteile Ihnen keine Befehle, mit welchem Recht befehlen Sie mir?

Wie ist es, an der Alzheimer-Krankheit zu leiden? Vieles, was mir vor der Diagnose wichtig war, hat an Wichtigkeit verloren. Es ist mir nach wie vor wichtig, ob die Schiedsrichter fair sind, wenn die Chicago Bears spielen. Meine Familie ist mir nach wie vor wichtig. Ich nehme *mich* nicht mehr so wichtig wie früher. Ich will nicht sterben, will aber auch nicht unbedingt nach ihren Vorstellungen leben. Außerdem bin ich mir völlig sicher, dass der liebe Gott nicht plötzlich beschlossen hat, Sie oder meine Angehörigen schlauer zu machen als ich es bin. Ich weiß selbst am besten, was das Beste für mich ist. Ich glaube nicht, dass ein Leben ohne Schmerzen wirklich das Wichtigste ist; ich stelle mir unter Lebensqualität etwas anderes vor, als schmerzfrei im Rollstuhl zu sitzen, stumm, ohne meine Umwelt wahrzunehmen. Ich halte einen Grad der zwischenmenschlichen Kommunikation nicht für erstrebenswert, der sich drei oder vier Jahre lang darin erschöpft, ein- oder zweimal die Woche eine Person anzulächeln, die mir bekannt vorkommt, während ich mich mit Druckgeschwüren herumplage, Schluckbeschwerden und Atemnot habe.

Ach ja, und außerdem: Bitte behandeln Sie mich ab sofort nicht mehr wie ein Kind. Sie scheinen nur zwei Arten des Umgangs mit mir zu kennen: entweder wie mit einem Erwachsenen oder wie mit einem Kind. Ich war und bin noch immer ein Erwachsener. Ich fühle mich nicht wie ein Kind, stelle aber fest, dass wir nur dann gut miteinander auskommen, wenn ich mich wie ein Kind verhalte. Ich will das nicht. Bitte tragen Sie nicht dazu bei, dass ich von Ihnen oder meiner Familie abhängig werde. Lassen Sie sich einen neuen Umgang einfallen, einen Umgang, der demenzkranke Menschen ermutigt, ihre Möglichkeiten auszuschöpfen. Entmutigen Sie diese Menschen nicht. Hören Sie auf, mir immer wieder zu sagen, was ich nicht tun kann oder nicht tun sollte. Überlegen Sie sich bitte, wie ich mehr tun kann, nicht weniger. Mir helfen heißt nicht lediglich, mich davon abzuhalten Dinge zu tun, die ich in Ihren Augen nicht tun kann oder tun sollte.

Begreifen Sie bitte, dass es in meiner Welt inzwischen andere, neue Wege gibt; Wege, sie sich von Ihren Wegen und denen, die Sie anderen Kranken empfehlen, bestimmt unterscheiden.

Ich bin mir nicht sicher, ob man wirklich jeden Tag essen muss, um gesund zu bleiben. Ich bin nicht immer davon überzeugt, dass ich mich jeden Tag waschen muss, um sauber zu sein. Dieser Reinlichkeitskomplex war mir von jeher ein wenig verdächtig. Und was soll dieser Zwang, die verschriebenen Medikamente einzunehmen? Warum sollte ich? Ihre Ratschläge sind für mich nicht immer die besten und hilfreichsten.

Wie ist es, alzheimerkrank zu sein? Die Ärzteschaft glaubt, für mich verantwortlich zu sein, weil sie diese Diagnose gestellt hat. Ihrer Webseite entnehme ich, dass Sie stolz darauf sind, das medizinische Handwerk «evidenzbasiert» zu praktizieren. Wir alle wissen, dass viele Beweise für Demenzerkrankungen vorliegen, was sie aber für mich als Patienten bedeutet weiß niemand. Die Tatsache, dass es jetzt ein Medikament gibt, das Sie mir verabreichen können, scheint alle in große Aufregung zu versetzen. Es hilft etwa 60 % der Erkrankten für drei Monate oder bis zu zwei Jahren. Und was ist, wenn ich nicht zu den 60 % gehöre? Was passiert nach drei Monaten oder zwei Jahren? Oh, es wirkt womöglich selbst dann noch, wenn sich meine Lebensqualität verschlechtert. Oh, mein Zustand verschlechtert sich womöglich schneller, wenn ich das Medikament nicht einnehme? Oh, und was ist mit all den Nebenwirkungen meiner Antidepressiva? Oh, und warum soll ich plötzlich keine Medikamente gegen meine Ängste einnehmen? Vor fünf Jahren hätte ich mich damit ruhig voll stopfen können. Oh, und was ist mit der Tatsache, dass meine Risikobereitschaft, was die Behandlung meiner Erkrankung angeht, merklich gestiegen ist, während Sie noch auf evidenzbasierte Behandlungsempfehlungen warten? Wie ich bereits sagte, unterscheiden wir uns in vielerlei Hinsicht voneinander und können einander nie wirklich ganz begreifen. Bitte befassen Sie sich mit der wachsenden Kluft zwischen uns und überlegten Sie, wie sie sich überbrücken lässt. Bitte geben Sie sich die größte Mühe, neue Modelle des Umgang mit Kranken zu schaffen. Ich selbst will und kann es nicht tun.

> Wie ist es, alzheimerkrank zu sein? Die Ärzteschaft glaubt, für mich verantwortlich zu sein, weil sie die Diagnose gestellt hat.

Wie viele hier im Raum haben sich ein paar Stunden Zeit genommen und sich mit einem Menschen im ersten oder zweiten Stadium meiner Erkrankung unterhalten? Wie viele haben im Medizinstudium eine oder zwei Wochen lang mit einem alzheimerkranken Menschen zusammengelebt? Wie viele können tatsächlich behaupten, die Frage: Wie ist es, mit der Alzheimer-Krankheit zu leben? beantworten zu können? Wie viele stimmen meiner Behauptung zu, dass sich Demenzerkrankungen fundamental von Virusinfektionen, Knochenbrüchen usw. unterscheiden? Sie müssen nicht den eigenen Arm brechen, um den gebrochenen Arm einer anderen Person effektiv zu behandeln. Sie müssen mir aber mehr Zeit widmen, Sie müssen intensiver mit mir arbeiten und sich stärker auf mich und meine Betreuungskräfte einlassen, um mich effektiver zu behandeln, weil wir uns von vielen Ihrer anderen Patienten und Patientinnen fundamental unterscheiden. Wir sind nicht nur Arzt und Patient; wir sind vielmehr ein Arzt und ein Mensch, der mit einer Demenzerkrankung lebt. Ich finde, dass Ihnen die Unterschiede sehr wichtig sein sollten und weiß, dass sie mir sehr wichtig sind. Bitte arbeiten Sie länger, intensiver, enger und anders mit meinen Betreuungspersonen und mir zusammen, damit wir alle

> Wir sind nicht nur Arzt und Patient; wir sind vielmehr Arzt und ein Mensch, der mit einer Demenzerkrankung lebt.

besser verstehen, was es heißt, alzheimerkrank zu sein und alle besser mit der Situation umgehen können.

Wie wäre es nun für Sie, bereits in jüngeren Jahren an der Alzheimer-Krankheit zu leiden, in Ihre Praxis zu gehen und Sprechstunden abzuhalten?

> Sie stehen zur gewohnten Zeit auf, viertel vor sieben Uhr. Sie schleppen sich in die Küche, um ... vergessen. Sich wieder ins Bett schleppen. Viertel nach sieben in Panik aufstehen, weil verspätet. Mit Rasieren anfangen. Da sehen Sie die Haarbürste liegen und fangen an sich zu kämmen. Sie küssen Ihre Frau oder die Ihnen nahestehende Person zum Abschied und merken, dass die Hälfte Ihres Gesichts noch mit Rasierschaum bedeckt ist. In der Praxis angekommen stellen Sie fest, dass Sie sich um zwei Stunden verspätet haben, weil Sie nur auf den kleinen Uhrzeiger geachtet haben, nicht auf den großen. Sie stellen ferner fest, dass Sie die Krawatte nicht zum Knoten gebunden haben. Sie schlüpfen in den weißen Kittel und fragen sich, warum das Personal auf Ihre Füße starrt. Die erste Patientin kommt herein, Sie nehmen ein Heft zur Hand, das zwar vage an eine Krankenakte erinnert, in Wirklichkeit aber die Speisekarte des Pizzaservice ist. Sie fangen an, Fragen zu stellen, merken aber erst nach eine Weile, dass Sie nichts notiert, nur gefragt haben. Ihr Kopf, der früher Fragen produzierte, die zu einer Diagnose geführt haben, stellt nun viele belanglose Fragen. Wo findet die Evaluierung statt? Keine Ahnung. Symptome, die früher spezifische Fragen ausgelöst hätten, werden jetzt übergangen. Sie sprechen über die Gesichter der Passanten, denen Sie heute früh auf der Fahrt zur Arbeit begegnet sind. Sie unterbrechen die Patientin und fragen sie, weshalb sie hergekommen ist. Sie begeben sich zu einem anderen Patienten in das andere Zimmer und lassen die erste Patientin sitzen. Sie halten den zweiten Patienten für die erste Patientin und beginnen mit der Diagnosestellung, bevor dieser noch angefangen hat zu erzählen. Die Sprechstundenhilfe kommt herein, und Sie fragen, wer sie sei, weil Sie sie nicht erkennen. Als Sie sich in den Sessel setzen, bemerken Sie die Hausschuhe an Ihren Füßen. Sie wenden sich dem Patienten zu und fragen, was ihn herführt. Jetzt fangen Sie scheinbar grundlos an zu weinen und erzählen ihm, dass Sie sich so über Ihre Frau geärgert haben. Aber weshalb nur? Sie merken, dass Sie völlig aus der gewohnten Bahn geworfen sind, gehen ins Wartezimmer und fangen an, eine Zeitschrift zu lesen. Dann gehen Sie ins Untersuchungszimmer zurück, behandeln den Rest des Tages den Rest Ihrer Patientinnen und Patienten ohne irgendeinen Zwischenfall. Sie vergessen die Ereignisse am Vormittag, fühlen sich aber beschämt, wenn Sie beim Nachhausekommen gefragt werden: «Und wie war dein Tag, Schatz?»

In der einen oder anderen Form ist mir das alles auch schon passiert, wenn auch nicht alles zusammen am gleichen Tag und selbstverständlich nicht in einer Arztpraxis.

Ich weiß, dass ich nicht eingeladen wurde hier vorzutragen, um aufzuzählen was Sie falsch machen. Ich sollte das, was Sie tun, lediglich aus meiner Sicht darstellen. Es liegt mir fern zu behaupten, ich sei «der» Alzheimer-Experte und wüsste haargenau was es heißt und was es nicht heißt, mit dieser Erkrankung zu leben. Ich weiß nur mehr oder weniger genau, was ich dabei erlebt habe. Ihnen geht es bestimmt nicht anders. Keiner von Ihnen kennt «die» beste Arzt-Patient-Beziehung zwischen einer Person mit der Alzheimer-Krankheit und Ihnen. Sie kennen nur Ihre persönlichen, aus dem eigenen Blickwinkel heraus gesammelten Erfahrungen.

Bitte bedenken Sie meine Worte und überlegen Sie, was sie bedeuten. Bitte sorgen Sie dafür, dass wir einander mehr Vertrauen schenken können, weil wir uns jederzeit bewusst sind, dass beide Seiten nur teilweise wissen, wie die beste Form meiner Behandlung aussieht.

Ich möchte, dass Sie mir helfen, so lange und so gesund zu leben wie möglich. Ich möchte Ihnen helfen, mir zu helfen.

4.3 Füge keinen Schaden zu

Seit einem Jahr sammle ich die gelegentlich törichten Antworten von Ärzten und Ärztinnen auf direkte Fragen von Menschen, die an einer Demenzerkrankung leiden. Die Beiträge stammen teils von mir, teils von anderen Betroffenen, jedoch – das sei ausdrücklich gesagt – von keinem meiner derzeitigen Ärzte. Die meisten Antworten sind wörtlich zitiert, ein paar habe ich allerdings übertrieben, um meine Leserschaft zu amüsieren. Sie müssen wissen, dass sich die Antworten nicht unbedingt auf die spezifische Frage beziehen, vielmehr Antworten sind, die einem demenzkranken Menschen gegeben wurden. Ich will nicht behaupten, dass sie für die gesamte Ärzteschaft repräsentativ sind. Ich habe sie gesammelt und veröffentliche hier meine Liste, damit Sie feststellen können, ob auch Ihr Arzt ein oder mehrere solche Äußerungen getan hat. In dem Fall sollen Sie wissen, dass Sie nicht alleine sind.

Ich: Werde ich aggressiv werden? Obwohl ich mal ein friedlicher Hippie war?

Arzt: Diese Frage kann ich mit einem hohen Grad der Sicherheit mit Ja oder Nein beantworten. Wir werden abwarten müssen und sehen was passiert.

Ich: Danke! Werde ich es bemerken, wenn ich dann tatsächlich aggressiv werde?

Arzt: Schwer zu sagen. Sie werden es bemerken oder auch nicht, oder bemerken, dass sie aggressiv sind und nichts dagegen tun können.

Ich: Oh, verstehe! Wenn ich nun aggressiv werde, wie wird es sich äußern? Welche Warnzeichen gibt es?

Arzt: (zu meiner Begleitperson gewandt und in finsterem Ton) Versteht er überhaupt, was ich sage? Belästigt er Sie auch mit solchen Fragen? Wie lange ist er schon auf dieses Thema fixiert? Sie haben gesagt, er sei manchmal schwierig, jetzt verstehe ich, was Sie gemeint haben.

Ich: Entschuldigen Sie Herr Doktor, ich dachte es sei *mein* Termin!

Arzt: Ja, natürlich. Sie haben zwei gute Fragen gestellt, und ich bin froh darüber. Ich weiß nicht so Recht, wie ich sie beantworten soll.

Ich:	Nun?
Arzt:	Soll ich Ihnen noch weitere Fragen beantworten?
Ich:	Ja! Ist einer Ihrer Patienten mal gegen Sie aggressiv geworden?
Arzt:	Das war ein Problem für mich, aber dann habe ich einen anderen Ton angeschlagen, und das aggressive Verhalten hat tatsächlich nachgelassen.
Ich:	Nein, ich meine, hat sich einer Ihrer demenzkranken Patienten mal so über Sie geärgert, dass er aggressiv wurde?
Arzt:	Während der Untersuchung meist nicht, aber manchmal bei der Befragung. Manche regen sich dabei ziemlich auf. Ich weiß auch nicht so Recht, warum das so ist.
Ich:	Warum haben Sie denn keine meiner bisher gestellten Fragen beantwortet? Weitere Fragen zu stellen ist wohl zwecklos.
Arzt:	Moment mal. Bitte nicht aggressiv werden. Ich habe Ihre Fragen so gut wie möglich beantwortet. Ich fordere meine Patienten immer auf, mich alles zu fragen und so viele Fragen zu stellen wie sie nur wollen. Ich fordere sie sogar auf, ihre Fragen zu notieren bevor sie in meine Praxis kommen. Ich möchte Sie und Ihre Betreuungspersonen beruhigen und auf alle Ihre Sorgen eingehen.
Ich:	So?! Nun, was hat die Forschung über Kranke wie mich und Aggressionen herausgefunden?
Arzt:	Hat Ihnen schon jemand gesagt, dass Sie extrem gute Fragen stellen?
Ich:	Ja, Sie selbst, vor etwa zwei Minuten.
Arzt:	Stimmt. Nun, ich sage es noch einmal: Sie haben extrem gute Fragen gestellt. Soviel ich weiß, ist sich die Forschung in dieser Sache ziemlich einig und kommt zu ähnlichen Glockenkurven. Eine Glockenkurve sieht so aus. (Malt mit dem Finger eine Glockenkurve ohne Klöppel in die Luft.)
Ich:	Aha, verstehe. Würden Sie mir empfehlen, meine Medikamente zu verändern oder ein zusätzliches Medikament einzunehmen, um zu verhindern, dass ich aggressiv werde?
Arzt:	Möglicherweise. Vielleicht würden Sie aber gar nicht wollen. Natürlich liegt die Entscheidung ganz bei Ihnen. Ich an Ihrer Stelle wäre unschlüssig. Sie haben eine sehr gute und schwer zu beantwortende Frage gestellt. Nun, kann ich noch etwas für Sie tun?
Ich:	Hm. Würden Sie mir bitte Ihre ehrliche Meinung dazu sagen? Schließlich bin ich hier, um den Rat eines Fachmanns einzuholen.

Arzt:	Ich habe erst kürzlich einen Artikel über diese Sache gelesen. In einer Fachzeitschrift (Hält inne, sucht nach der Zeitschrift, deren Name ihm entfallen ist.). Ich kann sie im Moment nicht finden. Ich mache mir eine Notiz in Ihre Krankenakte, und beim nächsten Termin habe ich die Antwort für Sie parat.
Ich:	Oh! Sie sehen sich die Patientenakten an, bevor die Leute in Ihr Sprechzimmer kommen?
Arzt:	Aber selbstverständlich. Jeder vernünftige Arzt tut das. Wir nehmen uns durchaus Zeit und studieren die Akte, bevor der Patient hereingerufen wird. Wir wollen uns doch nicht blamieren, den Namen des Kranken vergessen oder ihn mit dem falschen Namen anreden.
Ich:	Aha. Verstehe. Um auf meine ursprüngliche Frage zurückzukommen … Ich bin hier, weil ich Fragen beantwortet haben möchte, die ich nicht selbst beantworten kann, weil ich in diesen Dingen kein Fachmann bin. Mir fehlen das Wissen und die Erfahrung.
Arzt:	Klar fehlt Ihnen das. Ich weiß es sehr zu schätzen, dass Sie damit ausgerechnet zu mir kommen. Es gibt nämlich allein in diesem Haus 34 Ärzte! Die Leute sind sich nicht immer bewusst, dass sie die Wahl haben, und es sind informierte Konsumenten wie Sie, die uns auf Zack halten, sozusagen. Was kann ich sonst noch für Sie tun?
Ich:	Na gut, so haben wir beide etwas davon. Welche Erfahrungen haben Sie mit Patienten in meiner Lage gemacht? Was haben sie getan? Wie war deren Krankheitsverlauf?
Arzt:	Ich darf keine Namen nennen. Schweigepflicht und diese ganzen verdammten gesetzlichen Vorschriften. Als ich nach dem Medizinstudium angefangen habe zu praktizieren, hatten die Leute noch Vertrauen in ihren Arzt und respektierten ihn. Sie haben die Behandlung in unsere Hände gelegt, und wir haben getan, was wir für das Beste hielten. Verstehen Sie nun, dass ich Ihnen keine andere Antwort auf Ihre Frage anbieten kann? Schließlich will ich es nicht mit dem FBI und der Arzneimittelkontrollbehörde zu tun bekommen. Die haben in meiner Praxis nichts zu suchen.
Ich:	Ich will überhaupt keine Namen wissen. Mich interessieren lediglich Ihre Erfahrungen mit solchen Kranken. Wie steht es also mit der Aggression und mir?
Arzt:	Diese Frage kann wohl am besten ein Psychologe beantworten. Sie werden ein paar Tage gründlich getestet und müssen viele hundert Fragen beantworten, die Ihnen sinnlos erscheinen. Dann werden die Daten in den Computer eingegeben, und der Computer wird uns Ihre Frage

	beantworten. Natürlich müssen wir anschließend den Psychologen bitten, den Ausdruck zu unterschreiben, es ist ja sein Bericht.
Ich:	Ich bin bereits von verschiedenen Psychologen getestet worden. Abgesehen von der Tatsache, dass einer doppelt so viel Zeit investiert und halb so viel berechnet hat, sind beide zum gleichen Schluss gekommen: Sie können nicht so oder so sagen, Aggressionen oder keine Aggressionen, das sei von vielen Faktoren abhängig, die zu bestimmen sie jedoch versuchen würden, wenn ich mich noch mal ein paar Tage testen lassen würde. Sie sind mein Arzt. Was meinen Sie?
Arzt:	Nun, es freut mich, dass Sie die Sache so sehen. Noch dürfen Psychologen keine medizinischen Diagnosen stellen, und ich hoffe, dass dieser Tag nie kommt. Trotzdem glaube ich nicht, dass ich die richtige Adresse bin. Sie sollten damit wirklich zu einem Spezialisten gehen. Wenn ich richtig verstehe, haben Sie einen Termin beim (hier den Namen einer der vielen Fachärzte einsetzen – Podologe, Orthopäde, spezialisiert auf den kleinen Finger der rechten Hand, Proktologe, HNO-Arzt, spezialisiert auf die Behandlung, jedoch nicht auf die Operation des Hammers im rechten Ohr, Neurologe usw.), und zwar schon in sechs Monaten. Schreiben Sie Ihre Fragen doch einfach auf und stellen Sie sie dann dem Facharzt.
Ich:	Oh. Wann soll ich Sie wieder aufsuchen?
Arzt:	Ehrlich gesagt: Viel mehr kann ich nicht für Sie tun. Kommen Sie doch einfach wieder her, nachdem Sie sich die Hose runtergezogen und mitten ins Wohnzimmer gepinkelt haben, okay? Dann können wir uns über eine andere Medikation unterhalten (Ich muss gestehen, dass das mir passiert ist und keinem anderen; ein Neurologe hat diesen Satz tatsächlich gesagt.).
Ich:	Oh!?
Arzt:	Bitte vergessen Sie nicht, sich bei der Sprechstundenhilfe zu melden, bevor Sie rausgehen. Sie muss den richtigen Code eingeben und Ihren Besuch als äußerst komplexe Beratung von ungewöhnlich langer Dauer registrieren. Sie können mich jederzeit anrufen, wenn Sie noch weitere Fragen haben.
Ich:	Oh! Danke!

Was kostet die Betreuung alzheimerkranker Menschen?

- Die Alzheimer Gesellschaft und das National Institut of Aging (Institut für Altersforschung) schätzen die direkten und indirekten Betreuungskosten für

Menschen mit der Alzheimer-Krankheit auf mindestens 100 Milliarden Dollar pro Jahr.

- Die lebenslange Betreuung eines alzheimerkranken Menschen kostet durchschnittlich 174 000 Dollar.

- Einer von der Alzheimer Gesellschaft in Auftrag gegebenen Studie zufolge kostet die Alzheimer-Krankheit die amerikanische Wirtschaft jährlich 61 Milliarden Dollar. 24,6 Milliarden werden für die direkte Versorgung von Alzheimerkranken aufgewendet, 36,5 Milliarden werden von den betreuenden Angehörigen durch Produktivitätsverlust, Fernbleiben vom Arbeitsplatz und Ersatzpersonal verursacht.

http://www.alz.org/AboutAD/statistics.asp

Anhang

Was Sie tun können

Achten Sie auf Ihr liebstes Organ

Nicht erschrecken: Dies ist keine unerwünschte Werbung für Viagra aus einer Apotheke, die sich auf einem Ruderboot befindet, das im Meer vor der westindischen Hafenstadt Cochin (früher Kotschin genannt) dümpelt (Eröffnet uns Mr. Google nicht die schöne Möglichkeit, interessanter und witziger zu schreiben und dabei noch etwas zu lernen?).

Jeder Mensch, der über 50 Jahre alt ist, sollte sich alle ein, zwei Jahre einer Vorsorgeuntersuchung unterziehen, und dieser Check-up sollte auch ein lange vernachlässigtes Organ umfassen, nämlich das Gehirn! Wie dieser Teil des umfassenden Programms schließlich auch genannt werden wird – ob *Denk' daran, Vergissmeinnicht, Gesundes Gehirn, Achten Sie auf Ihr liebstes Organ* – die Ergebnisse dieser Untersuchung sollen Basiswerte sein, an denen wir etwa jährlich die Gesundheit unseres Gehirns, was Demenzerkrankungen angeht, messen können.

Alljährlich bitten wir die Ärzteschaft, uns auf Herz und Nieren zu untersuchen, auch Prostata und/oder Brüste und Augen nicht zu vergessen; doch das Gehirn wird fast generell vernachlässigt. Es sollte ein Aufruf zur Entwicklung eines Modells zur Förderung und Verbreitung dieser ärztlichen Maßnahme ergehen. Das Modell soll Teil einer umfassenden Kampagne sein, die bei der Ärzteschaft und der Bevölkerung Verständnis für die von Demenzerkrankungen verursachten Probleme wecken und einen anderen Umgang mit Betroffenen fördern soll.

Es ist uns zwar nicht gelungen, den Leuten mit der Tatsache Angst einzujagen, dass die Zahl demenzkranker Menschen ansteigen wird – von 5 Millionen auf *über 15 Millionen* in etwa 30 Jahren – vielleicht können wir sie aber davon überzeugen, dass es aus purem Eigeninteresse ratsam ist, sorgfältig auf das eigene Gehirn zu achten!

An einer Demenzerkrankung leidende Menschen sind die informiertesten, motiviertesten, effektivsten und am meisten IGNORIERTEN Personen von allen, die sich zu diesem Themenkomplex äußern. Es ist an der Zeit, mit UNS zu arbeiten, uns zu fördern anstatt zu behindern, unsere und Ihre Bedürfnisse wahrzunehmen, um das größte mit dem Altern verbundene Stigma – Vergesslichkeit – besser zu verstehen, besser damit zu leben und es schließlich abzuschaffen. Wir müssen Demenzerkrankungen realistisch sehen und entsprechend reagieren: Sie sind Erkrankungen, die (in einigen Fällen und zeitlich begrenzt) behandelt, bislang jedoch nicht geheilt werden können.

Wir werden durch die Alzheimer-Krankheit nicht «dumm» oder «blöd» oder schwerhörig, und fallen deswegen auch nicht in die Kindheit zurück. Leider werden wir aber genau so behandelt. Wir werden nie wieder zu der Person, die wir waren und die sich viele Leute immer noch herbeiwünschen; wir sind wie wir sind. Wir sind darauf angewiesen, dass sich unsere Mitmenschen besser informieren, dass sie verständnisvoller sind und sich noch mehr bemühen, uns zu verstehen.

Demenzen sind Erkrankungen und Leiden, die wir noch nicht ganz verstehen. Deshalb verstehen wir noch nicht ganz, wie und warum sie sich auf Menschen, die Opfer dieser Erkrankungen sind, auswirken. Wir schließen die Leute aus unseren Familien aus, weil sie nicht mehr reinpassen/zuviel von unserer Zeit beanspruchen/das Familienleben stören, und bewahren sie in kleinen Lagerhäusern (Pflegeheimen) auf, bis sie sterben. Wie behandeln sie wie Kinder, weil wir für Leute, mit denen wir nicht wie mit Erwachsenen umgehen können, keine andere Form des Umgangs kennen (Versuche, mit Jugendlichen verständnisvoll umzugehen, habe wir weitgehend eingestellt; wir wissen ja, dass sie «da» rauswachsen, was immer dieses «da» sein mag.).

Wir können nichts Besseres tun, *jetzt sofort*, als uns selbst auf diese Erkrankungen hin zu beobachten und zu hoffen, deren künftige Opfer identifizieren und behandeln zu können. Wir müssen größere Anstrengungen unternehmen, um Betroffene zu verstehen, und hören, was sie zu sagen haben, aber auch Forschungsprojekte unterstützen, die nach den Ursachen der heimtückischen Demenzerkrankungen und nach Heilungsmöglichkeiten suchen.

Jährliche Gehirnuntersuchungen sind für alle ein guter erster Schritt. Bitte überzeugen Sie drei Leute aus Ihrem Freundeskreis von dieser Idee und bitten Sie jede/jeden, die Idee an drei andere weiterzugeben. Danke.

«Best Friends»

Die Alzheimer-Gemeinde ist derzeit im Umbruch, weil sich eine kleine Evolution/Revolution anbahnt: Es geht um die richtigste, am wenigsten kränkende, beste Charakterisierung von Personen, die sich um einen von einer Demenzerkrankung betroffenen Menschen kümmern. Sind sie meine Betreuungskräfte, meine Versorgerinnen und Versorger, meine Pflegenden oder/und meine besten Freundinnen und Freunde? Welche Worte beschreiben unsere Beziehung am besten?

Kommt es tatsächlich auf die Worte an oder ist die Philosophie entscheidend? Die meisten pflegenden Angehörigen (das ist die weltweit, außer in den USA, verwendete Bezeichnung) orientieren sich beim Umgang mit anderen Menschen an zwei grundlegenden Modellen: erwachsene Person zu Kind oder erwachsene zu erwachsener Person. Ich weiß, dass Jugendliche oft eine Klasse für sich sind, dass es ferner die «Ist mir alles egal»-20-Jährigen, die «Und was hab' ich davon»-30-Jährigen usw. gibt. Ob nun zu Recht oder zu Unrecht, Tatsache ist, dass wir, was unsere Kontakte mit anderen Menschen betrifft, grundsätzlich über zwei Schubladen von Annahmen und Vermutungen, Verhaltensweisen und allgemeinen Umgangsformen verfügen.

Wenn wir feststellen, dass ein Mensch, den wir wie eine erwachsene Person behandeln, nicht wie gewünscht reagiert, gehen wir häufig dazu über, ihn wie ein Kind zu behandeln. Vielleicht bekommen wir damit die gewünschte Reaktion? Wir bitten nicht, wir ordnen an. Wir gehen von bestimmten Annahmen aus, anstatt für Neues offen zu sein. Wir hören nicht zu, wir reden. Wir akzeptieren nicht, wir tolerieren. Wir reagieren eher mitfühlend als einfühlend.

Ich glaube, dass wir uns beim Umgang mit einem alzheimerkranken Menschen dieses Erwachsener-Kind-Modells bedienen. Es ist effizienter und häufig effektiver. Es gibt auch eine Schule, welche lehrt: «Sag' ihnen was sie hören wollen.» (ich nenne es *lügen*), und eine Schule, welche lehrt: «Lenke sie ab von dem, worüber sie reden wollen, führe sie wieder auf das vorgegebene Gesprächsthema zurück.» (ich nenne es «*achte nicht auf ihre geäußerten Bedürfnisse*»), und «Stelle die eigenen Bedürfnisse in den Mittelpunkt, du weißt schließlich am Besten, was sie brauchen.» Allein diese beiden Strategien wären ein eigenes Buch wert!

Ich ermuntere Sie, empfehle Ihnen, fordere Sie auf und bitte Sie inständig: Betrachten Sie sich als Vertrauensperson und gute Freundin oder guten Freund des alzheimerkranken Menschen, der Ihnen nahe steht, und mit dem Sie zusammenleben. Von der Alzheimer-Krankheit betroffenen Menschen rate ich, nach mehr «Best Friends» Ausschau zu halten – nicht unbedingt nach mehr Kindern, Ehefrauen oder Ehemännern.

Denken Sie darüber nach, was Freundschaft für Sic bedeutet. Wie gehen Sie mit einer guten Freundin, einem guten Freund um? Wie gehen Sie im Vergleich dazu mit Ihrem Schützling um? Ich weiß, dass er Ihr Ehemann oder sie Ihre Mutter ist, doch die alten Umgangsformen funktionieren nicht mehr, stimmt's? Sie machen nur alle traurig und ärgerlich, sie frustrieren alle Beteiligten und funktionieren nicht. Das ist nun einmal die nüchterne Tatsache! Ende der Analyse.

Virginia Bell und David Troxel sind zwei Fachpflegekräfte, die viel Zeit mit demenzkranken Leuten wie mir verbracht und die Idee entwickelt haben, von unseren realen Beziehungen abzusehen und sie auf eine neue, freundschaftliche Basis zu stellen. Sie haben das Best-Friends-Modell entwickelt und einen Ratgeber für Angehörige und Pflegende verfasst, *Richtig helfen bei Demenz* (ISBN 978–3–497–01922–9), den ich Ihnen wärmstens zum Kauf empfehle.

Hin und wieder beklage ich die Tatsache, dass ich inzwischen verunsichert bin und nicht mehr weiß, wie ich mit anderen Leuten umgehen soll, und diese offenbar auch nicht wissen, wie sie am besten mit mir umgehen sollen. Jetzt weiß ich es! «Best Friends»! Das ist allerdings nicht die leichtere Antwort. Je inniger und länger sie einander geliebt haben, desto komplizierter ist die Sache. Je länger beide Teile in einer anderen Rolle waren, desto schwieriger ist es, in die Rolle einer guten Freundin oder eines guten Freundes zu schlüpfen. Alle reden von echten Freundschaften; bereits am Tag der Hochzeit verpflichtet man sich dazu. Bitte erinnern Sie sich an dieses Versprechen. Jetzt ist die Zeit gekommen, es einzulösen. Bitte informieren Sie sich über das Best-Friends-Modell und lernen Sie, Ihrem vor Jahren gegebenen Wort Taten folgen zu lassen.

Steht auf! Handelt! Jetzt!

An alle, die mit mir gemeinsam auf diesem «weniger begangenen Weg», dem immer voller werdenden «Demenz-Boulevard» unterwegs sind:

Wenn die Gesetzgeber (die wir immer wieder wählen und in ihren Ämtern bestätigen) Gesetzesvorlagen abändern und klammheimlich Ausführungsbestimmungen erlassen, die es den Kindern gering verdienender Bevölkerungsschichten zunehmend erschweren, einen vollen Krankenversicherungsschutz zu erwerben, lassen sie uns bewusst im Regen stehen – uns, ihre eigenen Großmütter, Mütter, Väter, Cousins und Cousinen – und, in zehn bis zwanzig Jahren, auch sich selbst.

Demenzerkrankungen sind real und, für einen hohen Prozentsatz alternder Menschen, unvermeidlich. Diese Leiden beschädigen unsere Würde, belasten die Familien und verursachen bei uns Erkrankten gesundheitliche Komplikationen, die unweigerlich zu einem vorzeitigen Tod führen. Wir wissen von Tag zu Tag mehr über diese Krankheiten. Wir stellen von Tag zu Tag deutlicher fest, wie schwierig es ist, sie zu besiegen. Wenn ein großer Teil unserer Gesellschaft ein «gesegnetes Alter» erreicht, steigt die Wahrscheinlichkeit, dass ein großer Teil an einer oder mehrerer dieser Erkrankungen leiden wird. Je mehr Menschen ein gesegnetes Alter erreichen, desto mehr werden an einer Demenz erkranken. Wir werden den Eindruck haben, Demenzerkrankungen breiteten sich in unserem Familien- und Freundeskreis plötzlich epidemisch aus (obwohl sie nicht ansteckend sind).

Es sollte als Verbrechen gegen die Menschlichkeit gelten, Menschen, die erwiesenermaßen an einer Demenzerkrankung leiden, auf ihren Behindertenausweis und die damit verbundenen Vergünstigungen warten zu lassen (oder ihn, wie in manchen Fällen geschehen, schlichtweg zu verweigern). Haben sie nicht dreißig bis sechzig Jahre lang treu ihre Versicherungsbeiträge entrichtet? Ich lebe in Texas, in einem derjenigen nordamerikanischen Bundesstaaten, in denen – wen wundert es – Erstanträge auf einen Behindertenstatus am häufigsten abgelehnt werden. Es gibt in meiner Umgebung Leute, die sich an dieser Tatsache überhaupt nicht stören und stolz sind auf diesen Rekord. Schande, Schande, Schande!

Und dann zeigen sie mit dem Finger auf uns und behaupten, *wir* verhielten uns irrational? Wie denn das? Warum sollten wir feindselig, paranoid, verängstigt und deprimiert werden? Schließlich gibt es doch immer ein Netz, das uns auffängt, sofern wir reich sind oder Erdnussfarmer, Waffen exportieren oder Flugzeuge für die Mittelklasse bauen …

Die amerikanische Gesellschaft muss sich derzeit in vielerlei Hinsicht auf die zahlreichen älter werdenden Menschen der geburtenstarken Jahrgänge einstellen.

Das soziale Netz ist so brüchig geworden, dass viele von uns bereits heute durchfallen oder unweigerlich durchfallen werden. Nachdem wir *alle* unsere Ressourcen aufgebraucht haben, nachdem die Leistungen von Medicare [staatliche Gesundheitsfürsorge, A. d. Ü] ein weiteres Mal gekürzt wurden, weil Kriege die Kassen der Regierung geleert haben, nachdem wir das Gefühl für unsere Persönlichkeit und unsere Würde verloren haben, werden wir einem wackeligen und schrumpfenden Medicaid-System [staatliches Gesundheitsfürsorgeprogramm für einkommensschwache Gruppen, A. d. Ü] anheimfallen, das zwar niemand finanzieren will, aber alle als «Sicherheitsnetz» behalten wollen für ihre Eltern, vielleicht auch für sich selbst. Wir rutschen vom Langzeitpflegeheim mit den frischen Blumen und Einzelzimmern hinein in die schmucklosen Krankenstationen staatlicher Einrichtungen, die in einem abgelegenen Flügel des Gebäudes untergebracht sind. Inzwischen fragt sich der Gesetzgeber, wie er diese Dienstleistungen für sich selbst und seinesgleichen in Zukunft finanzieren soll und entwirft Pläne; was ihm mehr oder weniger – eher weniger – gut gelingt. Doch wo bleibt der Aufschrei, wenn bereits heute die Leistungen nach jeder neuen Gesetzgebungsrunde wieder ein Stück schrumpfen?

Offensichtlich hat jeder dieser Gesundheitspolitiker und jede Gesundheitspolitikerin mindestens 400 000 Dollar gespart, um die Kosten für zehn Jahre Pflegeheim abzudecken für sich, ihre Eltern und die Armen, die ein Leben lang so wenig verdient haben, dass sie überhaupt nichts ansparen konnten.

Für uns ist jetzt die Zeit zum *Handeln* gekommen. Der Druck, die AIDS-Forschung verstärkt zu finanzieren, wurde nicht aufgebaut, indem alle AIDS-Kranken zu Hause geblieben und sich mit Gartenarbeit beschäftigt haben. Mit AIDS-Kranken befreundete Menschen machten sich nicht nur um das ruhelose Herumwandern ihrer Schützlinge Sorgen und kümmerten sich nicht nur um jederzeit abgedeckte Steckdosen, sie wurden auch *politisch aktiv*. Sie mobilisierten Menschen, die Interesse an ihrer Sache hatten, und machten Patientenfürsprache und Lobbyarbeit zum selbstverständlichen Teil des Umgang mit der Erkrankung.

Bitte denken Sie darüber nach, solange Sie es noch können. Werden Sie aktiv, solange Sie es noch können. Handeln Sie für sich selbst, Ihre Generation und die kommenden Generationen Ihrer Familie und Ihres Freundeskreises. Zeigen Sie auf, wie Sie von den verschiedenen derzeit vorhandenen Systemen behandelt und/oder ignoriert worden sind, von Systemen, die angeblich zu Ihrer Unterstützung und Hilfe da sind. Schreiben Sie Briefe, viele Briefe. Schicken Sie E-Mails. Sprechen Sie in Kirchengemeinden, Schulen und bei Gemeinderatsversammlungen. Hören Sie erst auf damit, wenn Sie dazu gezwungen sind, und vertrauen Sie darauf, dass Menschen, die nach uns kommen, die Arbeit fortsetzen!

Ich appelliere an die pflegenden Angehörigen, die sich so sehr fürchten und deprimiert sind: Bitte nutzen Sie diese angestaute Angst-Energie, um sich selbst, Ihre Familien, Ihren Freundeskreis und alle Menschen in Ihrem Umfeld darüber aufzuklären, wie unsere Gesellschaft mit demenzkranken Menschen umgeht. Wenn sich diese Organisationen nicht dazu bewegen lassen, für Ihre Schützlinge aktiv zu werden, motiviert sie möglicherweise das Eigeninteresse zum Handeln. Die Stunde schlägt für uns alle; es ist nur eine Frage der Zeit, wann und wo wir ihren Schlag vernehmen. Ich habe ihn gehört. Ich habe die Alzheimer-Krankheit.

Handelt! Schlagt Alarm! Sagt laut und deutlich was Sache ist!

Adressenliste (Demenz)

Deutsche Alzheimer Gesellschaft e. V.
Friedrichstraße 236
10969 Berlin
Tel: 030-259 37 95 0
Fax: 030-259 37 95 29
E-Mail: info@deutsche-alzheimer.de
Mit ausführlichen Informationen zu allen regionalen Beratungsstellen
in Deutschland.

Psychosozialer Treffpunkt für ältere Menschen mit türkischer Muttersprache
DETA MED
Turmstr. 21
10559 Berlin-Moabit
Tel. 030-36 75 15 27
Fax 030-36 75 15 29

IdeM – Informationszentrum für dementiell und psychisch erkrankte
MigrantInnen und ihre Angehörigen; Beratung auf Türkisch, Arabisch, Serbisch,
Bosnisch, Kroatisch, Polnisch
Rubensstr. 84
12157 Berlin
Tel. 030-85 62 96 57
Fax 030-85 62 96 58

Deutsche Seniorenliga e. V.
Gotenstr. 164
53175 Bonn
Tel.: 0228-36 79 30
www.deutsche-seniorenliga.de

www.selbsthilfe-wegweiser.de
Angehörigengruppe für Alzheimererkrankte
Wartburgplatz 5
28217 Bremen
Tel. 0421-3 80 80 15
E-Mail: ahb-hauspflege@t-online.de

BAGA Bundesarbeitsgemeinschaft für Alten- und Angehörigenberatungsstellen
c/o Ulrich Mildenberger
Beratungsstelle für ältere Bürger und ihre Angehörigen
Heidbergstraße 28
22846 Norderstedt
Tel.: 040-528 83 83 0

Deutsche Expertengruppe Dementenbetreuung e. V.
c/o Mechthild Lärm
Haus Schwansen
Rakower Weg 1
24354 Riesby
Tel.: 04355-18 11 15

Deutsche Arbeitsgemeinschaft Selbsthilfegruppen e. V.
Friedrichstraße 28
35392 Gießen
Tel.: 0641-9 94 56 12

Bundesarbeitsgemeinschaft der Freien Wohlfahrtspflege e. V.
Franz-Lohse-Straße 17
53129 Bonn
Tel.: 0228-22 6128

Kompetenznetz Demenzen e. V.
Prof. Dr. Dr. Fritz A. Henn
Zentralinstitut für Seelische Gesundheit
68159 Mannheim
Tel.: 0621-17 03 2002/
Fax: 0621–17 03 2005
Internet: www.kompetenznetz-demenzen.de

www.hirnliga.de
Hirnliga e. V.
Geschäftsstelle
Postfach 1366
51657 Wiehl
Tel. (Montags bis Freitags von 8:30 bis 12:30 Uhr) 02262-999 99 17
E-Mail: GS@hirnliga.de

www.alzheimer-selbsthilfe.at
A-1020 Wien
Obere Augartenstrasse 26–28
Telefon: +43 (1) 332 51 66
Fax: +43 (1) 334 21 41

Deutsches Zentrum für Altersfragen
Manfred-von-Richthofenstr. 2
12101 Berlin
Telefon: (+49) (030) 26 07 40 0
Telefax: (+49) (030) 78 54 35 0

Bundesministerium für Familie, Senioren, Frauen und Jugend
11018 Berlin
Servicetelefon 01 80/1 90 70 50 (Montag bis Donnerstag: von 7.00 bis 19.00 Uhr)
(Anrufe aus dem Festnetz: 7–19 Uhr 3,9 Cent pro angefangene Minute)
über unsere Zentrale: 03018-555-0
Fax: 03018-555-4400

Alzheimer Forschung Initiative e. V.
Grabenstraße 5
40213 Düsseldorf
Tel: 0800-200 400 1; 0211/86 20 66-0
Fax: 0211/86 20 66-11
E-Mail: info@alzheimer-forschung.de

Kuratorium Deutsche Altershilfe
Wilhelmine-Lübke-Stiftung e. V.
Schirmherr: Bundespräsident Horst Köhler
An der Pauluskirche 3
D-50677 Köln
Tel. 0221-93 18 47 0
www.kda.de

DEUTSCHES GRÜNES KREUZ e. V.
Im Kilian
Schuhmarkt 4
35037 Marburg
Telefon: 0 64 21/29 30
Telefax: 0 64 21/229-10
E-Mail: dgk@kilian.de

Deutsche Gesellschaft für Gerontopsychiatrie und -psychotherapie e. V. (DGGPP)
Geschäftsstelle
Postfach 1366
51675 Wiehl
Tel: 02262-797 683
Fax: 02262-999 99 16
E-Mail: GS@dggpp.de

Deutsche Gesellschaft für Neurologie e. V. (DGN)
Geschäftsstelle und Vertretungsberechtigter im Sinn des TDG/MDStV
Präsident: Prof. Dr. med. Johannes Noth
Direktor der Neurologischen Klinik
Universitätsklinikum Aachen
Pauwelsstraße 30
52074 Aachen
Tel.: 0241-8089600
Fax: 0241-8082582
E-Mail: neurologie@ukaachen.de

Deutsche Gesellschaft für Psychiatrie, Psychotherapie und Nervenheilkunde e. V. (DGPPN)
Geschäftsstelle
Reinhardtstrasse 14
D-10117 Berlin
Tel.: 030-2809 6601/-02,
Fax: 030-2809 3816
E-Mail: t.nesseler@dgppn.de

Bundesarbeitsgemeinschaft SELBSTHILFE von Menschen mit Behinderung und chronischer Erkrankung und ihren Angehörigen e. V. (BAG SELBSTHILFE) e. V.
Kirchfeldstr. 149
40215 Düsseldorf
Tel: 0211-31006-0
Fax: 0211 31006-48
E-Mail: info@bag-selbsthilfe.de
Internet: www.bag-selbsthilfe.de

Alzheimer Ethik e. V.
Renate Demski
Lappenbredde 10
59063 Hamm
Telefon: 02381-972 28 84 und 510 15 (Hotline)
Fax: 040-36 03 69 05 02
E-Mail: alzeth@aol.com
Internet:
http://www.alzheimer-ethik.dehttp://www.alzheimer-alternativ-therapie.de

FORUM GEMEINSCHAFTLICHES WOHNEN e. V. – Bundesvereinigung
Gerda Helbig
Brehmstraße 1a
30173 Hannover
Telefon: 0511-475 32 53
Fax: 05 11-475 35 30
E-Mail: info@fgwa.de
Internet: http://www.fgwa.de

Linkliste

Im Internet gibt es inzwischen eine Vielzahl von interessanten Websites mit Informationen über Demenz bzw. die Alzheimer Erkrankung. Im Folgenden wird lediglich eine Auswahl der verschiedenen Seiten vorgestellt und näher beschrieben. Der Verlag übernimmt keine Verantwortung für die Aktualität der Inhalte bzw. mögliche Links der Internetseiten. Stand der Informationen Mai 2008.

www.deutsche-alzheimer.de: Seite der deutschen Alzheimergesellschaft mit Hilfen für Betroffene und ihre Angehörigen. Sie bieten den Service der Online-Beratung, die Möglichkeit, Informationsblätter, Materialen und Broschüren herunter zu laden bzw. zu bestellen. Darüber hinaus bietet sie eine umfassende Adressenliste von allen regionalen Alzheimer Gesellschaften, Beratungsstellen und Angehörigengruppen in Deutschland.

www.alzheimerforum.de: Seite der Angehörigen Initiative e. V. mit wichtigen Informationen zur Krankheit mit Schwerpunkt auf die Unterstützung der Angehörigen. Aktuelles auch zu den Themen Recht, Pflegeversicherung, Behandlungsansätze und Hilfsmittel. Möglichkeit der telefonischen Beratung. Bietet umfassende Adressenliste auch über Angehörigengruppen in Österreich.

www.alz.ch: Seite der schweizerischen Alzheimer Vereinigung informiert über aktuelle Themen rund um die Krankheit. Schwerpunkt der Vereinigung liegt auf der Beratung von Betroffenen und ihren Angehörigen. Die Vereinigung unterhält ein so genanntes Alzheimer-Telefon.

www.alzheimer-gesellschaft.at: Seite der österreichischen Alzheimer Gesellschaft mit Schwerpunkt auf Wissenschaft und Forschung.

www.alzheimer-selbsthilfe.at: Seite des Alzheimer Angehörigen Austria Vereins mit nützlichen Informationen zu vielen Themen der Krankheit für Betroffene und Angehörige.

www.kda.de: Seite des Kuratoriums Deutsche Altenhilfe mit vielen nützlichen Informationen zur Pflege und Betreuung von alten Menschen und hilfreichen Informationen zu aktuellen Veröffentlichungen zum Thema Demenz.

www.dcm-deutschland.de: Offizielle deutsche Seite des DCM-Verfahrens unter der Trägerschaft der Privaten Universität Witten/Herdecke mit Informationen über Aus- und Fortbildung für Pflegende und andere Angehörige des Gesundheitswesens.

www.pflegen-demenz.de: Erste deutschsprachige Fachzeitschrift für die professionelle Pflege von Personen mit Demenz mit Beiträgen, deren Schwerpunkte auf der praktischen Umsetzung und Verbesserung im Alltag von Menschen mit Demenz und ihren Pflege- und Betreuungspersonen liegen.

www.wg-qualitaet.de: vom Bundesministerium für Familie, Senioren, Frauen und Jugend gefördertes Modellprojekt zur Qualitätssicherung in ambulant betreuten Wohngemeinschaften für Menschen mit Demenz.

www.aktion-demenz.de: Seite des Vereins Aktion Demenz e.V. Der Verein möchte das bürgerschaftliche Engagement wecken und fördern und wendet sich nicht nur an Fachpublikum.

Literatur-Liste

Auf Grundlage der Empfehlungen der Deutschen Alzheimer Gesellschaft e. V.

Informationen über das Krankheitsbild und den Umgang mit Demenzkranken

Alzheimer Europe (Hrsg.): Handbuch der Betreuung und Pflege von Alzheimer-Patienten. 2., aktualisierte und erweiterte Auflage, Thieme, Stuttgart, 2005, 12,95 €

Bell, V.; Troxel, D.: Richtig helfen bei Demenz. 2. Auflage. Ein Ratgeber für Angehörige und Pflegende. Reinhardt Verlag, München, 2007, 16,90 €

Bowlby Sifton, C.: Das Demenz-Buch. Ein «Wegbegleiter» für Angehörige und Pflegende. Huber, Bern/Göttingen, 2007, € 29,95

Beyreuther, K.; Einhäupl, K.M.; Förstl, H.; Kurz, A.: Demenzen. Grundlagen und Klinik, Thieme, Stuttgart, 2002, 74,85 €

Bundesministerium für Gesundheit: Wenn das Gedächtnis nachlässt. Ratgeber für die häusliche Betreuung demenzkranker älterer Menschen 2007. Zu bestellen bei: DVG mbH, Birkenmaarstr. 8, 53340 Meckenheim, Tel. 02225/926 144 (kostenlos)

Bundesministerium für Gesundheit (Hrsg.): Rahmenempfehlungen zum Umgang mit herausforderndem Verhalten bei Menschen mit Demenz in der stationären Altenhilfe. Berlin: Bundesministerium für Gesundheit, 2007

Buijssen, H.: Demenz und Alzheimer verstehen – mit Betroffenen leben. Beltz Verlag, Weinheim, 2003, 13,80 €

Chapman, A.; Jackson, G.A.; McDonald, C.: Wenn Verhalten uns herausfordert …Stuttgart: Demenz Support, Stuttgart, 2004

de Klerk-Rubin, V.: Mit dementen Menschen richtig umgehen. Validation für Angehörige, Reinhardt, München, 2006, 14,90 €

Fischer-Börold, C.; Zettl, S.: Demenz. NDR Visite – Die Gesundheitsbibliothek, Schlütersche, Hannover, 2006, 12,90 €

Förstl. H. (Hrsg.): Lehrbuch der Gerontopsychiatrie und -psychotherapie, Thieme, Stuttgart, 2002, 149,00 €

Gutzmann, H., Zank, S.: Demenzielle Erkrankungen, medizinische und psychosoziale Interventionen, Kohlhammer Urban, Stuttgart, 2004,17,00 €

Furtmayr-Schuh, A.: Die Alzheimer Krankheit – das große Vergessen. Wissen, vorbeugen, behandeln, mit der Krankheit leben. Kreuz Verlag, Stuttgart, 2000, 16,90 €

Hallauer, J. F.; Kurz, A. (Hrsg.): Weißbuch Demenz. Thieme, Stuttgart, 2002, 29,95 €

Hauser, U.: Wenn die Vergesslichkeit noch nicht vergessen ist – zur Situation Demenzkranker im frühen Stadium, Kuratorium Deutsche Altershilfe (Thema 201), Köln, 2005, 17,00 €

Höhn, M.: Häusliche Pflege … und sich selbst nicht vergessen. Was pflegende Angehörige wissen sollten. Papyrossa, 2004, 10,00 €

Kastner, U.; Löbach, R.: Handbuch Demenz. Elsevier, München, 2007, 29,95 €

Klessmann, E.; Wollschläger, P.: Wenn Eltern Kinder werden und doch die Eltern bleiben. Die Doppelbotschaft der Altersdemenz. Huber, Bern/Göttingen, 6. Auflage 2006, 19,95 €

Krämer, G.: Alzheimer Krankheit. Antworten auf die häufigsten Fragen. Trias, Stuttgart, 2000, ca. 17,90 €

Landesinitiative Demenz-Service NRW (Hrsg.): «Wie geht es Ihnen?» – Konzepte und Materialien zur Einschätzung des Wohlbefindens von Menschen mit Demenz. Köln: Kuratorium Deutsche Altershilfe, 2005

Mace, N. L., Rabins, P. V.: Der 36-Stunden-Tag. Die Pflege des verwirrten älteren Menschen, speziell des Alzheimerkranken. Huber, Bern/Göttingen 5. Aufl. 2001, 26,95 €

Martin, M.; Schelling, H. R. (Hrsg.): Demenz in Schlüsselbegriffen. Huber, Bern, 2005. 29,95 €

Niemann-Mirmehdi, Mahlberg, R.: Alzheimer – was tun, wenn die Krankheit beginnt? Trias, Stuttgart, 2003, 14,95 €

Powell, Jennie: Hilfen zur Kommunikation bei Demenz. Kuratorium Deutsche Altershilfe, Köln 2003, Tel. 0221/931847-0, 10,00 €

Richter, B.; Richter R. W.: Alzheimer in der Praxis, (ärztlicher Ratgeber) Huber, Bern/Göttingen, 2004, 34,95 €

Schäfer, U.: Demenz – Gemeinsam den Alltag bewältigen, Ein Ratgeber für Angehörige und Pflegende, Hogrefe, Göttingen, 2004, 14,95 €

Steffen, N.: Lernstationen: Demenzielle Erkrankungen. Lernzirkel in der Pflegeausbildung. Elsevier, München, 2008, 19,95 €

Stiftung Warentest: Demenz – Hilfe für Angehörige und Betroffene, Verbraucherzentrale Nordrhein-Westfalen, 2006, 19,90 €

Tackenberg, P.; Abt-Zegelin, A. (Hrsg.): Demenz und Pflege: Eine interdisziplinäre Betrachtung. Frankfurt am Main: Mabuse Verlag, 2000

Tönnies, I.: Abschied zu Lebzeiten. Wie Angehörige mit Demenzkranken leben. Balance Buch + Medien Verlag, 2007, 14,90 €

Wächtler, C. (Hrsg.): Demenzen – Frühzeitig erkennen, aktiv behandeln, Betroffene und Angehörige effektiv unterstützen. 2. aktualisierte und erweiterte Auflage, Thieme, Stuttgart 2003, 39,75 €

Weidenfelder, M.: Mit dem Vergessen leben: Demenz, Verwirrte alte Menschen verstehen und einfühlsam begleiten, Kreuz Verlag, Stuttgart, 2004, 10,90 €

Pflege, Pflegekonzepte

Archibald, C.: Menschen im Krankenhaus. Ein Lern- und Arbeitsbuch für Pflegekräfte, Kuratorium Deutsche Altershilfe, 2007, 18,50 €

Böhm, E.: Verwirrt nicht die Verwirrten. Neue Ansätze geriatrischer Krankenpflege. Psychiatrie-Verlag, Bonn, 2005, 15,90 €

Bölicke, C. et al.: Ressourcen erhalten. Reihe: Gemeinsam für ein besseres Leben mit Demenz. Huber, Bern/Göttingen, 2007, 14,95 €

Brooker, D.: Person-zentriert pflegen – Das VIPS-Modell zur Pflege und Betreuung von Menschen mit Demenz. Huber, Bern/Göttingen, 2008, ca. 24,95 €

Buchholz, T.; Schürenberg, A.: Basale Stimulation in der Pflege alter Menschen. Huber, Bern, 3., überarb. und erw. Auflage, 2008, 34,95 €

Chapman, A.; Jackson, F. A.; McDonald, C.: Wenn Verhalten uns herausfordert…. Ein Leitfaden für Pflegekräfte zum Umgang mit Menschen mit Demenz, Demenz Support Stuttgart gGmbH, 2004, Tel.: 0711/99787-10, 16,00 €

Falk, J.: Basiswissen Demenz, Lern- und Arbeitsbuch für berufliche Kompetenz und Versorgungsqualität, Juventa Verlag, Weinheim, 2004, 16,00 €

Feil, N.: Validation, Reinhardt-Verlag, München, 2005, 17,90 €

Gatterer, G.; Croy, A.: Leben mit Demenz, Praxisbezogener Ratgeber für Pflege und Betreuung, Springer Verlag, Heidelberg/Berlin, 2005, 29,95 €

Grond, E.: Pflege Demenzkranker; 3. vollständig überarbeitete Auflage, Schlütersche, Hannover, 2005, 16,00 €

Gutensohn, S.: Endstation Alzheimer? Ein überzeugendes Konzept zur stationären Betreuung. Mabuse-Verlag, Frankfurt, 2000, 12,90 €

Hegedusch, E. und L.: Tiergestützte Therapie bei Demenz, Schlütersche, Hannover 2007, 24,90 €

Innes, A. (Hrsg.): Die Dementia Care Mapping Methode (DCM). Huber, Bern/Göttingen, 2004, 29,95 €

Jenkins, D.: Der beste Anzug, Hautpflege bei Menschen mit Demenz, Kuratorium Deutsche Altershilfe, Köln 2006, 9,80 €

Kasten, E.; Utecht, C.; Waselewski, M.: Den Alltag demenzerkrankter Menschen neu gestalten, Schlütersche, Hannover, 2004, 26,90 €

Kitwood T.: Demenz. Der personenzentrierte Ansatz im Umgang mit verwirrten Menschen. Huber, Bern/Göttingen, 5. Aufl. 2008, 26.95 €

Kolb, C.: Nahrungsverweigerung bei Demenzkranken. PEG-Sonde – ja oder nein? Mabuse Verlag, Frankfurt, 2003, 12,90 €

Kostrzewa, S.: Palliative Pflege von Menschen mit Demenz. Huber, Bern/Göttingen, 2007, 24,95 €

Kuratorium Deutsche Altershilfe: Qualitätshandbuch Leben mit Demenz. KDA, Köln, 2001, 98,00 €

Lind, S.: Demenzkranke Menschen pflegen, Grundlagen, Strategien und Konzepte, 2. korr. u. erg. Auflage, Huber, Bern/Göttingen, 2007, 26,95 €

Morton, I.: Die Würde wahren – Personzentrierte Ansätze in der Betreuung von Menschen mit Demenz, Klett-Cotta, Stuttgart, 2002, 24,00 €

Münch, M.; Schwermann, M.; Professionelles Schmerzassessment bei Menschen mit Demenz. Leitfaden für die Pflegepraxis, Kohlhammer, Stuttgart, 2007, 24,00 €

Richter, B.; Richter R. W.: Alzheimer in der Praxis (ärztlicher Ratgeber) Huber, Bern, 2004, 34,95 €

Plemper, B. et al.: Gemeinsam betreuen. Reihe: Gemeinsam für ein besseres Leben mit Demenz. Huber, Bern/Göttingen, 2007, 14,95 €

Robert Bosch Stiftung (Hrsg.): Gemeinsam für ein besseres Leben mit Demenz – Gesamtausgabe. Huber, Bern/Göttingen, 2007, 79,95 €

Sachweh, S.: Spurenlesen im Sprachdschungel. Kommunikation und Verständigung mit demenzkranken Menschen. Huber, Bern/Göttingen, 2008, 28,95 €

Schindler, U. (Hrsg.): Die Pflege demenziell Erkrankter neu erleben. Mäeutik im Praxisalltag. Vincentz, Hannover, 2003, 14,80 €

Staack, S.: Milieutherapie, Ein Konzept zur Betreuung demenziell Erkrankter, Vincentz, Hannover 2004, 8,80 €

Tackenberg, P., Abt-Zegelin, A.: Demenz und Pflege. Eine interdisziplinäre Betrachtung. Mabuse Verlag, Frankfurt, 2004, 25,90 €

van der Kooij, C.: «Ein Lächeln im Vorübergehen» – Erlebensorientierte Altenpflege mit Hilfe der Mäeutik. Huber, Bern/Göttingen, 2007, 29,95 €

Verbraucher-Zentrale NRW: Pflegende Angehörige – Balance zwischen Fürsorge und Entlastung, 2003, 7,90 €

Wißmann, P. et al.: Demenzkranken begegnen. Reihe: Gemeinsam für ein besseres Leben mit Demenz. Huber, Bern/Göttingen, 2007, 14,95 €

Beschäftigung, Training, Erinnern

Bayerisches Staatsministerium für Arbeit und Sozialplanung, Familie und Frauen: Musizieren mit dementen Menschen, Ratgeber für Angehörige und Pflegende, Reinhardt, München, 2006, 16,90 €

Becker Jutta: «Die Wegwerfwindel auf der Wäscheleine» und «Gell, heut geht's wieder auf die Rennbahn» – Die Handlungslogik dementer Menschen wahrnehmen und verstehen, afw-Arbeitshilfe Demenz I und II, 2001 und 1999, Tel. 06151/4095-302 (Arbeitszentrum für Fort- und Weiterbildung im Elisabethenstift, Stiftstraße 14, 64287 Darmstadt), ca. 12,00 €

Bell, V.; Troxel, D.; Tonya, C.; Hamon, R.: So bleiben Menschen mit Demenz aktiv. 17 Anregungen nach dem Best-Friends-Modell, Rheinhardt, München 2007, 29,90 €

Friese, Andrea: Sommerfrische, 28 Kurzaktivierungen im Sommer für Menschen mit Demenz. Vincentz, Hannover, 2007, 32,00 €

Gatz, S., Schäfer L.: Themenorientierte Gruppenarbeit mit Demenzkranken – 24 aktivierende Stundenprogramme. Beltz, Weinheim, 2002, 19,80 €

Jöppig, W.: Gedächtnistraining mit dementen Menschen. Bildungsverlag Eins, 2004, 7,90 €

Kiefer, B.; Rudert, B.: Der therapeutische Tischbesuch, TTB – die wertschätzende Kurzzeitaktivierung, Vincentz, Hannover 2007 12,90 €

Lambrecht, J.: Jule – Geschichten, wie die heute alten Menschen ihre Kindheit erlebten, Vincentz, Hannover, 2004, 9.80 €

Möllenhoff, H.; Weiß, M.; Heseker, H.: Muskeltraining für Senioren, Ein Trainingsprogramm zum Erhalt und zur Verbesserung der Mobilität mit CD, Behrs Verlag 2005, 52,97 €

Schmidt-Hackenberg, Ute: Wahrnehmen und Motivieren – Die 10-Minuten-Aktivierung für die Begleitung Hochbetagter. Vincentz, Hannover, 1996, 24,80 €

Schmidt-Hackenberg, U.: Zuhören und Verstehen, Warum man im Januar Brezel aß und im Juli nicht zur Ruhe kam…, Vincentz, Hannover, 2003, 24,80 €

Schmidt-Hackenberg, U.: Anschauen und Erzählen, Gedankenspaziergänge mit demenziell Erkrankten, 36 Bildkarten, Vincentz, Hannover, 2004, 45,95 €

Sulser, R.: Ausdrucksmalen für Menschen mit Demenz. Huber, Bern/Göttingen, 2007, 22,95 €

Tageszentrum Wetzlar: Lieder-CD's und dazugehörige Liederbücher (Volkslieder, Schlager, Weihnachts- und Kirchenlieder etc. – instrumental und/oder mit Gesang. Zu beziehen über das Tageszentrum am Geiersberg, Geiersberg 15, 35578 Wetzlar, Tel. 06441/437 42; www.tageszentrum-am-geiersberg.de

Trilling, A., Bruce, E., Hodgson, S. und Schweitzer, P.: Erinnerungen pflegen – Unterstützung und Entlastung für pflegende und Menschen mit Demenz, Vincentz, Hannover 2001, 16,80 €

Wissmann, P. (Hrsg.): Werkstatt Demenz, Vincentz, Hannover, 2004, 29,00 €

Spiele

Damals – Memoryspiel zum Sich-Erinnern. Wehrfritz, 35,50 €

Fiedler, P.: Sonnenuhr. Vincentz, Hannover, 2004, 49,00 €

Fiedler, P.: Waldspaziergang. Vincentz, Hannover, 2005, 59,00 €

Fotokiste zur Biografiearbeit mit dementen Menschen. Stabile Box mit Begleitbuch «Leitfaden zur Biografiearbeit». Vincentz, Hannover, 2003, 54,00 €

Gutensohn, S.: Sprichwörter. 400 farbige Karten. Vincentz, Hannover, 2003, 42,00 €

Schmidt-Hackenberg, U.: Anschauen und Erzählen – Gedankenspaziergang. Kartensatz und Begleitheft. Vincentz, Hannover, 2004, 48,00 €

«Vertellekes» Vincentz-Verlag, Stuttgart, 2006, 66,80 €

Yalniz Degilsiniz! – Du bist nicht allein! Erinnerungskarten mit türkischen Weisheiten für die Beschäftigung mit demenziell erkrankten Menschen (14,00 €). Bezug: Arbeiterwohlfahrt Bezirk Westliches Westfalen e. V., Kronenstraße 63–69, 44139 Dortmund, Tel.: 0231/5483-214

Ernährung

Bayerisches Staatsministerium für Arbeit und Sozialordnung, Familie und Frauen: Ratgeber für die richtige Ernährung bei Demenz, Reinhardt, München, 2. Auflage 2007, 16,90 €
Borker, S.: Nahrungsverweigerung in der Pflege. Huber, Bern/Göttingen 2002, 26.95 €
Crawley, Helen: Essen und Trinken bei Demenz, Kuratorium Deutsche Altershilfe, Köln 2005, Tel. 0221/931847-0, 10,00 €
DED (Deutsche Expertengruppe Dementenbetreuung e. V.): Die Ernährung Demenzkranker in stationären Einrichtungen, 1. Auflage 2005, 19,50 €
Kolb, Ch.: Nahrungsverweigerung bei Demenzkranken. PEG-Sonde – ja oder nein? Mabuse Verlag, Frankfurt a.M., 3. Auflage 2003, 12,90 €
Rückert, W. et al.: Ernährung bei Demenz. Reihe: Gemeinsam für ein besseres Leben mit Demenz. Huber, Bern/Göttingen, 2007, 14,95 €

Wohnen und Pflegeheim

Bär, M.: Demenzkranke Menschen im Pflegeheim besser begleiten. Herausgegeben vom Diakonischen Werk Württemberg. 2. akt. Auflage, Hannover, Schlütersche, 2008, 32,00 €
Dürrmann, P. (Hrsg.): Besondere stationäre Dementenbetreuung I, Vincentz, Hannover, 2001, 18,80 €
Dürrmann, P. (Hrsg.): Besondere stationäre Dementenbetreuung II, Konzepte, Kosten, Konsequenzen, Vincentz, Hannover, 2005, 18,80 €
Gutensohn, Stefan: Endstation Alzheimer? Ein überzeugendes Konzept zur stationären Betreuung. Mabuse-Verlag, Frankfurt, 2000, 12,90 €
Heeg, S.; Bäuerle, K.: Freiräume Gärten für Menschen mit Demenz, Demenz Suppport Stuttgart gGmbH Zentrum für Informationstransfer 2004, 17,50 €
Held, C., Ermini-Fünfschilling, D.: Das demenzgerechte Heim, Lebensraumgestaltung, Betreuung und Pflege für Menschen mit leichter, mittelschwerer und schwerer Alzheimerkrankheit, Karger Verlag, Basel, 2004, 28,00 €
Klie, T. (Hrsg.): Wohngruppen für Menschen mit Demenz, Vincentz, Hannover, 2002, 29,80 €
Kuhn, C.; Radzey, B.: Demenzwohngruppen einführen, Ein Praxisleifaden für die Konzeption, Planung und Umsetzung, Demenz Support Stuttgart, Zentrum für Informationstransfer 2005,
Schmidt, R. (Hrsg.): Pflege und Wohnen, Strategien zur Neuausrichtung, Vincentz, Hannover, 2000, 22,80 €
Staack, S.: Milieutherapie, Ein Konzept zur Betreuung demenziell Erkrankter, Vincentz, Hannover, 2004, 8,80 €
Weyerer, S; Schäufele, M.: Demenzkranke Menschen in Pflegeeinrichtungen. Stuttgart: Kohlhammer, 2006, 25,00 €
Winter, P.; Genrich, R.; Haß, P.: KDA Hausgemeinschaften, Eine Dokumentation von 34 Projekten, BMG Modellprojekte 2001/2002, zu beziehen bei Kuratorium Deutsche Altershilfe, Köln, Tel.: 0221/9318470, 20,00 €

Technische Unterstützung

Heeg, S. et al.: Technische Unterstützung. Reihe: Gemeinsam für ein besseres Leben mit Demenz. Huber, Bern/Göttingen, 2007, 14,95 €

Beratung und Unterstützung für Angehörige (wissenschaftliche Beiträge)

Arnold; Hedtke-Becker: Angehörige pflegebedürftiger alter Menschen – Experten im System häuslicher Pflege, Verlag Soziale Theorie & Praxis GmbH (VSTP) 2000, 15,60 €

Franke, L.: Demenz in der Ehe, Über die verwirrende Gleichzeitigkeit von Ehe- und Pflegebeziehung. Eine Studie zur psychosozialen Beratung für Ehepartner von Menschen mit Demenz, Mabuse-Verlag, Frankfurt a.M. 2006, 39,90 €

George, W.; George, U.: Angehörigenintegration in der Pflege, Reinhardt-Verlag, München, 2003, 24,90 €

Wilz, G., Adler, C., Gunzelmann, T.: Gruppenarbeit mit Angehörigen von Demenzkranken. Ein therapeutischer Leitfaden, Hogrefe, Göttingen 2001, 32,95 €

Erfahrungsberichte, Tagebücher und Prosa

Andersson, B.: Am Ende des Gedächtnisses gibt es eine andere Art zu leben, Brunnen, München, 2007, 12,95 €

Anonymus: Wohin mit Vater? Ein Sohn verzweifelt am Pflegesystem, Fischer 2007, 16,90 €

Bayley, J.: Elegie für Iris. Taschenbuch zum Film. dtv, München, 2002, 9,50 €

Bernlef: Bis es wieder hell ist, Nagel & Kimche Verlag, Zürich, 2007, 17,90 €

Blasius, Ch.: Gestern war kein Tag. Verlag Neues Literaturkontor, 2002, 10,00 €

Degnaes, B.: Ein Jahr wie tausend Tage. Ein Leben mit Alzheimer. Walter Verlag, 2006, 14,90 €

Forster, M.: Ich glaube, ich fahre in die Highlands. Fischer Taschenbuch-Verlag, Frankfurt, 2003, 9,90 €

Held, W.: Uns hat Gott vergessen. Tagebuch eines langen Abschieds. Quartus-Verlag, 2000, 9,90 €

Lambert, M.: Mutter – Aufarbeitung einer Beziehung. Verlag Schmitz Andrea, 2000, 15,50 €

Offermans, C.: Warum ich meine demente Mutter belüge, Kunstmann, München, 2007, 14,90 €

Obermüller, K. (Hrsg): Es schneit in meinem Kopf. Erzählungen über Alzheimer und Demenz, Nagel & Kimche Verlag, Zürich, 2006, 17,90 €

Suter, M.: Small World (Kriminalroman). Diogenes, Zürich, 1999, 9,90 €

Taylor, R.: Alzheimer und Ich – Leben mit Dr. Alzheimer im Kopf. Huber, Bern, 2008, € 19,90

Veld, E.: Klein, still & weiß. Fischer Taschenbuch-Verlag, Frankfurt, 2000, € 14.90

Vilsen, L.: Die versunkene Welt der Lucie B. – Das Leben mit meiner alzheimerkranken Frau. Urachhaus Verlag, Stuttgart, 2000, 12,90 €

Zander-Schneider, G.: Sind Sie meine Tochter? Leben mit meiner alzheimerkranken Mutter. Rowohlt, Reinbek, 2006, 8,90 €

Bücher für Kinder und Jugendliche

Abeele, van den, V.; Dubois, Claude, K.: Meine Oma hat Alzheimer (ab 5 Jahre), Brunnen-Verlag, München 2007, 11,95 €

Alzheimer Europe (Hrsg.) (1999). Liebe Oma (7–12 Jahre) (zu beziehen über Deutsche Alzheimer Gesellschaft e. V.) 5,00 €

Hula, S.: Oma kann sich nicht erinnern (ab 8 Jahre), Dachs-Verlag, Wien 2006, 9,60 €
Kuijer, Guus: Ein himmlischer Platz (ab 10 Jahre), Verlag Friedrich Oetinger, 2007, 9,90 €
Langston, Laura; Gardiner, Lindsey: Omas Apfelkuchen (3–5 Jahre), Friedrich Wittig Verlag, Kiel 2004, 12,90 €
Mueller, Dagmar: Herbst im Kopf, Meine Omi Anni hat Alzheimer (ab 4 Jahre), Annette Betz Verlag 2006, 12,95 €
Park, Barbara: Skelly und Jake (10–16 Jahre), C. Bertelsmann Verlag, Gütersloh, 2003, 9,90 €
Van den Abeele, Veronique; Dubois, Claude, K.: Meine Oma hat Alzheimer (ab 5 Jahre), Bunnen-Verlag 2007, 11,95 €
van Kooij, R.: Nora aus dem Baumhaus. Jungbrunnen, Wien, 2007
Vendel van de, Edward: Was ich vergessen habe (6–12 Jahre), Carlsen Verlag, Hamburg, 2004, 12,00 €
Vendel van de, Edward; Godon, Ingrid: Anna Maria Sofia und der kleine Wim (ab 4 Jahre), Carlsen Verlag 2006, 13,00 €

Recht und Pflegeversicherung

Bundesministerium für Gesundheit: stellt kostenlos verschiedene Broschüren zur Verfügung:
1. Pflegen zu Hause, Ratgeber für die häusliche Pflege (2007)
2. Pflegeversicherung, Schutz für die ganze Familie (2006)
Zu bestellen bei: BMG http://www.bmg.bund.de. Tel.: 0180/51 51 51 0 (0,12 € pro Minute)
Bundesministerium für Justiz (Hrsg.): Betreuungsrecht mit ausführlichen Infos zur Vorsorgevollmacht, 2007, BMJ Referat Presse- und Öffentlichkeitsarbeit, 11015 Berlin, Tel.: 030/18580-0 http://www.bmj.bund.de/enid/ 3c5811631834568b269fb6331baf7aa9,aab74d305f7472636964092d0933303137/ Publikationen/Betreuungsrecht_kh.html
Coeppicus, R.: Sterbehilfe, Patientenverfügung und Vorsorgevollmacht, (Verbindlichkeit, Muster, Umsetzung), Ein Ratgeber für Rechtssicherheit am Lebensende, Klartext, 2006, 15,90 €
Klie, T. Pflegeversicherung; Einführung, Lexikon, Gesetzestexte, Nebengesetze, Materialien. 7. Auflage, Vincentz-Verlag, 2005, 22,80 €
Petzold, Ch. et al.: Ethik und Recht. Reihe: Gemeinsam für ein besseres Leben mit Demenz. Huber, Bern/Göttingen, 2007, 14,95 €
Schriftenreihe der Bundesarbeitsgemeinschaft Hilfe für Behinderte, Band 103, Die Rechte behinderter Menschen und Ihrer Angehörigen, 2006, zu beziehen über die BAGH, Kirchfeldstr. 149, 40215 Düsseldorf, Tel. 0211/310060

Videos und DVD

«Apfelsinen in Omas Kleiderschrank» DVD inklusive Arbeitsblätter und Begleitheft mit methodisch-didaktischen Empfehlungen für die Umsetzung im Unterricht. 3 Filme von insgesamt 70 Minuten. Realisiert von Wilma Dirksen und Ralf Schnabel. 40,00 €
Demenzielles Verhalten verstehen, Abschied von den Spielregeln unserer Kultur, Vincentz, Hannover, 2007, VHS-Kassette, 30 min, 89,00 €
«Der schleichende Verfall des Gehirns, Die Alzheimersche Krankheit», Vincentz-Verlag 2006, DVD, 99 €
«Der Tag, der in der Handtasche verschwand» (zu bestellen bei Marion Kainz, die den Film gedreht hat, Tel: 0179/5024088, Kosten: ca. 100 €)
Erinnerungspflege mit demenziell Erkrankten, Vincentz, Hannover, 2002, DVD, 30 Min, 99,00 €

Integrative Validation – Brücken bauen in die Welt der dementiell Erkrankten. Nach Nicole Richard, Vincentz, Hannover, 2007, DVD, 30 Min, 99,00 €

Mein Vater. Kann über den WDR als Mitschnitt per Video käuflich erworben werden:
http://www.wdr.de/themen/kultur/film/emmy_award_2003/index.jhtml
http://www.wdr.de/tv/genre/mitschnitte/phtml

Ulmer, E.-M.: Interaktionen mit dementen Menschen (DVD) Schlütersche, 2005, 57,99 € (Fortbildung, Schulung)

Weck, R. (Hrsg) «Einfach Alltag» Personenzentrierte Pflege in der Praxis, (DVD) Demenz Support Stuttgart 2007, 59,00 € (Dokumentarfilm)

10-Minuten-Aktivierung bei Verwirrten, Aufbruch in die Vergangenheit, Vincentz, Hannover, 2 VHS-Kassetten, 92 min, 106,00 €

Veröffentlichungen der Deutschen Alzheimer Gesellschaft e. V. Selbsthilfe Demenz

Schriftenreihe

Band 1: Leitfaden zur Pflegeversicherung. Antragstellung, Begutachtung, Widerspruchsverfahren, Leistungen. 9. aktualisierte Auflage 2008, 184 Seiten, 4,50 €

Band 2: Ratgeber in rechtlichen und finanziellen Fragen für Angehörige von Alzheimer-Patienten, ehrenamtliche und professionelle Helfer. 4. aktualisierte Auflage 2005, 160 Seiten, 4,50 €

Band 3: Stationäre Versorgung von Alzheimer-Patienten. Leitfaden für den Umgang mit demenzkranken Menschen. 5. überarbeitete Auflage 2008, 196 Seiten, 4,50 €

Band 4: Technische Hilfen für Demenzkranke. Orientierungshilfe für den Umgang mit technischen Unterstützungsmöglichkeiten bei der Betreuung Demenzkranker. 3. Auflage 2005, 126 Seiten, 4,50 €

Band 5: Ratgeber Häusliche Versorgung Demenzkranker. 2. Auflage 2007, 150 Seiten, 4,50 €

Tagungsreihe der Deutschen Alzheimer Gesellschaft

Band 3: Demenz und Pflegebedürftigkeit. 1. Auflage 2001, 127 Seiten, 5,00 €

Band 4: Gemeinsam handeln, Referate auf dem 3. Kongress der Deutschen Alzheimer Gesellschaft, Friedrichshafen, 1. Auflage 2003, 482 Seiten, 10,00 €

Band 6: «Demenz – eine Herausforderung für das 21. Jahrhundert. 100 Jahre Alzheimer-Krankheit» Referate auf dem 22. Internationalen Kongress von Alzheimer's Disease International (12. – 14.10.2006, Berlin), 544 Seiten, 10,00 €; als CD-Rom 6,00 €

Praxisreihe der Deutschen Alzheimer Gesellschaft

Band 1: Betreuungsgruppen für Alzheimer-Kranke. Informationen und Tipps zum Aufbau. 3. aktualisierte Auflage 2006, 68 Seiten, 3,00 €

Band 2: Alzheimer – Was kann ich tun? Erste Hilfe für Betroffene. 7. überarbeitete Auflage 2006, 29 Seiten, kostenlos. Bei Bestellung bitte 1,45 € Rückporto beifügen

Band 3: Mit Musik Demenzkranke begleiten. Informationen und Tipps. 2. Auflage 2005, 60 Seiten, 3,00 €

Band 4: Helferinnen in der häuslichen Betreuung von Demenzkranken. Aufbau und Arbeit von Helferinnenkreisen. 3. Auflage 2007, 56 Seiten, 3,00 €

Band 5: Leben mit Demenzkranken. Hilfen für schwierige Verhaltensweisen und Situationen im Alltag. 4. Auflage 2007, 64 Seiten, 3,00 €
Band 6: Ernährung in der häuslichen Pflege Demenzkranker. 6. Auflage 2007, 66 Seiten, 3,00 €
Band 7: Gruppen für Angehörige von Demenzkranken. 1. Auflage 2005, 88 Seiten, 3,00 €
Band 8: Inkontinenz in der häuslichen Versorgung Demenzkranker. Informationen und Tipps bei Blasen- und Darmschwäche. 2. Auflage 2006, 72 Seiten, 3,00 €

CD-ROMs

«Hilfe beim Helfen» – Vorträge, Folien und Organisationshilfen der Schulungsreihe für Angehörige von Alzheimer-Kranken. CD-ROM, 2. akt. Auflage 2007, 10,00 €
Demenz interaktiv. Informationen und Übungen für Angehörige und Betroffene
    CD-ROM, 1. Auflage 2007, 15,00 €

Sonstige Veröffentlichungen

Das Wichtigste über die Alzheimer-Krankheit – Ein kompakter Ratgeber. 12. aktualisierte Auflage 2007, 38 Seiten, kostenlos. Bei Bestellung bitte 1,45 € Rückporto beifügen.
Liebe Oma. Kinderbuch. 3. Auflage 2007, 67 Seiten, 5,00 €
Fotoband «Blaue und graue Tage», Portraits von Demenzkranken und ihren Angehörigen, 1. Auflage 2006, 71 Seiten, 15,00 €
Zeitschrift Alzheimer Info – Vierteljährlich erscheinende Mitgliederzeitschrift. Einzelversand an Nichtmitglieder für 2,50 €

Zu bestellen bei: Deutsche Alzheimer Gesellschaft e. V. Selbsthilfe Demenz,
Friedrichstraße 236, 10969 Berlin
Tel. 030-259 37 95-0, Fax 030-259 37 95-29,
http://www.deutsche-alzheimer.de
mailto:info@deutsche-alzheimer.de

Erstellt von DalzG, erweitert von Jürgen Georg; Anpassungen und Aktualisierung: Elke Steudter, Stand Juni 2008

Sachwortverzeichnis*

A
Ablenkung 61
Aktivität 99
Albtraum 101
Alzheimer-Gesellschaft 203
Alzheimer-Krankheit 33
Angehörige 136, 159
Ängste 78, 86, 101, 162
Ansprache 149
Ärzte 201
Arzt-Patienten-Gespräch 201
Außenansichten 141
Autonomie 156, 176, 194

B
Befindlichkeit, innere 89
Berufsende 49
Beschäftigung 170, 172
Betreuungsteam 84
Bridgeologiefachkraft 63

C
Champion/Held 156
Chorea-Huntington 48
Creutzfeld-Jakob-Krankheit 47
Death Clock 59
Decartes, Rene 51
Demenz 33, 37, 38
Demenzformen 47
Diagnose Alzheimer-Krankheit 36, 119
Dominanz, krankmachende 6

Dopamin 69
Dr. Alzheimer 116

E
Empathie/Sympathie 89, 196
Empfindlichkeit 188
Entfremdung 111, 159
Erfahrungen, persönliche 34
Erfahrungsmitteilung 174
Es-Er-Werden 145, 148

F
Fallen/Stürzen, psychisches 132
FAQ's/FGA's 54
Fegefeuer 42
Fehler, eigene 86
Forschungsdurchbrüche 71
Fragen, häufig gestellte 54
Fremde/Fremder 147
Freundschaft 216
Früherkennung 46
Furcht s. Ängste

G
Gedächtnissprechstunden 105
Gefangen sein 171
Gefühle 131
Geistesstärke 114
Generalisation 150
Gerüche 191
Gesundheitspolitik 219
Gewohnheiten, gute 123

---

* Der Verlag Hans Huber dankt der erfahrenen Physiotherapeutin, Autorin und Redakteurin Martina Kasper für die professionelle Erstellung des Sachwortverzeichnisses. – Frau Kasper schrieb nach Lesen des Textes: «... das war für mich das beste Buch über Demenz, was ich bisher gelesen habe – eine Pflichtlektüre für alle Gesunden, Ärzte und Pflegenden. Für mich ein erschütternder Bericht und auch ein Hilferuf an die Gesellschaft. Wenn ich das vor ein paar Jahren gelesen hätte, hätte ich mich viel besser in die Situation meiner Schwiegermutter einfinden können.»

Sachwortverzeichnis

Glaube 99
Gleichnis/Rom brennt 73
Grundbedürfnisse 172

H
Handeln 219
Handeln, falsches unüberlegtes 196
Haustiere 169
Helfer, behinderte 84
Hemdenknöpfe 109
Hemingway, Ernest 80
Hilfestellung 157, 158, 176
Hippocampus 128
Hochmut 92
Hoffnung 98
Humor 83

I
Identität 51
Ignoranz 215
Innenansichten 89
Inside/Outside 69
Interesse 40, 61
Intimität 161

J
Jagdfieber 89
Jesus 34

K
Kategorien/Schubladen 111
Kommunikation, ehrliche 190
Kommunikationsmuster, alte 199
Kommunikationsversuche,
    eigene 85
Kompliziertes 61
Körperhygiene 191
Körpersprache 176
Krankheit, leben mit 33, 44
Krankheitskosten 212
Krankheitsverständnis, eigenes 74
Krankheitsvorteile 90
Kurzzeitgedächtnis 127, 128

L
Lärm 61
Lesefähigkeit 106
Lewy-Körperchen-Erkrankung 48
Lieben 145
Lustig machen 182

M
Medikamente 37, 64, 68, 90
Medikamentengabe/-verweigerung 184
Meinungen/Reaktionen 17
Missverständnisse, gesprochene 153
Multiinfarktdemenz 48
Muster, eingefahrene 123

N
Nachsicht 61
Nacktmäuse 70
Nichtverstehen 141
Nomen 96
Normalität 125

O
Okay-Sein 178

P
Parkonson-Syndrom 48
Patient-Arzt-Beziehung 201, 204
Pause, ausgedehnte 77
Perfektionist 92
Persönlichkeitsveränderung 133
Pflege, häusliche 159
Pfützen 151
Pick-Krankheit 47
Problemlösungsinstrumente,
    fehlende 55
Pronomen 95
Psychiater 135, 201
Psychologen 39
Psychologie, positive 92

R
Religion/Spiritualität 166

S
Safe Return 95
Sauberkeitsfimmel 191
Schaltkreise, falsch verbundene 74
Schreiben 23, 200
Schreien 61, 174
Schweizer, Albert 34
Selbsthilfegruppe 47, 119
Selbsttötung 58
Selbstvertrauen 149, 150, 176
Sex 161
Sicherheitsvorkehrungen 172, 172
Singen 108

Spielsucht 90
Sprachvermögen/fähigkeit 105, 124, 164
Stadienspanne 48
Stigma 118
Stolz 93
Streit, familiärer 159
Suche 60
Symptome 38

T
Tagesplanung 129
Taylor, Richard 21, 27
The Great Pretender 124
Theater 49
Tod 58
Träume 69
Trost 172

U
Übergangzeit 100
Überspielen/Verbergen 124, 138
Umfeldreaktionen 72
Umgang mit, kindlicher 176
Umgang mit/Tipps 156
Unabhängigkeit s. Autonomie

V
Verantwortung, ärztliche 206
Verb 95

Verhalten, irrationales 218
Verhalten, verändertes 148
Verirren/Weglaufen 172
Vernunft 102
Verreisen 193
Verstand, erkrankter 100
Verstehen, gegenseitiges 141
Vertrauen 145
Vollmachten 58
Vorbeugung, fehlende 76
Vorbilder 81
Vorsorgeuntersuchung 215
Vorstellungen, irrationale 102
Vulkane 78

W
Warten auf 83
Witze 182
Wohnumfeld, gesundes 156
Wort-/Satzwiederholungen 149
Worte, letzte 52
Wortsuche 105, 164
Wortunterscheidungen 153

Z
Zimmerpflanzen 170
Zuhören 142
Zurückziehen 87
Zusammenschluss, familiärer 145

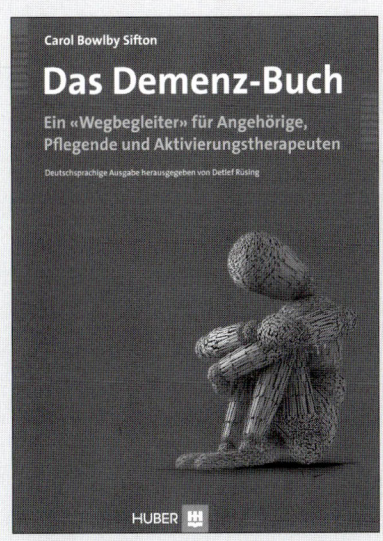

Carol Bowlby Sifton

Das Demenz-Buch

Ein «Wegbegleiter» für Angehörige, Pflegende und Aktivierungstherapeuten

Aus dem Amerikanischen von Elisabeth Brock.
Dt. Ausgabe hrsg. von Detlef Rüsing.
2008. 539 S., 5 Abb., Kt
€ 29.95 / CHF 49.90
ISBN 978-3-456-84416-9

«Das Demenz-Buch» – ein verlässlicher Pflege- und Angehörigen-Ratgeber und ein Kompass für den schwierigen Lebensweg und -abschnitt mit demenzerkrankten Menschen.

«Die Autorin hört genau hin, tritt den Betroffenen mit großer Achtung gegenüber und lässt sie selbst immer wieder zu Wort kommen. … Mich haben die vielen authentischen Erfahrungsberichte und Zitate, das fundierte Wissen und die wertschätzende Haltung beeindruckt.»

Helga Schneider-Schelte in pflegen: Demenz

Erhältlich im Buchhandel oder über
www.verlag-hanshuber.com

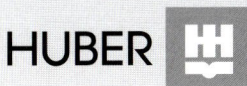

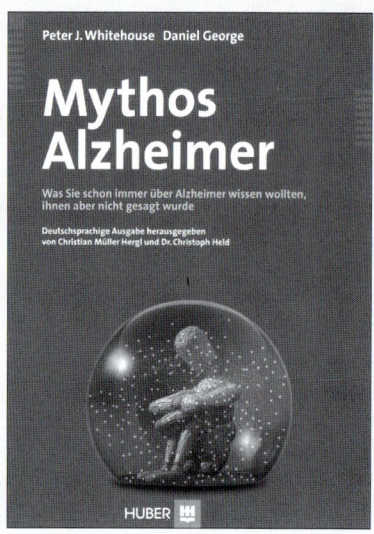

Peter J. Whitehouse
Daniel George

Mythos Alzheimer

Was Sie schon immer über Alzheimer wissen wollten, Ihnen aber nicht gesagt wurde

Aus dem Englischen von Dr. Gabriele Kreutzner. Deutschsprachige Ausgabe herausgegeben von Christian Müller-Hergl. 2009. Etwa 304 S., 18 Abb., Kt etwa € 26.95 / CHF 44.90
ISBN 978-3-456-84690-3

Dr. Peter J. Whitehouse ist einer der weltweit führenden Alzheimer-Experten. In seinem provokativen und grundlegenden Buch stellt er die gängigen Vorstellungen über Gedächtnisverlust, kognitive Beeinträchtigungen und die Behandlung der Alzheimer-Demenz in Frage und vermittelt neue Vorstellungen darüber, wie unser Gehirn altert.

Erhältlich im Buchhandel oder über
www.verlag-hanshuber.com

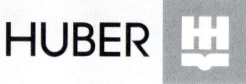

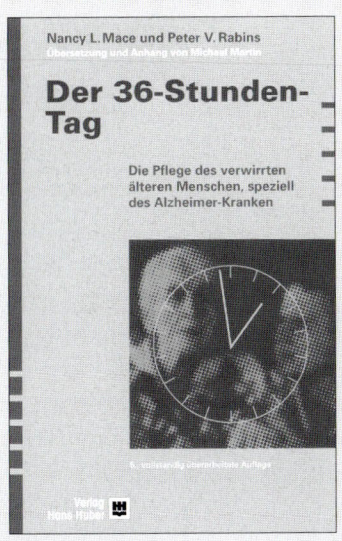

Nancy L. Mace / Peter V. Rabins
Der 36-Stunden-Tag
Die Pflege des verwirrten älteren Menschen, speziell des Alzheimer-Kranken

Übersetzung und Anhang von Michael Martin.
5., vollst. überarb., erw. u. aktual. Aufl.
mit Adressteil 2001. 375 S., Kt
€ 26.95 / CHF 44.80
ISBN 978-3-456-83486-3

Dieser inzwischen weit verbreitete Alzheimer-Ratgeber wurde speziell für Angehörige und Pflegende geschrieben. Ihr Tag ist mehr als ausgefüllt mit der Betreuung und Überwachung der Kranken. Die fünfte deutsche Auflage wurde an die neueste amerikanische Ausgabe angepasst, und der Anhang für deutsche Leser wurde erneut aktualisiert.

Erhältlich im Buchhandel oder über
www.verlag-hanshuber.com

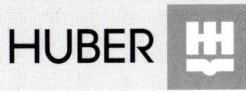

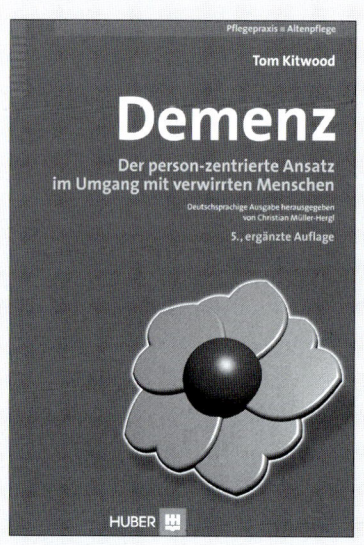

Tom Kitwood

Demenz

Der person-zentrierte Ansatz im Umgang mit verwirrten Menschen

Aus dem Englischen von Michael Herrmann.
Deutschsprachige Ausgabe herausgegeben von Christian Müller-Hergl.
5., erg. Aufl. 2008. 237 S., 17 Abb., 6 Tab.,
Kt € 26.95 / CHF 44.90
ISBN 978-3-456-84568-5

Demenzen gehören zu den häufigsten Erkrankungen im Alter. Bücher über Demenz gibt es wie Sand am Meer, aber das Buch des britischen Psychogerontologen Tom Kitwood wurde wegen seines radikal anderen, person-zentrierten Ansatzes im deutschsprachigen Raum begeistert aufgenommen.

Die fünfte Auflage wurde um ein deutschsprachiges Literaturverzeichnis zur person-zentrierten Pflege, ein Glossar, ein Interview mit Christian Müller-Hergl und eine Kurzbiografie von Tom Kitwood erweitert.

Erhältlich im Buchhandel oder über
www.verlag-hanshuber.com

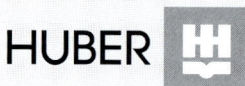

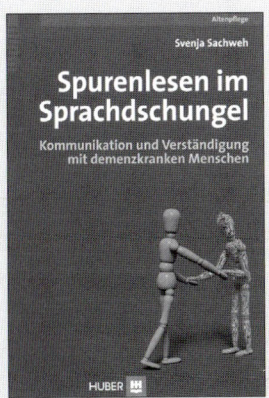

Svenja Sachweh

Spurenlesen im Sprachdschungel

Kommunikation und Verständigung mit demenzkranken Menschen

2008. 301 S., 41 Abb., Kt € 29.95 / CHF 49.90
ISBN 978-3-456-84546-3

Menschen mit einer Demenz besser verstehen, einfühlend kommunizieren, schwierige Situationen erfolgreich meistern.

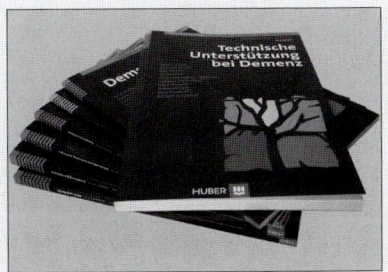

Robert Bosch Stiftung (Hrsg.)

Gemeinsam für ein besseres Leben mit Demenz

2007. 7 Bde., je etwa 100 S., Kt
€ 79.95 / CHF 134.00
ISBN 978-3-456-84413-8

Die sieben Berichte greifen gute Ansätze in der Praxis auf und geben Handlungsempfehlungen. Sie richten sich an alle, die beruflich direkt oder indirekt mit der Begleitung von Menschen mit Demenz befasst sind, sowie an interessierte Laien und Entscheidungsträger.

Erhältlich im Buchhandel oder über
www.verlag-hanshuber.com

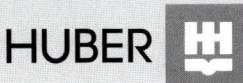